安心・安全な臨床に活かす！
歯科衛生士のための

病気とくすり パーフェクトガイド

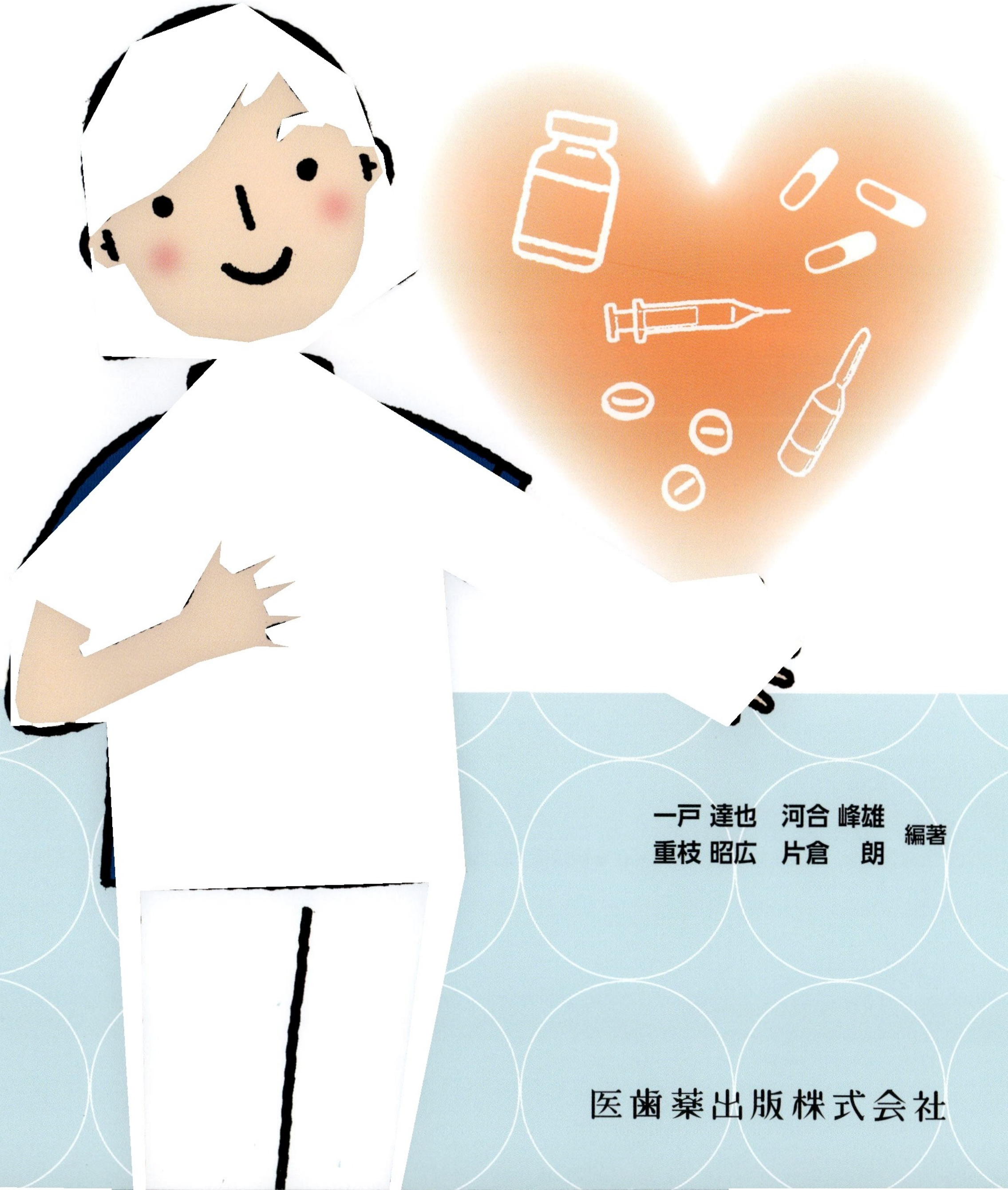

一戸 達也　河合 峰雄
重枝 昭広　片倉 朗　編著

医歯薬出版株式会社

This book was originally published in Japanese
under the title of :
ANSHIN-ANZEN-NA RINSHO-NI IKASU!
SHIKAEISEISHI NO TAMENO BYOKI-TO-KUSURI PAFEKUTO-GAIDO

(For the safe dental hygiene practice—Perfect Guide for Drug and Systemic Disease)

TATSUYA ICHINOHE
  Tokyo Dental University
MINEO KAWAI
  Kobe City Medical Center West Hospital
SHIGEEDA AKIHIRO
  Tokyo Metropolitan Center for Oral Health of Persons with Disabilities
AKIRA KATAKURA
  Tokyo Dental University

© 2015 1st ed.

ISHIYAKU PUBLISHERS, INC.
  7-10, Honkomagome 1 chome, Bunkyo-ku,
  Tokyo 113-8612, Japan

序文

　超高齢社会の現在，多くの患者さんが，高血圧，狭心症，慢性閉塞性肺疾患，糖尿病などの一般的な疾患ばかりでなく，脳梗塞，肝硬変，腎不全，さらには認知症など，さまざまな疾患や病態を抱えながら歯科を受診されます．どのような患者さんに対しても質の高い医療を安心・安全な環境で提供するためには，診療に携わる医療チームの構成員が全員で患者さんの口と全身の状態についての情報を共有し，適切に役割を分担しながら診療にあたっていくシステムづくりを進めていくことが大切です．歯科衛生士は歯科医師とともに歯科医療の中核をなす職種ですから，歯科衛生士の皆さんが患者さんの全身の状態にも目を向け，歯科医師と情報を共有することは，医療安全の面からもきわめて重要です．

　そのような観点から，2008年5月に『デンタルハイジーン』誌の別冊として『もっと知りたい！　病気とくすりハンドブック』を上梓しました．歯科衛生士が，①いろいろな情報を駆使して患者さんの全身のことをより詳しく知る，②わかった病名から患者さんの常用薬や歯科治療時の注意点を知る，③患者さんに歯科衛生士として医療行為を行う際に何に注意しなければいけないかを知る，の3点をコンセプトとしてまとめたこの別冊は，幸いにして大変な好評を得ることができ，別冊としては異例の7年間も増刷を繰り返すことになりました．このような経緯から，この度，新版として書籍化する運びとなった次第です．

　書籍化にあたっては，新たに東京歯科大学口腔病態外科学講座の片倉　朗教授を編者にお迎えし，口腔内に現れる全身的な疾患や服用薬の影響，また口腔粘膜疾患について「口絵」にご紹介いただきました．そのほかにも，消化器疾患や臓器移植後の移植片対宿主病（GVHD），サルコペニアなど，最近注目されているいくつかの話題を追加しました．もとより，すべての疾患を網羅することはできませんが，この書籍がきっかけとなって，ほかの専門的な書籍を読むことに対する垣根がすこしでも低くなればよいと考えています．

　本書が，どのような患者さんに対しても質の高い医療を安心・安全な環境で提供できる"ワンランク上の歯科衛生士"になるための参考となれば，編者としてこれに過ぎる喜びはありません．

2015年8月

東京歯科大学歯科麻酔学講座
一戸達也

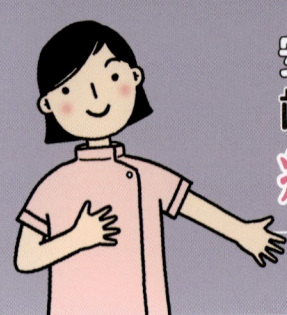

安心・安全な臨床に活かす！
歯科衛生士のための病気とくすりパーフェクトガイド

CONTENTS

序文 …………………………………………………………………………… 3

口絵：口腔内に現れるくすり・全身疾患の影響 ………………………… 6

第1章 安心・安全な歯科医療のための病歴聴取
① 病歴聴取とは何か？ ……………………………………………… 12
② 病歴聴取の方法とポイント ……………………………………… 14

第2章 バイタルサインからわかる患者さんの身体の状態
バイタルサインの測り方と読み解き方 …………………………… 24

第3章 診療情報提供書で知る患者さんのさまざまな情報
診療情報提供書の読み方を知ろう ………………………………… 34
Column「診療情報提供書と照会状の上手な活用～歯科衛生士の立場から」 38

第4章 病気別・くすりと歯科診療上の注意点
〈循環器疾患〉
　①高血圧症　40／②虚血性心疾患　44／③心不全　48／④弁膜症　50／
　⑤心筋症　52／⑥先天性心疾患　54／⑦感染性心内膜炎　57／⑧不整脈　60

〈呼吸器疾患〉
　①気管支喘息　64／②慢性閉塞性肺疾患（COPD）　66／③間質性肺炎　68／④肺塞栓症　70／⑤慢性呼吸不全　72

〈代謝・内分泌疾患〉
　①糖尿病　74／②甲状腺機能障害　78

〈自己免疫疾患〉
　①関節リウマチ　80／②ベーチェット病　84／③シェーグレン症候群　86／④天疱瘡　88／⑤全身性エリテマトーデス　90

〈血液疾患〉
　①貧血　92／②白血病　94／③出血性素因　97

〈消化器疾患〉
　①消化性潰瘍　100／②逆流性食道炎　102

〈肝疾患〉
　①ウイルス性肝炎　104 ／②肝硬変　106

〈腎疾患〉
　①ネフローゼ症候群　108 ／②腎不全　110

〈神経・筋疾患〉
　①脳梗塞　113 ／②脳出血・くも膜下出血　116 ／③パーキンソン病　120 ／④脊髄小脳変性症　124 ／⑤進行性筋ジストロフィー　126 ／⑥重症筋無力症　128

〈精神疾患〉
　①統合失調症　130 ／②大うつ病性障害　133 ／③神経認知障害（認知症）　135 ／④てんかん　138

〈そのほか〉
　① HIV 感染症　141 ／②妊娠　144 ／③アレルギー　146 ／④移植片対宿主病（GVHD）　149

　Column「サルコペニアの基礎的な知識と
　　　　　歯科・歯科衛生士臨床とのかかわり」　151
　Column「ターミナル・ケアにおける歯科衛生士の役割」　152

これだけは知っておきたい救急蘇生

① 心肺蘇生（CPR）と AED ……………………………………… 153
② 急変時・窒息時の対応 ………………………………………… 160
③ 全身的偶発症への対応 ………………………………………… 164

最新情報を得るためのホームページ一覧……169
歯科衛生士が知っておきたい検査データ一覧……170
参考文献……172
さくいん……176
執筆者一覧……179

口腔内に現れる くすり・全身疾患の影響

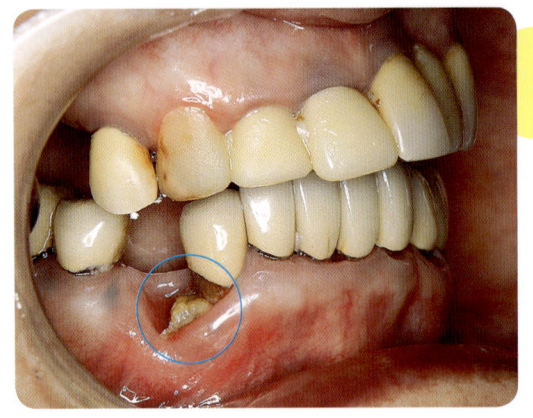

ビスホスホネート関連顎骨壊死（BRONJ）→ p.21, 89

ビスホスホネート系薬剤服用歴のある患者さんの抜歯後．腐骨を形成し，骨露出を認める

糖尿病患者の口腔内 → p.74

口渇感があり，重度の歯周病と多発性齲蝕を認める

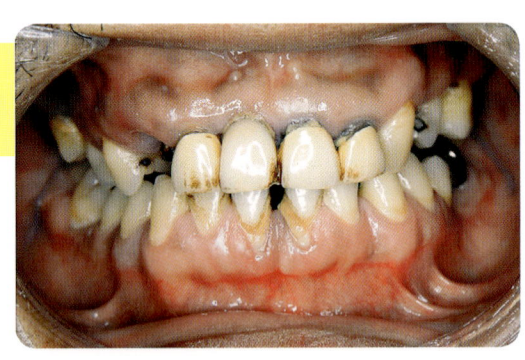

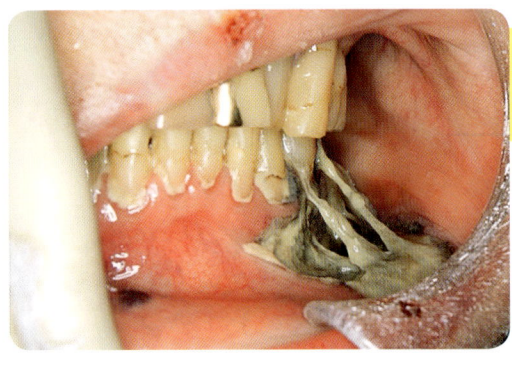

メトトレキサートによる口腔粘膜壊死 → p.82

抗リウマチ薬のメトトレキサートによる口腔粘膜壊死

シクロスポリンによる歯肉増殖症 → p.85, 149

脳梗塞の既往歴がありシクロスポリンが投与されている．下顎歯肉に線維性の硬い歯肉腫大がみられ，結節状の歯肉増殖を認める

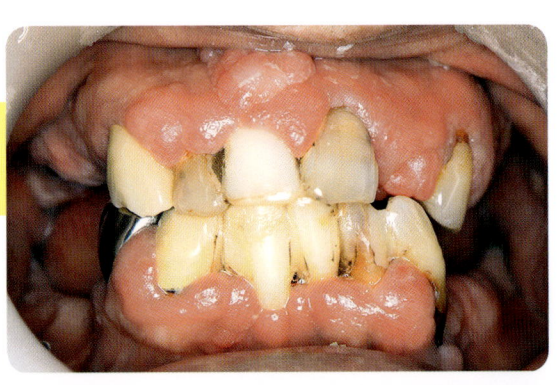

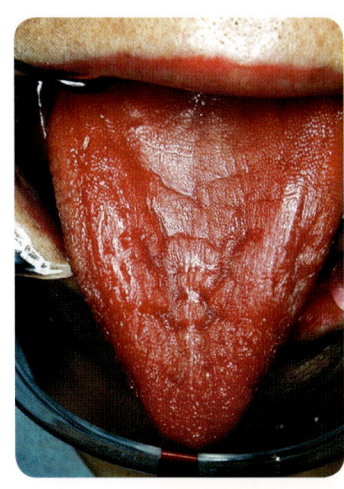

シェーグレン症候群 → p.86

舌乳頭の萎縮，舌背の発赤が認められる．口腔乾燥による疼痛が著明である

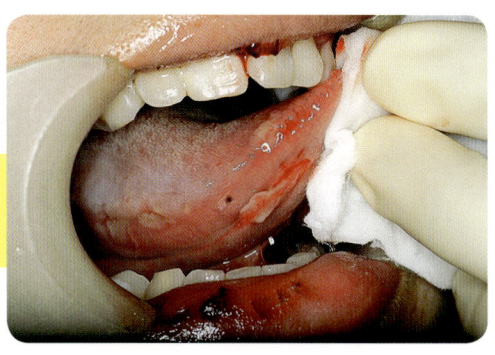

尋常性天疱瘡 → p.88

水疱が破れてびらんを形成している

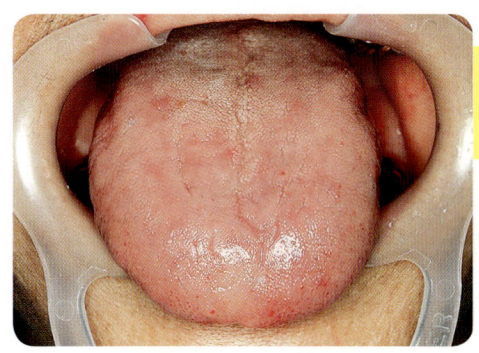

悪性貧血によるハンター舌炎 → p.92

ビタミンB_{12}の欠乏によりみられる舌炎．舌背部の乳頭が萎縮し，平滑を呈している．胃の全摘手術を受けた人などに多くみられる

鉄欠乏性貧血の舌 → p.92

舌乳頭が萎縮し，舌背は平滑となっている．口角のびらんも認められる

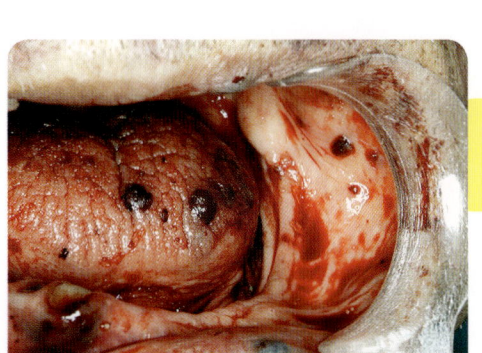

特発性血小板減少性紫斑病 → p.98

血小板数 8,000/μL．舌と頬粘膜に点状・斑状の大小不同の内出血斑ならびに出血を認める

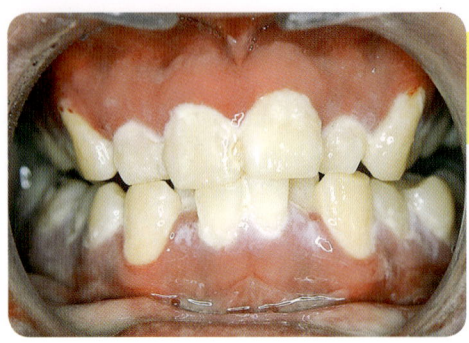

Stevens-Johnson 症候群
→ p.101, 102

抗菌薬を服用 24 時間後．歯肉・頬粘膜にびらんや壊死を認める．接触痛があるため口腔内の清掃状態が不良である．皮膚・眼瞼結膜にも水疱や浮腫が認められる

抗てんかん薬による歯肉増殖
→ p.139

抗てんかん薬（フェニトイン）の副作用による歯肉増殖が認められる（＊）

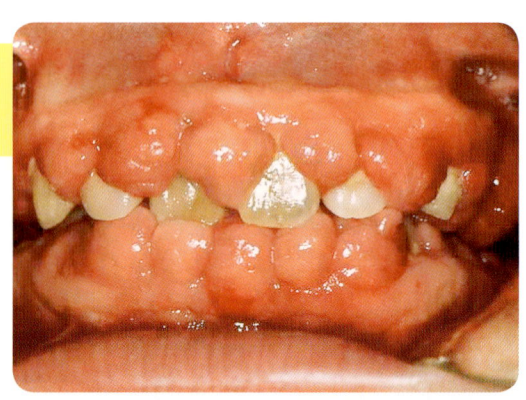

エイズ患者のカポジ肉腫
→ p.141

口腔内にカポジ肉腫が認められる（＊）

妊娠性エプーリス → p.145

妊婦の 0.1 〜 9.6％ に認められる．女性ホルモンの影響とともにプラークなどの局所刺激因子が原因と考えられる（＊）

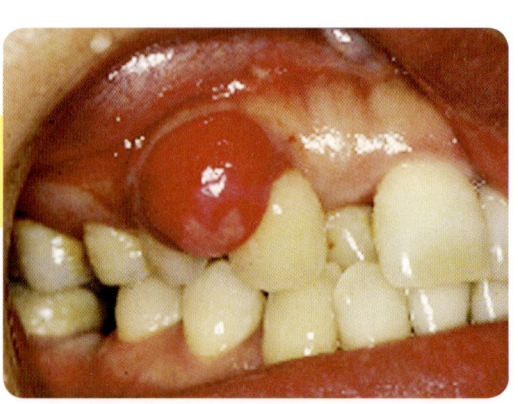

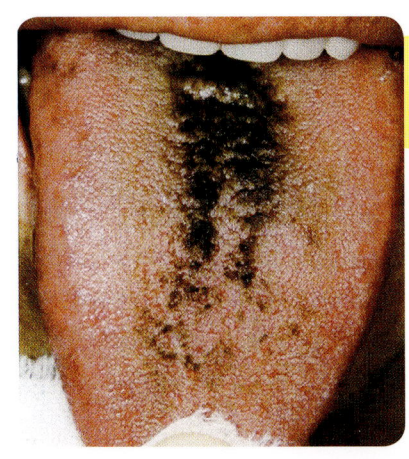

黒毛舌

糸状乳頭の角化が著しく亢進し，舌が黒く着色している．抗菌薬を内服中で，菌交代現象と口腔清掃状態の不良が原因と考えられる

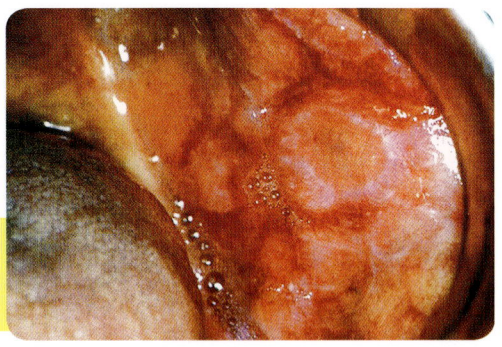

口腔扁平苔癬

頬粘膜にレース様白斑を認める．口腔扁平苔癬患者の8〜24%がHCV（p.104）陽性との報告がある

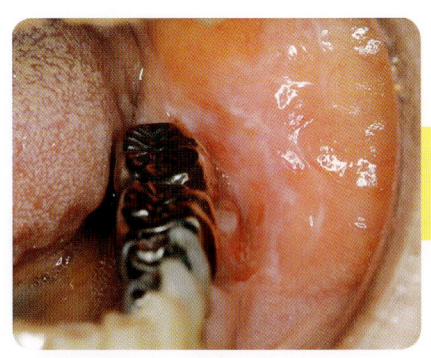

金属アレルギーによる苔癬様病変

金属の接触部に発赤とびらんを認める．金属パッチテストにてパラジウムに陽性反応を認めた

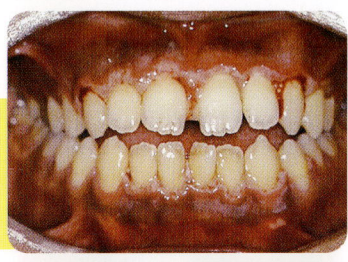

急性壊死性潰瘍性歯肉炎

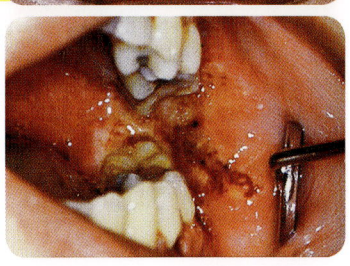

重度の疲労や栄養障害が原因とされる．上下顎歯肉縁に帯状の壊死を伴った潰瘍形成，歯肉から頬粘膜にも波及している．若年者に多く発症する

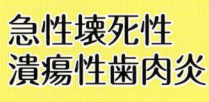

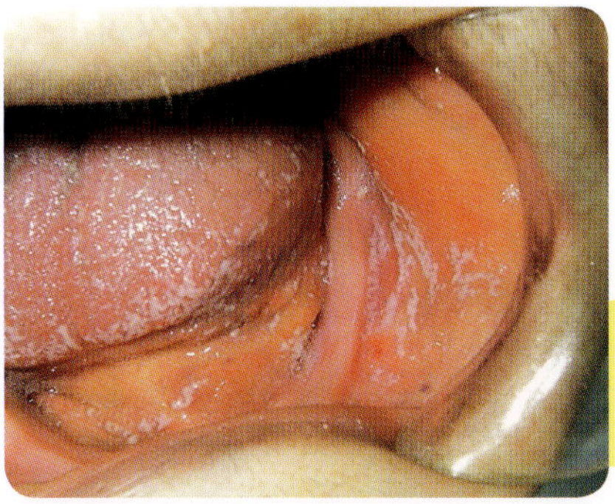

口腔カンジダ症

免疫力が低下した高齢者やがん患者に認められる日和見感染症．拭い取ることができる白苔が特徴

（片倉　朗．＊印の写真は該当ページより流用）

I

安心・安全な歯科医療のための病歴聴取

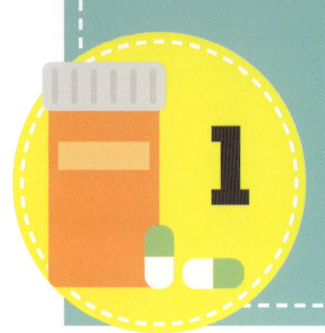

病歴聴取とは何か？

はじめに

近年，歯学教育においては，患者さん中心の質の高い医療を担う歯科医療職を育成するために，従来はあまり重視されていなかった病歴聴取などの医療コミュニケーション能力養成を目的としたカリキュラムに積極的に取り組む歯学部・歯科大学などが増えています．そのなかでも，「医療面接」というと，かつて「問診」とよばれてきた医療情報の収集手段を言い換えたものとして誤解されていることが多いようですが，広義の「医療面接」とは，患者さんと医療者が接するあらゆる機会を指す言葉です[1]．また，医療面接は歯科医師と患者さんとの間で相互に行われるコミュニケーションのあり方ともいえ，**①情報を伝えること，②情報を受け取ること，③相互に理解すること**がコミュニケーションの成立条件です[2]．

この医療コミュニケーション能力は，歯科医師だけでなく歯科衛生士の皆さんにとっても重要なスキルです．患者さんは，"先生には言いづらいけど，歯科衛生士さんなら……"と歯科衛生士の皆さんに相談などをすることもめずらしくありません．また，患者さんの生活や体調，環境に関することは，歯科衛生士が患者さんとの会話のなかから自然に情報収集することを心がけ，歯科医師に報告することも必要でしょう．

病歴聴取とは？

「病歴聴取」とは，医療面接を通して患者さんを理解するために情報収集を行うことをいいます．病歴聴取の項目には，主訴，現病歴，既往歴，家族歴などがあります．「病歴聴取」と聞くと，質問をして何かを問いただすようなイメージがありますが，一度にたくさんのことを聞き出そうとせず，患者さんのペースに合わせた傾聴，受容，共感の姿勢が必要です．また，中立型の質問や開放型の質問，確認や補足をするときには閉鎖型の質問というように，患者さんの緊張度や理解力に合わせて質問形式を選択することも重要です（p.16，表3参照）[3]．

医療面接にあたっては，受容的な雰囲気をつくりだすための患者さんとのかかわり方や態

表　コミュニケーションの分類[2]

①言語による コミュニケーション	話し言葉によるコミュニケーションと書き言葉によるコミュニケーションがある
②準言語的な コミュニケーション	声の大きさ，アクセント，高さ，抑揚の有無，声の音色，話す早さ，間の取り方，リズム，発音の明瞭度，口の開き方など
③ボディランゲージ	顔の表情，視線，行動，しぐさによるコミュニケーション，相手との距離や位置関係，接触の有無など

度，行動が大切で，会話による言語コミュニケーションから情報を読み取るだけではなく，表情やしぐさ，顔色などの**非言語コミュニケーション**からの情報収集も重要になります（表）．

（重枝昭広）

事例紹介

歯科衛生士による日常会話をとおした病歴聴取で合併症が判明した事例
～歯科医師からの報告～

患者：70歳，男性
基礎疾患：脳内出血後の片麻痺

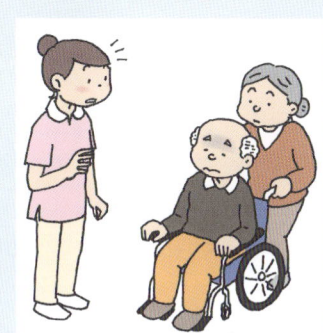

　私がある地域の口腔保健センターに診療のお手伝いに行ったときのことです．ほかの地域も同様，その口腔保健センターでは，歯科医師が輪番制で診療を行っているために，担当医でない歯科医師が診療に従事する場合があります．幸いなことに，歯科衛生士は常勤ですべての患者さんにかかわっているため，患者さんの日々の変化にも気づきやすい立場にあります．

　この患者さんは，治療の際は車椅子で奥さまと来院されます．義歯の増歯をする予定でしたが，体調がよくなかったということで2カ月ぶりの来院でした．診療室に入室した際に，歯科衛生士から「顔色がすぐれないようですけど，体調は大丈夫ですか？」という声かけがあり，奥さまとの会話が始まっていました．ユニットに移乗した患者さんをよく見ると，呼吸が速く，以前よりもすこし反応が鈍っているような印象を受けたため，まずはバイタルサインをチェックしました．呼吸は浅く速く，経皮的動脈血酸素飽和度（SpO_2，p.28参照）は96％で，血圧は最高血圧が146mmHg，最低血圧が90mmHgでしたが，脈拍数が110回/分と頻脈を認めました．ちょうどそのとき，歯科衛生士と奥さまの会話のなかで，一昨日から下血をしていることが判明しました．

　そこで，眼瞼結膜を診ると貧血様の徴候が認められ，爪の圧迫によっても貧血が疑われたため，その日に予定していた治療を中止とし，消化管出血による貧血の可能性を示唆し，医科への受診を勧めました．当日の夕方に奥さまから連絡があり，医科を受診したところ，ヘモグロビン（Hb）が8g/dLまで低下した貧血で，消化管出血の可能性があり，精密検査のため緊急入院になったとのことでした．

　このケースは，歯科医師が患者さんの変化に気づく前に，歯科衛生士の観察力と奥さまとの日常会話をとおした病歴聴取によって，医科の合併症が事前に判明した例でした．安全に効率よく診療を進めるために，今回のケースのように歯科医師と歯科衛生士の情報の共有は必須です．歯科衛生士の仕事に患者さんの入室の誘導，導入がありますが，誘導の際のわずかな時間であっても，会話のなかで情報を収集し，いつもとの様子の変化，基礎疾患の状態などの新しい情報を聴取した場合には，歯科医師に報告することが重要です．

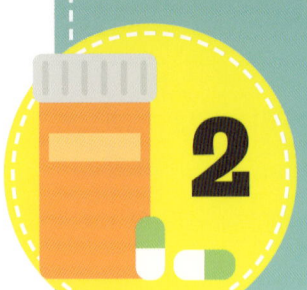

2 病歴聴取の方法とポイント

安全な医療のための病歴聴取

現在，歯科診療所を受診される多くの患者さんは何らかの疾病に罹患し，複数の内服薬を服用している場合も少なくありません．また，超高齢社会を迎えて国による在宅医療の推進施策により，訪問歯科診療など在宅での医療支援のニーズがますます高まっています．そうした潮流のなか，歯科衛生士による居宅訪問の機会も増え，有病者の全身疾患や内服薬，およびその禁忌症についての十分な知識をもち，適切な対応をすることが求められています．診療室内であれ，在宅での診療であれ，安全に効率よく診療を進めるためには，その第一段階として，患者さんの医療情報を的確に把握すること，つまり「**病歴聴取**」が必要不可欠といえます（**図1**）．

病歴聴取とは？

前項でも述べたとおり，病歴聴取とは，医療面接のなかで行われる"患者理解のための情報収集（医療情報の収集）"のことで，その項目には，**主訴，現病歴，既往歴，家族歴**などがあります（**図2**）．たとえば，はじめて診療室を訪れた患者さんに，私たちは「どうなさいましたか？」と必ず声をかけ，それに対して患者さんが「昨日から急に歯が痛くて……」などと私たちの問いかけに答えてくださいます．この段階から患者さんを理解するための情報収集＝歯科衛生士による病歴聴取が始まっているのです．

病歴聴取の目的

私たち歯科医療従事者が病歴聴取を行う目的は，主訴や現病歴の把握はもちろんのこと，安全かつ効率的に歯科医療を提供するにあたり，**患者さんの全身状態（既往歴，服薬状況など）をスクリーニングすること**です．この際，歯科衛生士は，「今日は顔色がすぐれないようだ」「以前の服薬状況と変化があった」「以前より痩

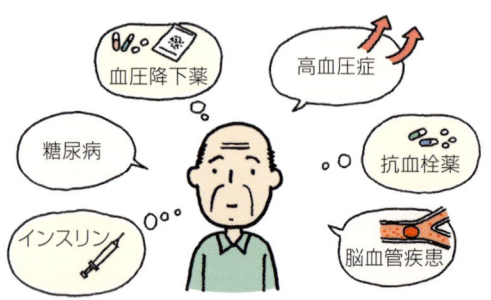

図1　歯科医院に来院する患者さんのなかには，多くの疾患を抱えている方も少なくない

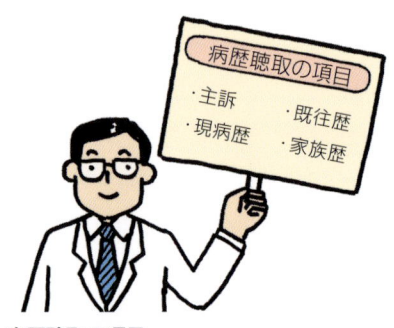

図2　病歴聴取の項目

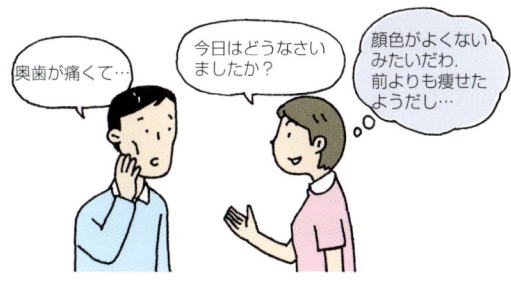

図3 患者さんの変化や異常などを見落とさない観察力・注意力が必要

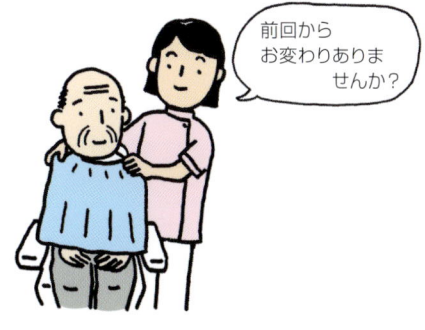

図4 ふだん何気なく行っている患者さんへの声かけも大切な情報収集の場面の1つである

せたように見える」「以前と違い，会話の反応が遅いようだ」などの些細な変化も見落とさない注意力と観察力が必要になります．得られた情報は，担当の歯科医師に報告することで，患者さんの診療を進めるための重要な判断材料となります（図3）．

病歴聴取の流れ

1．記述法と言語コミュニケーションによる方法

①問診票を利用する方法

問診票はおもに初診時に利用されます．主訴や既往歴，現病歴，アレルギーの有無，全身状態などを問診票に記入していただき，患者さんに関する情報の概要の把握や全身状態のスクリーニングを行います．病歴聴取の際は，問診票の内容に合わせて，不足している情報などがあれば患者さんに確認し書き加えます．その際，問診票に記入された文字の印象や，記入する量なども患者さんを理解するうえで助けとなります．

②患者さんに直接訊ねる方法

患者さんに直接訊ねる病歴聴取の方法は，初診時の医療面接や再診時，定期健診時に行われています．既往歴を訊ねる場合，「何か大きな病気をされた経験がありますか？」という一般的な質問をしてしまうと，患者さんは"歯科治療にどう関係するの？"と思いがちで，過去の重要な疾患などの申告を忘れてしまうことがあります．そんなときには，「過去に継続的に飲まれていたおくすりはありましたか？」「いま続けて飲んでいるおくすりはありますか？」という質問をすると，患者さんも歯科治療との関連性の有無に関係なく答えてくださる場合があります．

また，薬剤の種類や用量をお訊ねすることは基礎疾患や既往歴の把握へとつながることがあります．毎回の診療前に「お変わりはありませんか？」と体調や口腔内の状況などについて問いかけをすることもこれに当てはまります（図4）．

2．病歴聴取時のポイント

①情報収集のポイントは6W1H

病歴聴取で収集すべき情報は，古典的な問診の内容とほとんど変わりません．患者さんの主訴に対する情報収集のポイントは「6W1H」（who, what, when, where, which, why, how）からなります（表1）．

また，患者さんを理解するための情報収集とは，単に診断や治療のために必要な情報だけでなく，その背後に潜んでいる患者さんの隠れたニーズや心理状態も含んでいることを理解していなければなりません[1]．

表1 患者理解のための情報収集とラポールの確立[1]

	集める情報	情報の集め方
患者理解のための情報収集 (医療情報の収集)	①部位 ②性状 ③重症度 ④時間的経過 ⑤症状の出現状況 ⑥修飾要因 ⑦随伴症状	①いつ(When) ②誰が(Who) ③どちらの(Which) ④どこに(Where) ⑤何が(What) ⑥どのようにして(How) ⑦なぜ(Why)
ラポールの確立と 患者さんの感情への対応 (医療従事者と患者さんとの関係の確立)	患者さんの気持ち 患者さんの感情	①傾聴(Listening) ②受容(Acceptance) ③共感(Compassion)

表2 病歴聴取の心得（文献2）を一部改変）

① やさしくあたたかい態度で接する
② わかりやすい言葉で会話する
③ 患者さん側の苦痛や悩みなどに共感と支持を示す
④ 聞き上手でなければならない
⑤ 90%は患者さんに話してもらう
⑥ まとまりのない話はさりげなく打ち切り，本論に戻す
⑦ 患者さんの主観的な話をうのみにしない
⑧ 病歴聴取時の患者さんの表情，態度，精神状態も観察する

表3 質問のタイプ[2]

タイプ	答え方	効果
①中立型質問	答えが1つ	心に動揺を起こさせない 例：「どこが痛みますか？」
②開放型質問	自由で無限の回答	相手の心は開かれ，十分な情報収集が可能 例：「治療のことで何か心配なこと，知りたいこと，何でもおっしゃってください」
③閉鎖型質問	イエスかノーか	この質問の連発で，相手は心を閉ざす 例：「治療は心配ですか？」

②傾聴，受容，共感

病歴聴取の際には，傾聴，受容，共感の姿勢が必要です．そのなかでも「傾聴」は非常に重要で，患者さんが話したい心のなかの思い（問題点）を明らかにするには，先入観をもって即断したり，患者さんの話を評価・否定したり，自己解釈せずに，最後まで話をしっかりと聴く心構えが必要です（**表1**）[1]．

③信頼関係（ラポール）の確立

病歴聴取時の心得としては，やさしくあたたかい態度で患者さんの感情を考慮して接し，情報収集をとおして，患者さんとの**ラポール（信頼関係）**を確立することが重要です[2]（**表2**）．

④最初は開放型の質問をする

質問形式には，答えが1つしかない**中立型**，自由に回答できる**開放型**，イエスかノーの2択の**閉鎖型**の3種類があり，最初は開放型の質問で開始し，徐々に閉じた質問を混ぜ，焦点を絞っていきます[2]（**表3**）．

⑤顔色や外見から感じる雰囲気も観察する

基礎疾患に対する検査データや内服薬の状況，基礎疾患の状態の把握なども重要ですが，顔色や外見などから感じる雰囲気の把握によって基礎疾患の状態を推測することも可能です．

初診時の病歴聴取での注意点

1. 全体像の把握

患者さんが来院したそのときから，患者さんを理解するための情報収集が始まっています．待合室で待つ患者さんの表情を見るだけでも，はじめての場所での不安な様子，歯科医院・病院という場での緊張した様子，痛みによりつらそうな様子などを読み取ることができます．こういった患者さんの様子を読み取り，まずは緊張や不安を軽減させるような対応を心がけることが重要です．

さらに，顔色や顔貌，動作，歩き方などを観察することで，患者さんの健康状況 (疲労感，体調など) を知ることができます．

このように患者さんの全体像を把握することは，患者さんの自覚症状を知るだけでなく，私たち自身も患者さんの様子の変化に目を向ける，という意味があります (**表4**)[3]．

2. 問診票をもとに行う病歴聴取

問診票を用いた病歴聴取のなかでは基本的には，①発症した時期，②病状および治療の経過，③内服薬，④合併症についての情報を把握しておきましょう (**図5**)．

問診票の病歴の項目にチェックが入っている

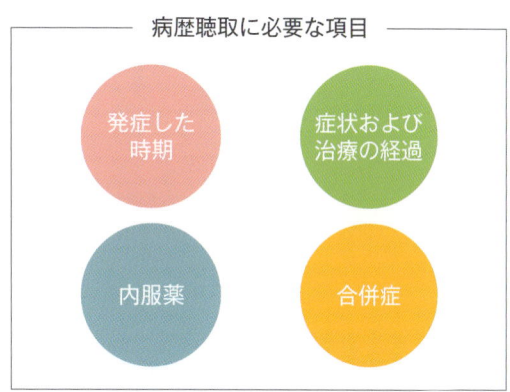

図5 病歴聴取に必要な医療情報

表4 患者さんの全体像を把握するためのポイント．チェックすべき点と予想される疾患
(文献3) を一部改変)

	チェックすべき点	疑われる疾患や症状	病歴聴取時に念頭に入れておきたいポイント
顔色	悪い (蒼白)	心疾患 貧血	・チアノーゼ疾患，心臓手術，抗血栓薬などの投薬の有無，ニトログリセリンなどを携帯していないか ・血小板が減少し，出血傾向がないか
	*心臓弁膜症のなかには，観血処置時に心内膜炎を予防するため抗菌薬による予防投与の必要があったり，抗血栓薬を内服していたりする場合がある *担当主治医による予防投与指示や歯科医師，歯科衛生士の連携が必要		
	悪い (土気色)	腎不全 肝臓疾患	・人工透析は受けていないか ・ウイルス性肝炎ではないか
	*一般に人工透析を行った当日は，観血処置が勧められない．血液凝固阻止薬や抗血小板薬などを服用している患者さんは，出血傾向に注意が必要．鎮痛薬，抗菌薬の投与量の制限がある場合もある		
	悪い (褐色)	喫煙	・喫煙年数や1日の喫煙量を確認する
	赤ら顔	高血圧 糖尿病 発熱	・体温測定や体調の確認 ・内服薬の確認
	黄色い顔	肝疾患 (黄疸)	・肝疾患の有無 ・出血傾向はないか
口唇	暗紫色	チアノーゼ疾患	・原因疾患は何か (心疾患，肺疾患など)
	*歯科医師による抗菌薬の術前投与や術中の全身管理が必要な場合がある		
耳たぶ	斜走するしわ	冠動脈疾患	・耳たぶのしわは，冠動脈疾患の閉塞性疾患と有意に相関するとされている[5]

チェックすべき点		疑われる疾患や症状	病歴聴取時に念頭に入れておきたいポイント
眼	角膜輪（老人環）	高タンパク血症 冠動脈疾患	・基礎疾患の有無の確認
	眼瞼黄色腫	高脂血症	・基礎疾患の有無の確認
顔貌	表情が堅い	極度の緊張	・過去の歯科治療の経験により恐怖や不安がないか
	ムーンフェイス	クッシング症候群 ステロイド性抗炎症薬の長期服用	・副腎腫瘍などの病原性のものなのか，ステロイド性抗炎症薬服用による医原性のものなのか ・内服の原因となる疾患は何か
	＊内科主治医のステロイドカバー（p.69参照），抗菌薬投与に対する指示を受ける場合もある		
体型	急激に痩せた	何らかの全身疾患（消化器系疾患・精神神経疾患など） ダイエット	・最近大きな病気をしたことがないか ・開腹手術などを受けていないか ・生活習慣の乱れがあったり，過度なダイエットはしていないか
	太った	妊娠 ストレス	・現在何週目か ・ストレスによる過食症など，食生活の変化はないか
動作	ゆっくり	加齢	・坐骨神経痛や腰痛などがないか
	立ちくらみ	緊張による貧血 低血圧 低血糖	・歯科治療への極度の緊張はないか ・自律神経などに問題はないか ・糖尿病の有無，食事摂取状況
	振戦	パーキンソン病	・基礎疾患の確認
	＊低血圧患者は，緊張すると貧血から，ときには失神状態を起こすことがある ＊糖尿病の患者さんは，高血糖でも低血糖でもショックを起こすことがあるが，特に低血糖性ショックは注意が必要 ＊パーキンソン病治療薬を内服している患者さんでは起立性低血圧が生じやすい		
歩行	不自然	関節リウマチ	・関節痛はないか ・服用薬（ステロイド性抗炎症薬など）はないか
		脳血管障害 神経・筋疾患（パーキンソン病，筋ジストロフィー，脳性麻痺）	・脳梗塞，脳出血の既往がないか ・内科的合併症や後遺症はないか ・服用薬は何か
	＊抗凝固薬や抗血小板薬を服用していると出血傾向が疑われる ＊合併症や複数の治療薬投与がある場合，担当主治医，歯科医師，歯科衛生士の連携が必要		
手指	スプーン爪	鉄欠乏性貧血	・鉄製剤を服用しているか
	ばち指	チアノーゼ疾患 慢性肺疾患 心疾患	・大きな病気をしていないか ・服用薬（抗血栓薬）はなにか ・服用薬（ステロイド性抗炎症薬，免疫抑制薬）はなにか ・経皮的動脈血酸素飽和度（SpO_2）はどのくらいか
	手掌紅斑	慢性肝炎 肝硬変	・肝炎歴，輸血歴はあるか ・代償性か非代償性か
	＊身体の異常徴候や全身疾患の初期症状が手指に現れることがある		
その他	発汗	過度の緊張 更年期障害 甲状腺機能亢進症	・歯科恐怖症，パニック症候群などの既往歴はないか ・ホルモンの変化により体調や心身が不安定ではないか ・内服薬の確認
	＊発汗の状態をとらえることは，その人の性格や体質，疾患の判断をする1つの手だてとなる		
	呼吸の状態	喘息（喘鳴） うっ血性心不全（起坐呼吸, p.48参照）	・ステロイド性抗炎症薬の内服はあるか ・アスピリン喘息への注意 ・心疾患，原因疾患の確認
	＊呼吸の正常・異常は，身体の生理的変化を知る重要な指標となる		

「訊ねる」ときのポイント
① 最初の3分間は話を遮らない
② 目線の高さを同じにする
③ うなずきのしぐさをする
④ 相づちの言葉を入れる
⑤ 話の語尾を短く繰り返す

「伝える」ときのポイント
① 日常の言葉に置き換える
② わかりやすい語法を用いる
③ たとえ話で解説する
④ 図で説明するときは鏡像にする
⑤ ややゆっくり話す
⑥ 大切な部分は何度も繰り返す
→区切りで理解度を確認する

「聴く」ときのポイント
主訴：一番お困りのことはなんですか？
原因：その原因は何だと考えておられますか？
契機：何がきっかけで，そのころに起きたのでしょうか？
体調：そのために身体に何らかの変化が起きましたか？
生活：そのために生活のなかで別の問題が持ち上がりましたか？
気分：このことが生じてどんな気持ちになりましたか？
治療：どんな治療を受けたいと思っていますか？
期待：その治療によってこの状態はどうなると思いますか？
理解：治るまでにどれくらいかかると思いますか？
懸念：このことで一番気がかりなことは何ですか？

図6　初診時のコミュニケーション

場合は，より詳細な情報収集を行うことはもちろん，チェックのないときでも，再度確認しておくことも必要となります．これは，患者さん自身が記入を行うため，くすりの名前を忘れて記入していない場合や，歯科には関係ないと勝手に判断して病歴を正確に記入しない場合もあるためです．また，感染症などの言いにくい項目は，記入を避けることも考えられ，問診票だけでは正確な病歴を把握することはできません．病歴聴取のなかで，正確な情報を得るためには，一方的に質問をするのではなく，患者さんとの相互のコミュニケーションを図りながら，必要な情報を収集することが大切です．

3．そのほか

一般的に初診時は初対面の場でもあるので，服装や身だしなみにも配慮が必要でしょう．服装や身だしなみなどの第一印象は，患者さんが歯科医師や歯科衛生士を判断する基準にもなるわけですから，不快な印象や先入観を与えないことが重要です．また，初診時のコミュニケーションの確立には，**「聴く」「訊ねる」「伝える」**の3要素が重要です[4]（**図6**）．

再診時の病歴聴取での注意点

再診時には，前回の治療の後で変化がなかったか，前回と比べて体調や体重，活気，会話への反応性などの変化はないか，些細な変化にも気づけるような観察力が必要です．

再診時も初診時と同様に，患者さんの全体像を観察することで，顔色や表情などから健康状態を推測することができます．診療室に入る際，「今日の体調はいかがですか？」「前回の治療後，何か変化はありましたか」など直接患者さんに訊ね，情報収集を行います．これは日常的に歯科衛生士が当たり前のように行っていることではありますが，初診時の病歴聴取の記録と照らし合わせ，患者さんの小さな変化に気がつくことが大切です．

● 病歴聴取の際に特に注意すべきくすり (表5)

病歴聴取から判明した内服薬のなかで，歯科の診療にあたって特に注意をしなければいけないものは**表5**のくすりです．

1. 抗血栓薬

患者さんへの病歴聴取のなかで，疾患名に「梗塞」「塞栓」「血栓」などの名称があれば，抗血栓薬（抗凝固薬，抗血小板薬）を投与されている可能性があります．抗凝固薬にはワルファリンカリウム（ワーファリン），ダビガトランエテキシラートメタンスルホン酸塩（プラザキサ），リバーロキサバン（イグザレルト），アピキサバン（エリキュース），抗血小板薬にはアスピリン（バファリン，バイアスピリン），チクロピジン（パナルジン），シロスタゾール（プレタール）があり，抗凝固薬は全血凝固時間や

表5　病歴聴取の際に特に注意すべきくすり

一般名（商品名）	分類	基礎疾患	注意点
ワルファリンカリウム（ワーファリン） ダビガトランエテキシラートメタンスルホン酸塩（プラザキサ） リバーロキサバン（イグザレルト） アピキサバン（エリキュース）	血液凝固阻止薬	心疾患・脳血管障害など	出血傾向
アスピリン（バファリン，バイアスピリン）	抗血小板薬	心疾患・脳血管障害など	出血傾向
チクロピジン（パナルジン）	抗血小板薬	心疾患・脳血管障害など	出血傾向
シロスタゾール（プレタール）	抗血小板薬	心疾患・脳血管障害など	出血傾向
コルチゾン酢酸エステル（コートン） プレドニゾロン（プレドニン） ヒドロコルチゾン（コートリル） メチルプレドニゾロン（メドロール） トリアムシノロン（レダコート） デキサメタゾン（デカドロン） ベタメタゾン（リンデロン）	ステロイド性抗炎症薬	ネフローゼ症候群 エリテマトーデス リウマチなど	易感染性 骨粗鬆症 消化管出血
パミドロン酸二ナトリウム（アレディア）	ビスホスホネート系薬剤	悪性腫瘍による高カルシウム血症 乳がんの溶骨性骨転移	侵襲的歯科治療 顎骨壊死
ゾレドロン酸水和物（ゾメタ）	ビスホスホネート系薬剤	悪性腫瘍による高カルシウム血症 多発性骨髄腫による骨病変および固形 がん骨転移による骨病変	侵襲的歯科治療 顎骨壊死
エチドロン酸二ナトリウム（ダイドロネル）	ビスホスホネート系薬剤	骨粗鬆症，脊髄損傷後，股関節形成術後の異所性骨化の抑制，骨ページェット病，骨粗鬆症	侵襲的歯科治療 顎骨壊死
アレンドロン酸ナトリウム水和物（フォサマック）（ボナロン）	ビスホスホネート系薬剤	骨粗鬆症	侵襲的歯科治療 顎骨壊死
リセドロン酸ナトリウム水和物（アクトネル）（ベネット）	ビスホスホネート系薬剤		侵襲的歯科治療 顎骨壊死

プロトロンビン時間を延長させ，抗血小板薬は止血時間を延長させます．

以前は，抗血栓薬を投与されている患者さんの観血処置の際には，主治医に対診して，休薬してから処置を行っていましたが，最近は，休薬によって生じる基礎疾患（脳梗塞や心原性脳塞栓症など）の増悪（再発）に配慮して，休薬しないで処置を行うことが増えてきました．その際，血液凝固阻止剤の作用の指標として，ワルファリンの効果を示すプロトロンビン時間の国際標準比としてPT-INR (International Normalized Ratio) が用いられるようになりました．PT-INRの標準値は1.0ですが，抗凝血療法を受けている患者さんでは，一般的に2.0以上にコントロールされています[6]．

2. ステロイド性抗炎症薬

ステロイド性抗炎症薬は，内分泌疾患，自己免疫疾患，血液疾患，腎疾患，呼吸器疾患，神経系疾患，アレルギー疾患など多岐の疾患に投与されている可能性があります．ステロイド性抗炎症薬で一番代表的なものはプレドニゾロン（プレドニン）ですが，それ以外にも，コルチゾン酢酸エステル（コートン），ヒドロコルチゾン（コートリル），メチルプレドニゾロン（メドロール），トリアムシノロン（レダコート），デキサメタゾン（デカドロン），ベタメタゾン（リンデロン）などがあります．

ステロイド性抗炎症薬を投与されている患者さんの歯科治療で問題となるのは，ストレス耐性低下（ステロイドショック），易感染性，創傷治癒の遅延です．

3. ビスホスホネート系薬剤（BP系薬剤）について

ビスホスホネート系薬剤は，がん患者さんの高カルシウム血症の改善や骨粗鬆症の治療薬として用いられる薬剤ですが，ビスホスホネート系薬剤を投与されている患者さんにおいて，顎骨壊死・顎骨骨髄炎の発現が報告されています（p.6参照）．報告の多くは，抜歯やインプラントなどの侵襲的歯科処置や局所感染に関連して起こっており，特に抜歯した場合にその部位付近で発現しています．

ビスホスホネート系薬剤には注射剤と経口剤の2種類があります．顎骨壊死・顎骨骨髄炎は，特に注射剤で多く報告されていますが，経口剤の投与を受けている患者さんでも，患者さんの状態やリスク因子を十分考慮したうえでの侵襲的歯科処置を判断することが必要です[6]．

（笹川百吏子，鈴木 瞳，荒井綾子，重枝昭広）

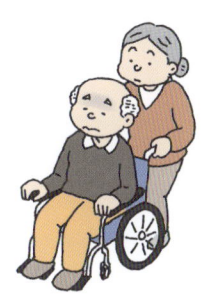

II

バイタルサインからわかる患者さんの身体の状態

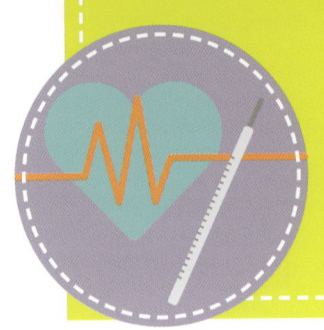

バイタルサインの測り方と読み解き方

● バイタルサインとは？

「バイタルサイン」とは，人間が生きている状態を示す重要な徴候であり，「呼吸」，「脈拍」，「血圧」，「意識」，「体温」の5つを指します．

歯科治療を受ける患者さんはすべての人が健康で健常というわけではなく，高齢者，有病者，障害者など，リスクを抱えた方も来院されます．私たち歯科衛生士も，患者さんが安全に歯科治療を受けることができるように，基本的な知識や技術をもつことが求められています．バイタルサインをみることにより，患者さんの体調を客観的にとらえたり，全身的偶発症を察知することが可能になるのです．

一方，同一の患者さんでも日によって，また治療内容によっても身体的な反応が異なります．患者さんが来院されたときからよく観察し，五感を十分に活用して患者さんの体調を確認することも重要です．安心で安全な質の高い歯科治療を行うためにも，バイタルサインを正しく測定する習慣を身につけましょう（**表1**）．

バイタルサイン測定時の注意すべきポイントとしては，以下の4点があげられます（**図1**）．

①**呼吸測定**……呼吸は大脳皮質が関係しており，意識すると呼吸数が変わってしまうので患者さんに気づかれないように測定します．

②**脈拍測定**……脈の数が多かったり少なかったり，あるいは弱かったりと，リズムの不整がある場合，心臓に異常がある可能性があります．

③**血圧測定**……マンシェットの位置が心臓より高いと本来の血圧より低い値になり，心臓より低いと本来の血圧より高くなるので心臓とマンシェットを巻く位置を水平にします．

④**体温測定**……測定部位の温度を下げないようにします．

表1　バイタルサインの目安

	呼吸 回/分	脈拍 回/分	血圧（mmg）最高血圧	血圧（mmg）最低血圧	体温（腋窩温，℃）
新生児	40〜50	70〜170	60〜80	60	
乳児	30〜40	80〜160	80〜90	60	36.5〜37.5
幼児	20〜30	75〜130	90〜100	60〜65	10歳ごろ，体温調節機能が成人と同じになり不意の発熱が少なくなる
学童期	18〜20	70〜110	100〜120	60〜70	
思春期	16〜18	60〜100	110〜130	60〜80	35.5〜36.9
成人期	12〜20	60〜80	110〜130	60〜85	老年期は皮膚の熱伝導の低下に伴い体温も低下する

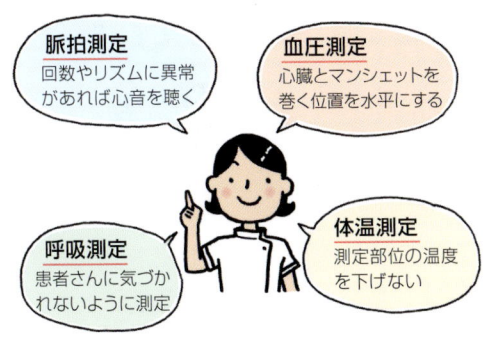

図1　バイタルサイン測定時のポイント

呼吸

人間は胸部の拡張運動と横隔膜の上下運動という2つの運動によって呼吸をしています．

そのため呼吸測定では，腹部，胸部の動きから**呼吸数**，**リズム**，**深さ**を1分間観察します．健康な成人の呼吸数は12～20回/分です．12回以下/分は**「徐呼吸」**といい，10秒以上停止している**「無呼吸」**の場合は，危険を伴う場合もあるので歯科医師に報告する必要があります．

呼吸は感情など精神的な影響を受けやすく，意識すると呼吸数が変わってしまうため，呼吸数を測定するときは患者さんに気づかれないようにすることが必要です．

特に注意すべき呼吸の状態（図2）

歯科治療時に特に問題になる呼吸の状態に，**「過喚気症候群」**があります．この疾患は精神的な影響によって呼吸困難感を訴えるもので，頻呼吸，多量の二酸化炭素が血液から放出されておこる呼吸性アルカローシス，四肢のしびれがみられます．このような場合には，不安を除去し，ゆっくり呼吸させるなどの対応が望まれます．

そのほか，気管支喘息の患者さんでは，細菌やウイルス，ハウスダストなどが関与している場合もあり，不安や心理的因子によって誘発されます．そのため歯科治療に伴う不安や疼痛を与えないことが重要です．喘息発作は，一見症状が軽度であっても重症化すると致死的になることがあります．

喘息の誘発因子，悪化の徴候などを患者さんに十分にお訊きしたうえで，診療中も呼吸状態や喘鳴に注意を払うことが重要です．

脈拍

脈拍とは，体表から触れることができる**動脈の拍動**のことです．一般的な測定部位には，橈骨動脈，上腕動脈，大腿動脈，足背動脈，総頸

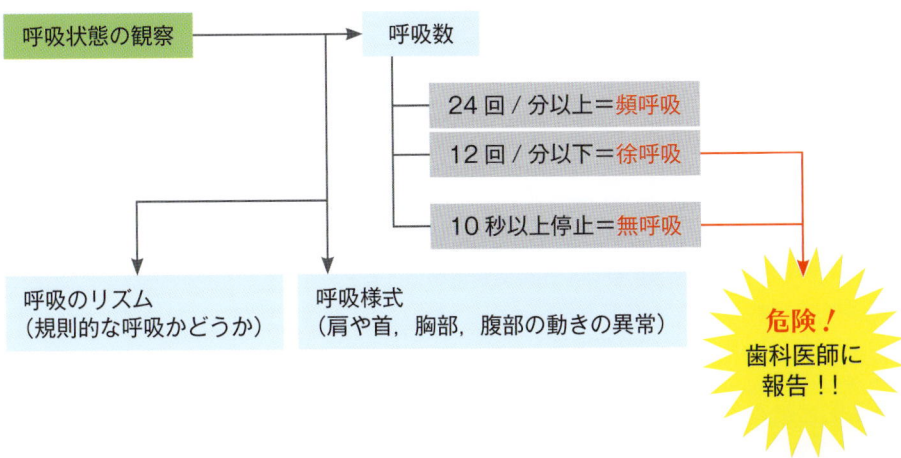

図2　呼吸困難時のアセスメント

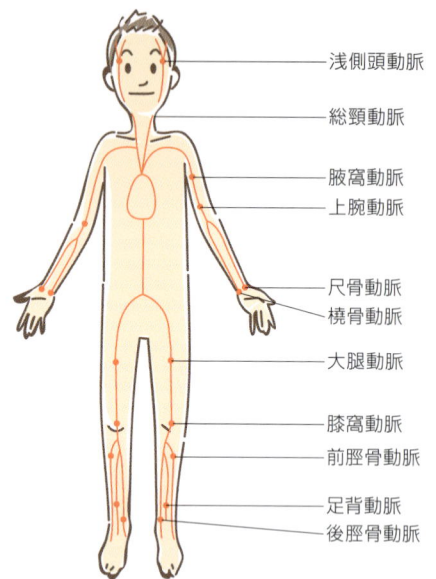

図3 脈拍を察知できる部位

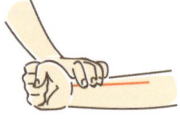
橈骨動脈での測定方法

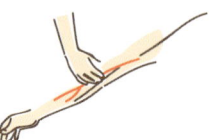
上腕動脈での測定方法

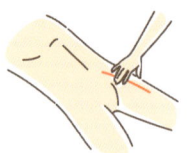
大腿動脈での測定方法

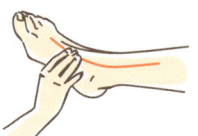
足背動脈での測定方法

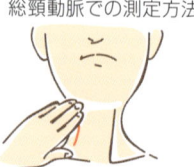
総頸動脈での測定方法

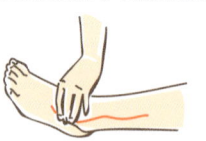
後脛骨動脈での測定方法

図4 脈拍の測定方法

動脈，膝窩動脈，後脛骨動脈などがあります（図3，4）．脈拍の測定時に大きな左右差がある場合は，動脈の閉塞病変が考えられるため左右両方を測定し，確認します．また，同時に全身状態を確認します．脈拍には年齢差，個人差，日差などがありますが，健康な成人では1分間に60～80回が平均的です．

● 血圧

血圧とは心臓が全身に血液を送り出す力で，左心室の収縮によって起こる圧力が，大動脈を通して全身の動脈の血管壁に影響を及ぼす圧力のことをいいます．

左心室がもっとも収縮したとき，血管壁への圧力は最高になります．このときの血圧値を**最高血圧（収縮期血圧）**といいます．一方，左心室がもっとも拡張したとき，血管壁への圧力が最低になります．このときの血圧値を**最低血圧（拡張期血圧）**といいます．

血圧の基準値（最高血圧/最低血圧）は乳幼児で80～100/60～65mmHg，

学童・思春期で100～130/60～80mmHg，成人期で110～140/60～90mmHgです．

 脈拍測定時のPOINT

- 通常，橈骨動脈から測定し，橈骨動脈で触知しにくい場合は，上腕動脈や大腿動脈を用いる．脈拍ばかりに気をとられず，動脈の硬さや蛇行にも気をつける
- 1分間の脈拍数は，通常「15秒の測定値×4」で計測する．極端に多かったり少なかったりする場合は「30秒間の測定値×2」で計算する
- 不整脈がある場合は1分間の正確な計測が必要
- よくみられる脈拍異常として，①規則的に脈拍が欠滞する「期外収縮」，②不規則に脈拍が乱れている「心房細動」などがある．脈拍異常がみられた場合は，すみやかに歯科医師に報告する

表2　意識障害の程度

傾眠	刺激により覚醒するが，すぐに意識が混濁する
昏迷	意識はあるが，刺激に対する反応や意思の表出を欠く
半昏睡	痛み刺激に対してのみ反応がみられる
昏睡	刺激に対する反応がまったくみられない

● 意識（表2, 3）

「意識」とは，自分自身と周囲の状況に気づいている状態をいいます．その維持には，視床下部と脳幹網様体が重要な役割を果たしていると考えられています．

● 体温（図5）

体温とは，身体の深いところにある動脈血の温度のことです．

体温のもっとも一般的な測定部位は腋窩であり（図5），ほかに口腔，直腸，鼓膜などで測定されます．体温は均一ではなく，測定部位によって異なり，年齢差，個人差，日差などがあ

 血圧測定時のPOINT

① 姿勢：通常は座位で測定する．椅子に座ってテーブルに腕を置き，無理のない姿勢をとる
② マンシェット（腕まき）の高さ：ほぼ心臓と同じ高さにする
③ 巻き方：カフ（マンシェット内部のゴム袋）の中央部が上腕動脈に位置するように巻き，カフとの間に指が1，2本入るようにする．マンシェットの下縁は肘窩部の2，3cm上部に位置するように巻く
④ 測定回数：複数回測定し，安定した値を示した2回の平均値を血圧値とする．術中の血圧測定間隔は原則として5分間隔とする

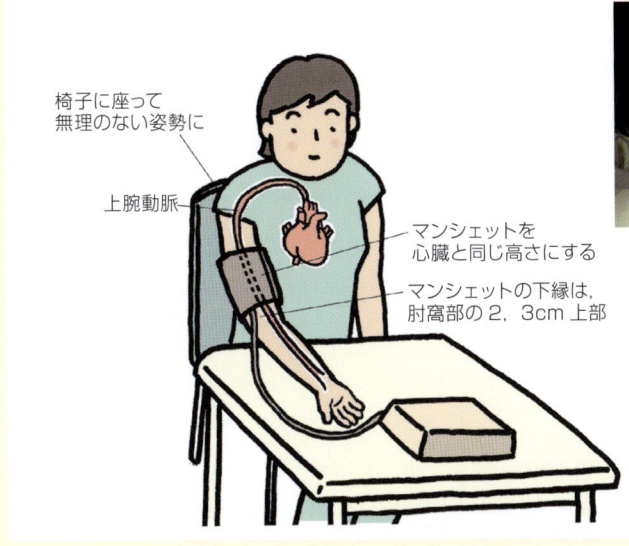

椅子に座って無理のない姿勢に
上腕動脈
マンシェットを心臓と同じ高さにする
マンシェットの下縁は，肘窩部の2，3cm上部

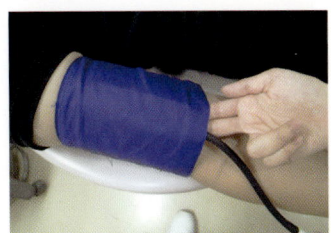

カフは肘関節より上に，腕の間に指1，2本分のすき間をあける

I．刺激しなくても覚醒している状態	
1点：ほぼ意識清明だが，いまひとつはっきりしない	
2点：自分がなぜここにいるのか，ここはどこなのかといった状況が理解できない状態（見当識障害がある）	
3点：自分の名前，生年月日が言えない	
II．刺激すると覚醒するが刺激を止めると眠り込む	
10点：普通の呼びかけで容易に開眼する	
20点：大きな声または揺さぶることで開眼する	
30点：痛み刺激を加え，呼びかけを繰り返すとかろうじて開眼する	
III．刺激しても覚醒しない状態	
100点：痛み刺激に対し，払いのけるような動作をする	
200点：痛み刺激で少し手足を動かしたり，顔をしかめる	
300点：痛み刺激に反応しない	

表3　JCS（Japan Coma Scale）
日本でもっとも普及している意識障害の評価法

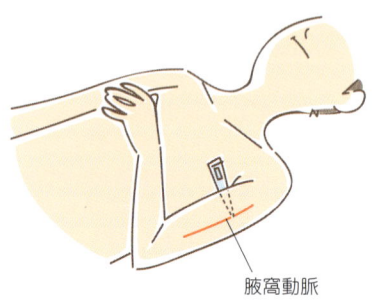

- 検温の条件は一定にする
- 腋窩を閉じて測定
- 腋窩の深部に先端をあてる

腋窩動脈

図5　腋窩での体温測定時のポイント

ります．体温に左右差がある場合は麻痺側（患肢）ではないことを確認します．腋窩で測定する際，患者さんが痩せていて体温計が密着しない場合は，体温計が密着するように肘を曲げて手を胸の上に置きます．このとき，タオルなどを脇窩に挟むようにするとよいでしょう．透析患者については，シャント肢では測定しません．

● **パルスオキシメータとは？**
（図6〜8，表4，5）

呼吸によって，肺から取り込まれた酸素は，血液中の赤血球の中にあるヘモグロビンと結合して動脈血として全身に運ばれます．パルスオキシメータは，組織に光を当てるだけで，動脈血中の酸素と結合しているヘモグロビンの割合を測定できるモニタであり，非侵襲的に，しかも連続的に評価できるという利点があります．パルスオキシメータで測定される値は**経皮的動脈血酸素飽和度（SpO$_2$）**（％）で表示され，SpO$_2$の正常値は96〜100％です（ただし，肥満者，高齢者では低めになります）．

パルスオキシメータで知るべき重要な点は低酸素症の発症確認です．低酸素症とは，生体組織で酸素が欠乏している状態のことで，多くの臓器に重大な影響をおよぼし，生命にかかわる問題です．低酸素症を起こしている場合は，すみやかに対処する必要があります．SpO$_2$が95％以下の軽度低酸素症では，患者さんに深呼吸を促します．SpO$_2$が90％未満の中等低酸素症では，酸素療法の適応と考えてよいでしょう．また，チアノーゼがでていないか，口唇，皮膚，爪の色の変化も観察する必要があります．

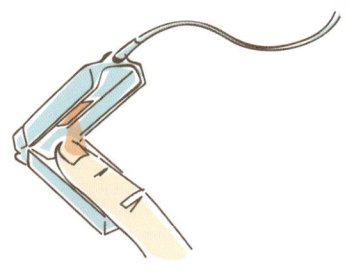
図6 パルスオキシメータの装着方法
爪に光が当たるようにプローブに指を挟む．さまざまなタイプのプローブがあるため，指の大きさに合ったものを使用する

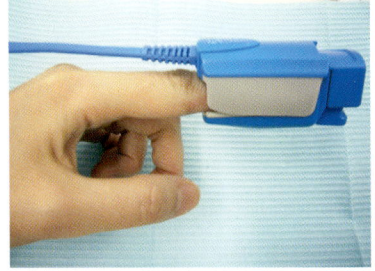
図7 クリップ式プローブ

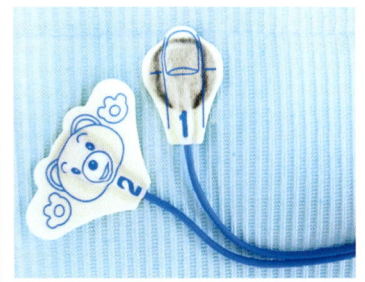
図8 テープ式プローブ（小児用）

表4 SpO_2計測時に注意すべき点

① プローブがきちんと装着されているか？
② プローブと指の大きさが合っているか？
③ 指などの測定部位に体動はないか？
④ 電気メスなど障害電流がないか？
⑤ 造影剤を使用していないか？
⑥ プローブを装着した指にマニキュアを塗っていないか？
⑦ 高度な貧血がないか？
⑧ プローブを装着した側の腕に血圧計を巻いていないか？
⑨ プローブを装着した指が冷たくないか？
⑩ プローブに外から光が入り込んでいないか？

1) 呼吸系	①気道閉塞 ②薬剤による呼吸抑制 ③気管支喘息発作 ④急性呼吸不全
2) 循環系	①低血圧 ②末梢循環不全 ③不整脈 ④上流での動脈圧迫（血圧測定など）
3) そのほか	①プローブのずれ，脱離 ②電気メスによるアーチファクト ③周囲光（赤外線光）の影響

表5 SpO_2低下の原因
SpO_2低下の原因は，①呼吸系によるもの，②循環系によるもの，③そのほかに分けられる．呼吸系には気道閉塞，薬物による呼吸抑制，気管支喘息発作，急性呼吸不全などがあり，循環系には低血圧，不整脈などによる末梢循環不全がある．プローブのずれやマニキュア，体温の影響による虚偽のSpO_2低下もあるため注意して観察することが大切である

● 心電図

　心電図とは，心筋の興奮の結果生じる電流，つまり，心臓拍動で生じる電気的活動の記録で，非侵襲的・連続的に心臓の刺激発生・伝導の状態を知らせることが可能です．連続的に監視することにより，異常をいち早く発見するモニタとして大変有用です．

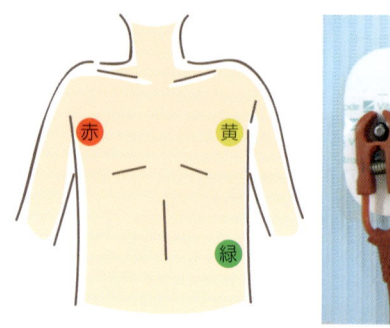 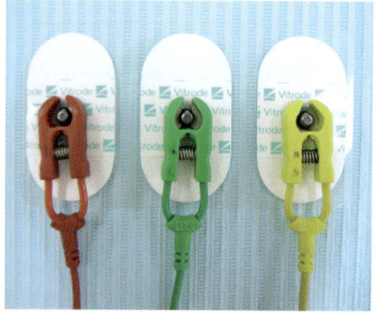 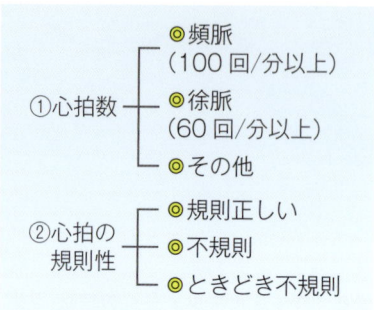

図9　電極の貼り方の一例と基本的な電極
モニタをつけたら，必ず波形がきれいに出ていることを確認する．波形が出ないときは，電極が外れていないか，電池が切れていないかをチェックする

図10　心電図のポイント
心電図では，まず心拍数を見て適正な心拍かどうか確認し，次に波形を見て心拍の規則性を確認する

①心拍数
- 頻脈（100回/分以上）
- 徐脈（60回/分以上）
- その他

②心拍の規則性
- 規則正しい
- 不規則
- ときどき不規則

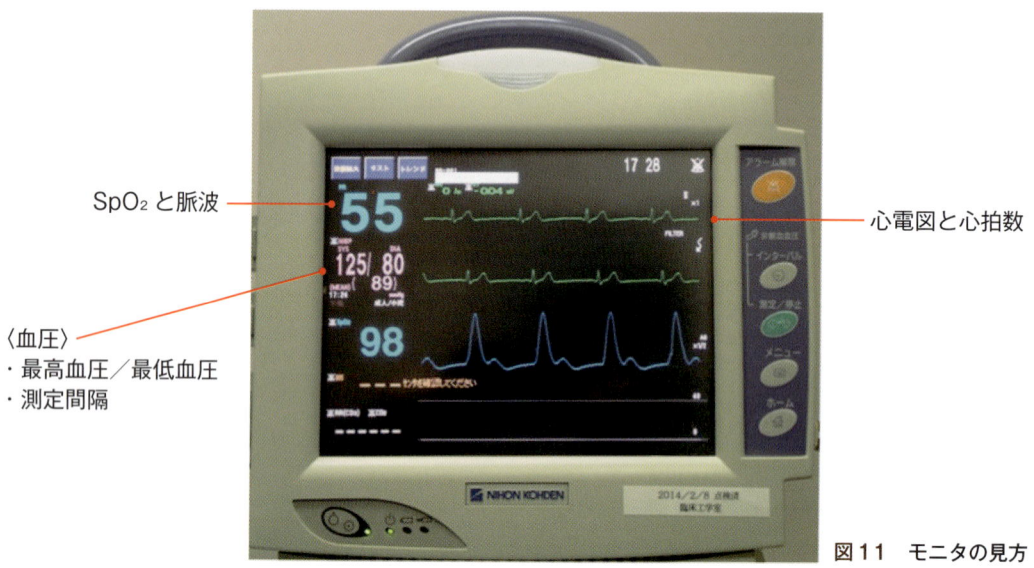

- SpO₂と脈波
- 〈血圧〉
  ・最高血圧／最低血圧
  ・測定間隔
- 心電図と心拍数

図11　モニタの見方

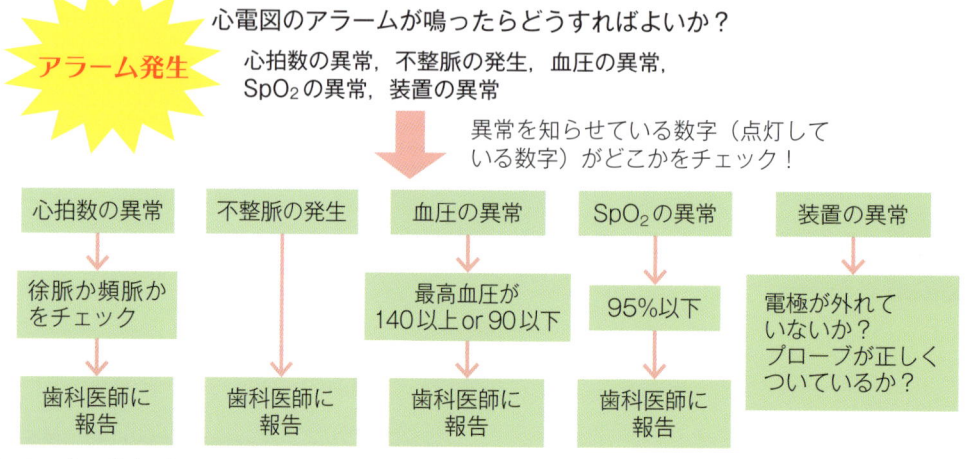

アラーム発生

心電図のアラームが鳴ったらどうすればよいか？
心拍数の異常，不整脈の発生，血圧の異常，SpO₂の異常，装置の異常

↓ 異常を知らせている数字（点灯している数字）がどこかをチェック！

心拍数の異常	不整脈の発生	血圧の異常	SpO₂の異常	装置の異常
徐脈か頻脈かをチェック		最高血圧が140以上 or 90以下	95%以下	電極が外れていないか？プローブが正しくついているか？
歯科医師に報告	歯科医師に報告	歯科医師に報告	歯科医師に報告	

図12　モニタのポイント
モニタ装着時にアラームが鳴った場合は，まず患者さんが安全かを確認する．画面を見て，点灯し異常を知らせている数字を確認し，早急に歯科医師に報告する

事例紹介

ケース1「スケーリング時に意識が喪失した症例」

症例：26歳，女性

既往歴：糖尿病，喘息，解離性障害

経過：歯科衛生士がスケーリングを行っており，開口指示などには問題なく従っていたが，終了時に声をかけると返答がなく，目線が合わなかった．ただちに歯科医師に報告し，モニタ装着，血糖値の測定を行った．バイタルサイン，血糖値ともに異常はなかったが，コミュニケーションがとれない状態が継続したため，医科の主治医に連絡した．解離性障害*の発作が疑われ，声かけや刺激を与えて約10分後に意識が回復した．

POINT!!
- 歯科衛生士がスケーリングなどの処置を行う際，歯科医師が近くにいなかったり，治療に集中していることも少なくない．歯科衛生士が患者さんの異変に気づくよう観察することは重要である．
- このような患者さんの処置時に，モニタを装着していれば，バイタルサインの確認ができる

*解離性障害：心的外傷への自己防衛として，自己同一性を失う神経症の一種．自分が誰か理解不能であったり，複数の自己をもったりする

ケース2「モニタから不整脈がみられ抜歯を中止した症例」

症例：91歳，女性

既往歴：高血圧，心肥大

経過：筋力の低下のため車椅子で来院され，抜歯を予定しモニタを装着した．入室血圧値110/60mmHg，脈拍90回/分であり，心室性不整脈を1分間に30回認めた．自覚症状はなかったが，抜歯を中止し内科の受診を勧めた．

POINT!! リスクの高い患者さんの診療時は，血圧・脈拍・心電図のモニタリングをするのが基本的な考え方である．モニタを装着することにより外見上からは確認できない危険因子がみつかる場合がある．

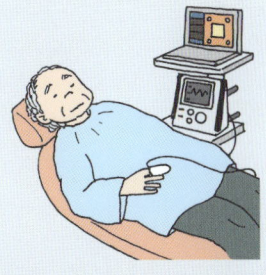

（河合峰雄，橋本　香，吉崎智子，豊島美香）

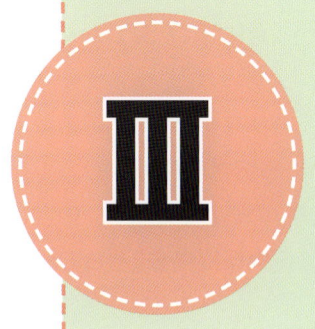

診療情報提供書で知る
患者さんのさまざまな情報

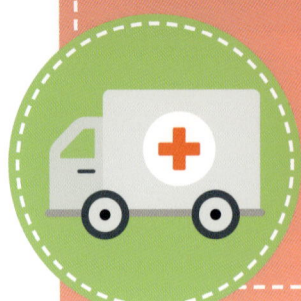

診療情報提供書の読み方を知ろう

　東京歯科大学市川総合病院歯科口腔外科では，1年間に初診で来院した患者さんの65％が65歳以上の高齢者であり，療養型施設や介護施設に入所しながら外来を受診している方もいらっしゃいました．また，年齢を問わず歯科治療上で問題となる高血圧，心臓病，糖尿病などの医学的問題点を有していた患者さんは75％にも及びました．歯科を受診する高齢者の87.5％は何らかの既往歴を有し，その55％は循環器疾患であったという報告もあります．このような患者さんに安全で良質な歯科医療を提供するには，まず問題となる疾患の病態を把握する必要があります．

　また，糖尿病による歯周炎の進行，服用薬剤による顎骨壊死・口腔乾燥・歯肉の腫脹など，全身的な問題点から口腔に症状を認める場合など歯科単独では解決できない病態を有している患者さんもいます．このようなケースでは必要な情報を主治医から得るために「照会状」により主治医へ患者さんの病状を問い合わせることになります．それに対する主治医からの回答が**「診療情報提供書」**です．

「照会状」と「診療情報提供書」

　一般に「照会状」とは取引等の疑問点や不明点などを取引先などに対して問い合わせるもので，質問状と同じ意味です．医療における**「照会状」**は医師・歯科医師等が患者さんの病状や治療内容をほかの医師・歯科医師等に問い合わせて回答を求める文書であり，どのような内容を知りたいかを明確かつ具体的に記載しなくてはなりません（図1）．

　照会状により問い合わせを受けた内科等の主治医は，多忙をきわめる日常診療の中でカルテ，検査データ，くすりの処方を確認し，内容をまとめて回答を「診療情報提供書」として記載します．

診療情報提供書を読み取ろう！（図2）

　以下のような患者さんが来院し，担当の歯科医師は内科の医師に照会状を出しました．

患　者：67歳　男性
主　訴：7̄6̄部歯肉の腫脹
現病歴：3年前から7̄6̄の動揺をきたし，歯の間に食渣が停滞して1年前から同部の歯肉に腫脹をきたすようになった．現在咬合痛がある
現　症：168cm，58kg
　　　　血圧165/92mmHg
既往歴：50歳時から糖尿病にかかり，血糖降下薬を服用中．62歳時から心房細動により血圧降下薬と抗凝固薬（抗血栓薬）を服用している
処置方針：全顎のスケーリング，右下7̄6̄の抜歯

　この患者は独歩で来院し，ADL（Activities of Daily Living：日常生活活動）は良好ですが血圧はやや高めで糖尿病，心房細動の既往があり，血糖降下薬と抗凝固薬を服用しています．したがって，血圧のコントロール，止血処置，

図1 照会状の実際とポイント

2015年8月3日

医歯薬総合病院 内科
　〇山　聡 先生
　　　　　御侍史

〒〇〇〇-×××
東京都文京区本駒込1489
駒込ホワイト歯科医院
一戸　〇子

患者氏名：〇〇××
住所：東京都中野区〇〇1-4-89
生年月日：1948年5月18日
年齢：67歳

[*1] 傷病名：下顎右側第1大臼歯　辺縁性歯周炎

前略

　突然のお手紙で失礼致します．
　上記疾患のため，[*2] 当科において局所麻酔下に抜歯を行う予定です．また，感染予防のため抗生剤の術前投与（アモキシシリン250mg，処置2時間前の内服）も行う予定でおります．
　患者様より貴院にて高血圧症，心房細動，糖尿病でご加療中と伺いました．つきましては，[*3] 貴科的病名，現在の病態，検査データ（特にHbA1c，凝固関連試験），投薬内容，ならびに当科施術上の諸注意等ございましたらご教示いただければ幸いです．
　なお，抗凝固薬内服中の場合はガイドラインに従い，治療域のコントロール下であれば休薬せず抜歯を行い，局所止血で対応する予定です．
　お忙しいところ恐れ入りますが，何卒宜しくお願い申し上げます．

早々

[*1] 当科の病名を記入する

[*2] 当科での処置方針を記入する．それにより，不都合がある場合には的確に指摘される

[*3] ほしい情報を具体的に記入する

図2 診療情報提供書の実際とポイント

2015年8月25日

駒込ホワイト歯科医院
　　一戸　○子 先生
　　　　　　御侍史

〒○○○-×××
東京都文京区△△町123
医歯薬総合病院
内科　○山　聡　㊞

前略

　お問い合わせいただきました患者：○○×× 様（1948年5月18日生）につきまして回答申し上げます.
　当科では現在，*¹高血圧症，心房細動，糖尿病にて投薬加療中で，以下を処方しております.
　血圧は*²130～135/75～80 mmHgで安定しています．糖尿病については食事療法とともに血糖降下薬を処方し，4月20日現在で空腹時血糖*³109mg/dl, HbA₁c5.4%とコントロールは良好です．心房細動については血栓防止のためワーファリンを投与しPT-INR値は2.2で安定しています．
　観血処置はワーファリンの継続下でお願いいたします．糖尿病のため術後の感染予防にご留意ください．
　不明な点がございましたら電話でお問い合わせください．ご加療のほど，よろしくお願いいたします．

Rp.）

1. ノルバスク錠（5mg）　　1T　　　分1 朝食後
2. ワーファリン錠（1mg）　2T　　　分1 朝食後
3. ベイスン錠（0.2mg）　　0.6mg　 分3 毎食直前
4. ムコスタ錠（100mg）　　3T　　　分3 毎食前

早々

*¹ 聴取した既往歴と合致しているか，聞いていなかった病名がないか確認する

*² 処置時にはこの値を基準にしてコントロール．来院時には毎回測定することが望ましい

*³ HbA₁c5.8%以下であれば歯科の一般的な観血処置は可能である

*⁴ すでにすでに処方されている薬の効能はもちろん，これから処方する抗菌薬，鎮痛薬などで相乗作用，拮抗作用がないかを確認する．
血糖降下薬であるベイスンを服用しているため，低血糖に注意する必要がある．食事の時間帯にアポイントを重ねない

感染予防，処置の時間帯に考慮する必要があります．

歯科衛生士と診療情報提供書のかかわり

先ほどの患者さんの問い合わせには**図2**のような診療情報提供書が戻ってくることが一般的です．この内容をもとに担当する歯科医師は自院内で安全に行うことができる治療内容を考慮した治療計画を立てます．本症例では，高血圧，糖尿病，抗凝固薬の服用などが，いずれも歯科衛生士が担当する歯周病の管理やスケーリングなどにおいて考慮が必要な事象です．

歯周病は糖尿病の第6の合併症状にあげられています．糖尿病の進行により歯周病も進行し，また歯周病による血液中のインターロイキンの増加はインスリンの感受性を低下させ糖尿病を悪化させます．したがって，患者さんにとって歯周病のコントロールはとても重要な事柄です．深部のスケーリングは出血を伴いますが，抗凝固薬を服用しているために止血しにくい状況にありますので，歯科医師と十分に相談して部位を限定して行う必要があります．

さらに，この患者さんは血糖降下薬を毎食前に服用しています．たとえば午前11時半に予約を入れて長い治療を行うと，朝に服用した血糖降下薬により血糖値が降下しているうえに，昼食が遅れてさらに血糖値が下がり低血糖を発症する心配があります．血糖降下薬を使用している患者さんの治療は食事の後，または次の食事に影響が出ない時間帯に行うべきです．

歯科衛生士が高齢者の口腔の管理を行う機会が多くなりつつあるいま，基本的な医学知識を増やし，自分たちが行う口腔衛生指導と処置にその知識を反映させなければならない時代になったのです．

（片倉　朗）

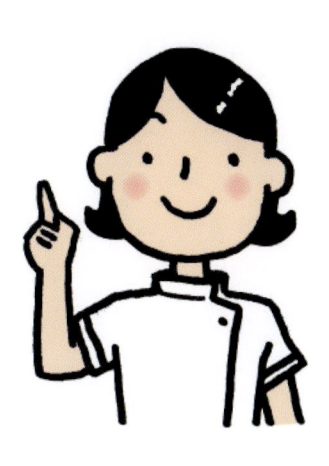

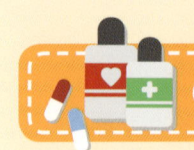

Column 診療情報提供書と照会状の上手な活用〜歯科衛生士の立場から

診療情報提供書は情報の宝庫

　患者さんが持参される診療情報提供書からは，病名（主訴）や紹介目的だけでなく，さまざまな医療情報を得ることができます．それは，あなたがかかわるまでに患者さんが診療を受けていたかかりつけ医院や病院における医療情報です．多くの患者さんは，何らかの疾患を抱えながら生活しています．それだけではなく，内科や外科，整形外科，泌尿器科，眼科など他科にわたって併診していることも少なくありません．患者さんは，いくつかの診療科を経て，歯科を受診する場合もあります．また，病院と診療所の役割分担が明確になってきているため，歯科・口腔外科の病院で受けていた医療情報が書かれていることもあります．問診票と照らし合わせながら，患者さんにその詳細を伺うとよいでしょう．

データを読み解く力をつけよう！

　診療情報提供書や問診票をもとに，患者さんからお話を伺っても，病状が判断できない場合は，歯科医師とともに患者さんの病状について主治医に照会するとよいでしょう．歯科処置による内科的な疾患への影響，治療内容によって歯科処置時にどのような問題が起こるのか，歯科における対策と主治医に協力してもらえる事項など，要点を明確にして書面で尋ねると具体的な返書がもらえるでしょう．

　照会状を記載する際，歯科の専門用語や略語は，他科の医師，医療従事者には理解されないことが多いため，医療用語を理解したうえでの作成が必要になります．診療の現場なら，まずかかりつけの歯科医師に相談してみるとよいでしょう．特に，観血処置には注意が必要です．SRPは観血処置であることを認識し，診療情報提供書の内容を確認したうえで，細心の注意を払って行いましょう．

　近年，歯科医院に来院する患者さんのなかにも，健康診断の結果やおくすり手帳などを持参される方が増えています．また，施設では，必ず入所者の健康状態の管理記録があります．歯科衛生士には，"患者さんが持参する健診データを読み解く"能力が要求されます．診療情報提供書から得られたデータから，異常値を読み取り，どのような疾患，病態であるかを理解し，対応方法を考えてみましょう．

　書面から患者さんの状態を把握することは大切ですが，患者さんの状態は日々変化しています．診療ごとに，患者さんの健康状態を確認するのはもちろんのこと，在宅訪問や他科で入院中の患者さんの口腔ケアを行う場合も，患者さんにかかわっている他職種とコミュニケーションをはかり情報を得ます．ときには患者さんの直前のバイタルサインを確認することも重要です．そうすることが，医療事故を未然に防ぐとともに，よりよい専門的口腔ケアを提供するための基本となります．

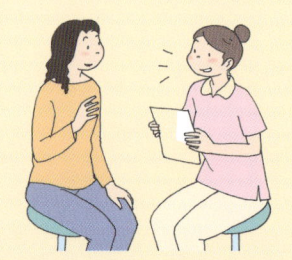

（藤平弘子）

IV

病気別・くすりと歯科診療上の注意点

循環器疾患 1

高血圧症

高血圧とは？

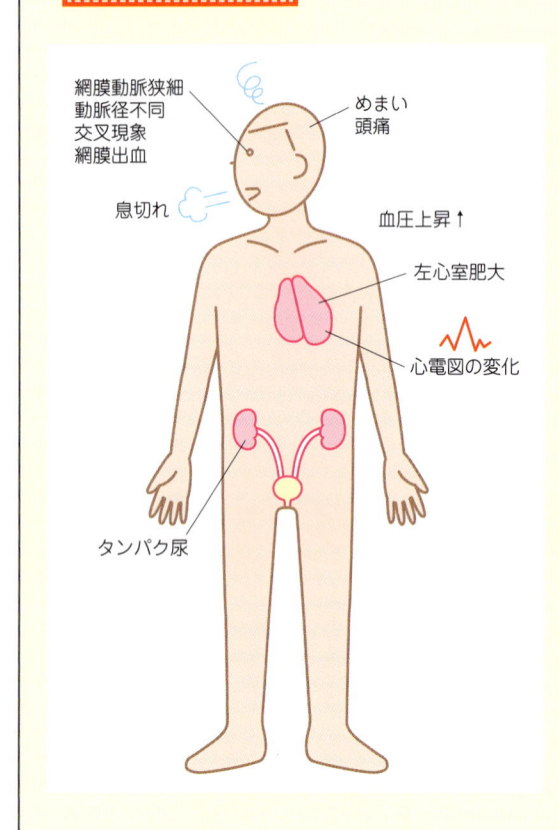

網膜動脈狭細
動脈径不同
交叉現象
網膜出血

めまい
頭痛

息切れ

血圧上昇↑

左心室肥大

心電図の変化

タンパク尿

　「**高血圧**」とは，最高（収縮期）血圧が140mmHg以上，または最低（拡張期）血圧が90mmHg以上，あるいはその両方を超えている状態をいいます（**図1**）．原因が明確でない**本態性高血圧症**と，腎臓疾患や内分泌疾患など明確な原因が存在する**二次性高血圧症**があり，前者が全体の90％を占めますが，若年者では後者が多くみられます．
　高血圧の状態が長く続くと細動脈の硬化が起こり，さらに血圧が上昇するという悪循環を繰り返していきます．高い圧で血液を拍出しているため，心臓の左心室に負荷がかかって左心室肥大になり，心悸亢進や息切れが起こります．
　細動脈の硬化は，頭痛，めまい，耳鳴り，悪心，意識障害などの症状を起こし，それと並行して心臓の冠状動脈の硬化，腎動脈の硬化，網膜動脈の硬化を引き起こします．つまり，高血圧症の進行により，脳，心臓，腎臓など，多くの臓器の合併症を起こすことになるのです．

● **よく使われるくすり**

①**カルシウム拮抗薬**（アムロジピンベシル酸塩/ノルバスク，アムロジン，ニカルジピン塩酸塩/ペルジピン，ニフェジピン/アダラート，マニジピン塩酸塩/カルスロット，ジルチアゼム塩酸塩/ヘルベッサー）：動脈壁の細胞へのカルシウム流入を妨げ，血管を拡張させることにより血圧を低下させます．

②**アンジオテンシンⅡ受容体拮抗薬**（ロサルタンカリウム/ニューロタン，カンデサルタンシレキセチル/ブロプレス，バルサルタン/ディオバン，オルメサルタンメドキソミル/オルメテック）：血管収縮を起こすホルモンであるアンジオテンシンⅡと拮抗することによって，血圧を下げます．

図　高血圧の基準（日本高血圧学会，2014[1]）
高血圧：最高血圧140mmHg以上かつ／または最低血圧90mmHg
正常域血圧：最高血圧140mmHg未満かつ最低血圧90mmHg未満

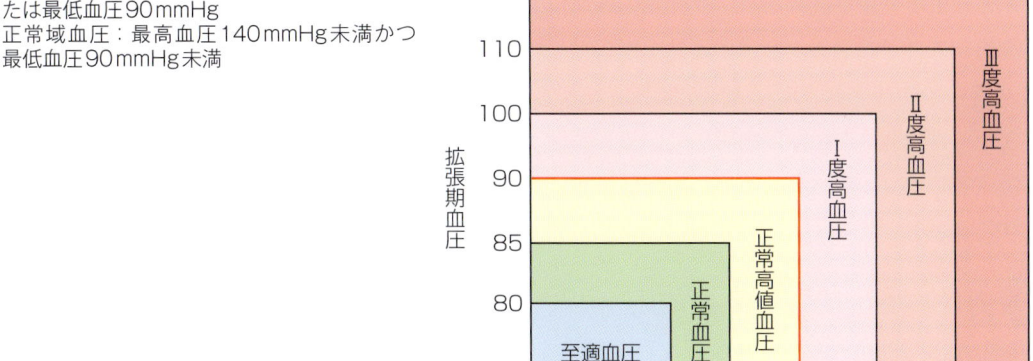

③アンジオテンシン変換酵素（ACE）阻害薬（カプトプリル／カプトリル，エナラプリルマレイン酸塩／レニベース，リシノプリル水和物／ロンゲス）：血管収縮を起こすホルモンであるアンジオテンシンⅡの量を減少させて血圧を下げます．

④利尿薬（トリクロルメチアジド／フルイトラン，フロセミド／ラシックス）：循環血液量を減少させることにより，血圧を低下させます．

⑤β受容体遮断薬（アテノロール／テノーミン，アセブトロール塩酸塩／アセタノール，プロプラノロール塩酸塩／インデラル，カルテオロール塩酸塩／ミケラン）：心臓の収縮力を低下させ，血圧を低下させます．

⑥α受容体遮断薬（ドキサゾシンメシル酸塩／カルデナリン）：血管への交感神経の働き（α作用）を抑制して血管を拡張させることにより，血圧を低下させます．

⑦中枢性交感神経抑制薬（メチルドパ水和物／アルドメット）：交感神経を抑制して血管を拡張させ，血圧を低下させます．

くすりの副作用

　カルシウム拮抗薬では，動悸，立ちくらみ，顔面潮紅，頭痛，足首のむくみなどを起こすことがあり，口腔内の副作用としては，歯肉増殖があります．

　アンジオテンシンⅡ受容体拮抗薬では，糖尿病患者さんで低血糖を起こすことがあります．α受容体遮断薬では，不整脈，失神，めまい，頭痛，動悸，肝機能異常を起こすことがあります．

　アンジオテンシン変換酵素（ACE）阻害薬では，空咳を頻発することがあります．

　利尿薬を内服している患者さんでは，低カリウム血症を起こすことがあります．予防のため，カリウム薬が補充されていることもありますが，カリウム保持性利尿薬が使用されている場合もあります．

　中枢性交感神経抑制薬では，めまい，立ちくらみ，眠気，食欲不振を起こすことがあります．

くすりの相互作用

　β受容体遮断薬を長期間服用している患者さ

んにアドレナリンを投与すると，アドレナリンのβ刺激による効果が弱められ，α作用のみが強く現れます．その結果，全身の細動脈が収縮して，著しい血圧上昇を起こすことがあります．また，α受容体遮断薬を内服している患者さんにアドレナリンを投与すると，血圧低下を起こすことがあります．

歯科診療上の注意点と対応

① ストレスの軽減

歯科処置中の痛み（肉体的・身体的ストレス）あるいは不安や恐怖（精神的ストレス）は，血液中のアドレナリン，ノルアドレナリン（内因性カテコールアミン）濃度を上昇させ，血圧を上昇させます．処置中に痛みを与えないように配慮することは当然ですが，何より，不安や恐怖心を与えないように，歯科医師や歯科衛生士の態度，診療室の雰囲気，治療器具の扱い方やその音などに対しても配慮する必要があります．精神的ストレスを軽減させるために，静脈内鎮静法や吸入鎮静法を用いることもあります．

② 局所麻酔薬に使用されているアドレナリンの使用量の制限

歯科治療で一番使用頻度の高い局所麻酔薬はリドカインですが，確実な麻酔効果と持続時間の延長のために，血管収縮薬であるアドレナリンが添加されています．口腔内に注射された局所麻酔薬は，徐々に血管内に吸収されていきますが，このときに局所麻酔薬に添加されているアドレナリンもいっしょに血管内に吸収され（外因性カテコールアミン），内因性カテコールアミンと同じように血圧を上昇させることになります．つまり，高血圧症の患者さんでは，血中の内因性および外因性カテコールアミン濃度をできるだけ上げないように管理しなければなりません．そのため，局所麻酔薬に添加されているアドレナリンの使用量を制限する必要も出てきます[2]（**表1**）．

アドレナリンの使用量を制限する方法として，1/8万アドレナリン添加2％リドカインをアドレナリン無添加の2％リドカインで倍に希釈して使用する方法も勧められます．一歯単位の治療では，歯根膜内麻酔の応用も局所麻酔薬の使用量を減量できるので，アドレナリンの使用量を制限する方法として有効です．また，リドカイン以外にも歯科用の局所麻酔薬は市販されているため（**表2**），症例によって使い分けることも可能です．血管収縮薬が添加されていない局所麻酔薬（メピバカイン）もあり，前歯部など処置時間の比較的短い症例には有効です．

表1　WHOによる高血圧症の病期分類とアドレナリンの適応

	高血圧症の病期分類	アドレナリン使用量
第1病期	臓器障害の他覚的徴候が明らかでない	
第2病期	以下の臓器疾患のうち少なくとも1つが認められる ・理学的所見，胸部X線，心電図，心エコーなどによる左室肥大 ・網膜の動脈のび慢性および局所性狭窄 ・タンパク尿の存在または血漿クレアチニン濃度の軽度上昇	45μgまで （1/8万アドレナリン添加局所麻酔薬1.8mLカートリッジ2本）
第3病期	高血圧による諸臓器の障害の結果，以下の徴候が出現 ・心臓：左心不全 ・脳：大脳，小脳，または脳幹部の出血，高血圧性脳症 ・眼底：網膜の出血と滲出性病変	22.5μgまで （1/8万アドレナリン添加局所麻酔薬1.8mLカートリッジ1本）

表2　歯科用局所麻酔薬（注射用）

商品名	局所麻酔薬	血管収縮薬	包装
歯科用キシロカインカートリッジ	2％リドカイン	1/8万アドレナリン*	1.8mLカートリッジ
オーラ注歯科用カートリッジ	2％リドカイン	0.025mg/mLアドレナリン酒石酸水素塩	1mL, 1.8mLカートリッジ
キシレステシンAカートリッジ	2％リドカイン	1/8万アドレナリン	1.8mLカートリッジ
歯科用シタネスト-オクタプレシンカードリッジ	3％プロピトカイン	0.03単位フェリプレシン	1.8mLカートリッジ
スキャンドネストカートリッジ	3％メピバカイン	なし	1.8mLカートリッジ

＊1/8万アドレナリン添加2％リドカイン1mLには，12.5μgのアドレナリンが添加されている．アドレナリンにはα，β受容体を刺激する作用がある

③モニタリング

　高血圧症の患者さんでは，歯科処置中の血圧のモニタリングが必要です．血圧は日によって変動しますので，可能であれば毎回測定するようにします．また処置前に測定しても，その値がそのまま持続するとは限りませんので，処置中も2.5〜5分おきに測定を繰り返すことによって，早い時期に異常を察知し，迅速な対応ができるようにします．もし歯科治療前に，最高血圧が180mmHg以上または最低血圧が110mmHg以上あるとき，あるいは頭痛や頭重感などの循環器症状を自覚しているときは，当日の処置は延期するようにします．また，処置中にそのような状態になったときは処置を中断し，原因の除去に努めます．高血圧症の重症度によっては，血圧計以外に心電図などのモニターも必要になります．

④カルシウム拮抗薬と口腔内の管理

　血圧降下薬としてカルシウム拮抗薬を内服している患者さんでは，歯肉増殖を起こすことがあるのでブラッシングにより予防するように指導します．

⑤血圧降下薬と起立生低血圧

　起立性低血圧とは，立ち上がったとき，重力により下半身の静脈に血液が溜まり，それによって相対的な循環血液量が減少して低血圧を起こすことをいいます．その結果，脳への血液が減少し，めまいやふらつき，失神を起こします．血圧降下薬として使用される利尿薬は，循環血液量の減少から起立性低血圧を起こすことがあります．

　一方，カルシウム拮抗薬，アンジオテンシン変換酵素阻害薬，アンジオテンシンⅡ受容体拮抗薬などの血管を拡張させる作用のある薬物も，相対的な循環血液量の減少を起こし，起立性低血圧を起こす可能性があります．また，通常は体位変換などで血圧が低下したとき，自律神経反射により血圧はすみやかに正常な状態に回復しますが，α受容体遮断薬のように，自律神経の反射機構に影響を与える薬剤を内服している場合は，この反射機構が働かずに回復しにくいこともあります．

　このように，血圧降下薬を内服している患者さんでは，デンタルチェアの背板を急に起こしたり，急に立ち上がったりすると低血圧を起こす可能性があるので注意が必要です．

（櫻井　学）

循環器疾患 2 虚血性心疾患

虚血性心疾患とは？

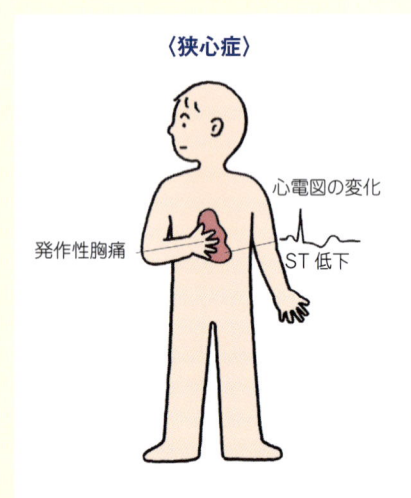

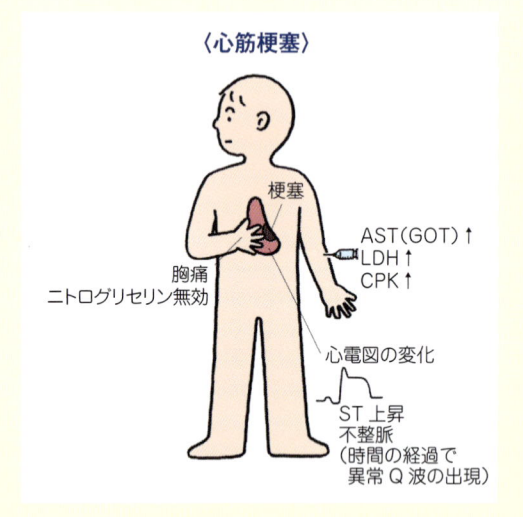

〈狭心症〉
- 発作性胸痛
- 心電図の変化
- ST低下

〈心筋梗塞〉
- 梗塞
- 胸痛
- ニトログリセリン無効
- AST(GOT)↑
- LDH↑
- CPK↑
- 心電図の変化
- ST上昇
- 不整脈（時間の経過で異常Q波の出現）

「**虚血性心疾患**」とは，心臓の筋肉（心筋）に血液を供給する冠状動脈が狭窄，攣縮，閉塞することにより，末梢へ送る血流が不足して心筋が酸素不足に陥った状態です．

一過性の心筋虚血に陥っている**狭心症**と，心筋虚血が一定時間持続した結果，心筋細胞が壊死に陥った**心筋梗塞**とに分けられ，いずれも急性に起こると胸痛を訴えます．

■ 狭心症

頻脈や血圧上昇により，心筋の酸素消費量が増加して供給量を上回ることによって発作が起こる**労作性狭心症**と，心筋の酸素消費量が増加しなくても発作が起こる**安静狭心症**とに分類されます．

経過で分類すると，発作の原因，頻度，持続時間などに変化のみられない**安定狭心症**と，発作の増悪が認められて心筋梗塞へ移行する可能性の高い**不安定狭心症**とに分けられます．

おもな症状は胸痛で，胸骨の裏や左胸を中心に，左側の腕，頸部，下顎部に放散することもあります．また，胸痛の持続時間は5分程度で，労作性狭心症では心電図でSTの低下がみられます（図2）が，安静にすることや，酸素投与を行ったり，冠状動脈を拡張させる作用のあるニトログリセリンを舌下投与することによって症状が改善します．

■ 心筋梗塞

冠状動脈の閉塞や高度の狭窄によって心筋虚血が一定時間持続した結果，心筋が壊死に陥ったもので，発作は数時間持続し，ニトログリセリンの投与も無効で，心電図上では，発作時から発作数日後までST上昇がみられます（図3）．

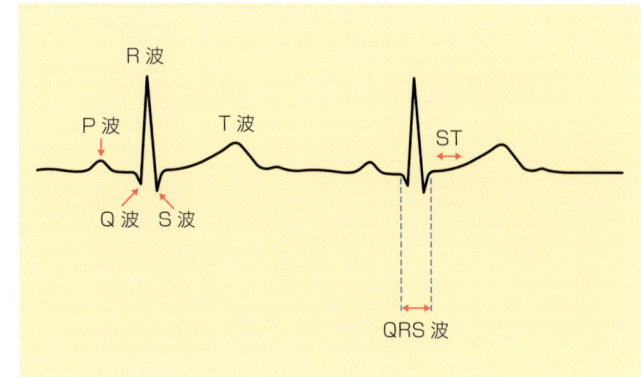

図1　心電図の基本波形
P波：心房の興奮（脱分極）
QRS波：心室の興奮（脱分極）
T波：心室の再分極
ST：QRS波後でT波の立ち上がりまでを指し，心筋の虚血を反映する部分

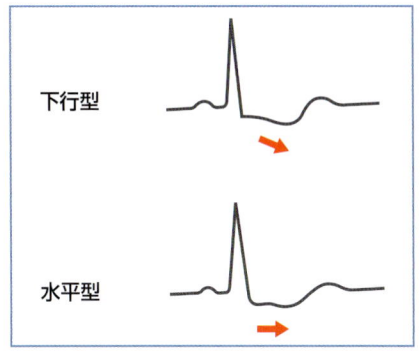

図2　狭心症の心電図
下行型および水平型のST低下は心筋虚血としての病的意義が高い

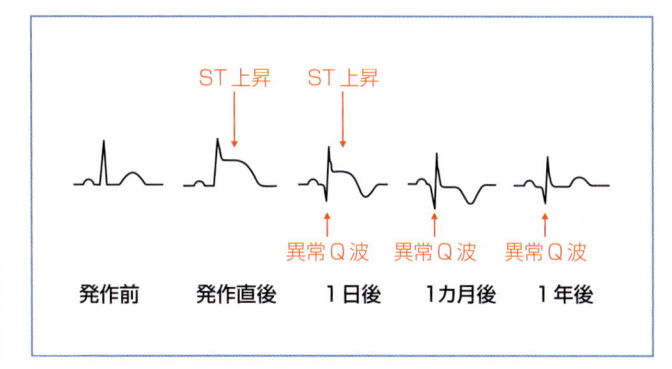

図3　心電図の経時的変化（心筋梗塞）

よく使われるくすり

①**硝酸薬**（亜硝酸アミル，ニトログリセリン/ニトロペン，硝酸イソソルビド/ニトロール）：冠状動脈を拡張し心筋への酸素の供給量を増加させたり，静脈系や末梢動脈の拡張を起こして心筋の酸素の消費量を減少させます．舌下錠，スプレー，皮膚貼付，吸入などの剤形があり，狭心症の発作時にも使用されます．

②**β受容体遮断薬**（アテノロール/テノーミン，アセブトロール塩酸塩/アセタノール，カルテオロール塩酸塩/ミケラン，アルプレノロール塩酸塩/スカジロール）：心臓の仕事量を減らして心筋の酸素消費量を減少させることにより，症状が改善されます．

③**カルシウム拮抗薬**（ベラパミル塩酸塩/ワソラン，アムロジピンベシル酸塩/ノルバスク，アムロジン，ニフェジピン/アダラート，ジルチアゼム塩酸塩/ヘルベッサー）：カルシウム拮抗薬のなかでも，心拍数の減少作用があるものがおもに使用されます．それ以外に，冠状動脈を拡張して，心筋への酸素供給量を増加すると同時に，血管拡張によって血圧を低下させることにより，心筋の酸素の消費量を軽減させる作用があるものもあります．

④**抗血栓薬**：抗血小板薬（チクロピジン塩酸塩/パナルジン，アスピリン/バファリン，バイアスピリン，クロピドグレル硫酸塩/プラビックス）と抗凝固薬（ワルファリンカリウム/ワーファリン，ダビガトランエテキシラートメタンスルホン酸塩/プラザキサ）に分かれます．血小板凝集を抑制したり血液を固まりにくくして

表 New York Heart Association (NYHA) による心機能分類と使用するモニターおよびアドレナリンの適用（文献1）より改変）

	NYHAの分類	使用するモニタ	アドレナリン使用量
Ⅰ度	日常生活の身体活動では疲れ，動悸，息切れ，狭心痛が起こらないもの	血圧計（心電図，パルスオキシメータ）	45μgまで（1/8万アドレナリン添加局所麻酔薬1.8mLカートリッジ2本）
Ⅱ度	安静にしていれば症状はないが，普通の身体活動程度でも疲れ，動悸，息切れ，狭心痛を起こすもの	血圧計，心電図，パルスオキシメータ	45μgまで（1/8万アドレナリン添加局所麻酔薬1.8mLカートリッジ2本）
Ⅲ度	安静時には症状はないが，普通の身体活動以下でも疲れ，動悸，息切れ，狭心痛を起こすもの	血圧計，心電図，パルスオキシメータ	22.5μgまで（1/8万アドレナリン添加局所麻酔薬1.8mLカートリッジ1本）
Ⅳ度	安静にしていても心不全の症状や狭心痛があるもの	歯科処置の適応外	

注：β遮断薬内服患者では，アドレナリンの使用量は22.5μgまで

心臓の冠状動脈の閉塞を予防します．

● くすりの副作用

硝酸薬では，血圧低下，紅潮，頭痛，動悸などがみられることがあります．

β受容体遮断薬では，徐脈，傾眠，末梢の冷汗，喘息の悪化などがあります．

カルシウム拮抗薬の副作用としては，動悸，立ちくらみ，顔面紅潮，頭痛，足首のむくみなどを起こすことがあります．口腔内の副作用としては，歯肉増殖があります．

抗血栓薬を投与されている患者さんでは，観血処置時に止血が困難となることがあります．

● くすりの相互作用

非ステロイド性抗炎症薬（NSAIDs）はニトログリセリンの作用を減弱させ，抗血小板薬と抗凝固薬の作用を増強させるおそれがあります．アドレナリンが添加されている局所麻酔薬を使用すると，β受容体遮断薬を長期間服用している患者さんでは血圧が著しく上昇することがあります．

歯科診療上の注意点と対応

①重症度の評価

必要があれば内科の主治医に対診して，投薬内容，発作の時期と程度，心臓に対する手術歴，検査データを確認して，虚血性心疾患の種類および日常生活上の予備力を明らかにします．そのうえで，New York Heart Associationによる心機能分類（**表**）でリスクを判定します．必要に応じ歯科処置中1～2L/分の酸素投与を行い，発作時に備え，患者さんが持参しているくすりも含め，亜硝酸薬などの冠状動脈拡張薬を準備しておきます．

心筋梗塞発症後6カ月以内では，梗塞部位にバイパス血管が形成されていないため再梗塞の危険性が高く，この期間の歯科治療は原則禁忌となります．

②モニタリング

モニタリングは，疾患の重症度，処置内容，管理法によって必要性は異なりますが，血圧，脈拍数，SpO$_2$のモニタリングは基本です．処置内容，疾患の重症度（**表**）など，必要に応じ

て，心電図の連続的監視も行うようにします．脈拍数と最高血圧の積で表すRPP (Rate Pressure Products) は，心筋の酸素消費量の指標となります．虚血性心疾患ではRPP値が12,000を超えると心筋虚血を起こすことがあるので，これを超えないように管理するようにします．心電図の電極は胸部に装着することもあるので，患者さんには装着しやすい服装で来院するように，事前に伝えておくことも必要です．

③血中カテコールアミン濃度上昇の予防

虚血性心疾患患者の歯科処置中の管理では，精神的ストレスと身体的ストレス，すなわち，痛みや不安を与えないように努めます．定期的に口腔診査を行い，早期の治療を行うことによって，痛みや処置時間を短縮させることもストレスの軽減には有効です．

また，局所麻酔薬に添加されているアドレナリンは，麻酔効果を増強し痛みを取り除くことに有効ですが，その一方で，血中にアドレナリンが移行したときには交感神経刺激作用があるため，循環を亢進します．アドレナリンの利点を発揮させて，かつ循環に影響を与えないように使用するのが望ましく，疾患の種類や重症度によってアドレナリンの制限量を変えて使用する必要があります（**表**）[1]．

血管収縮薬として交感神経系を刺激しないフェリプレシンが添加された局所麻酔薬も市販されていますが，フェリプレシンには冠状動脈収縮作用があるため[2]，虚血性心疾患を有する場合の使用には注意が必要です．また注射後，麻酔効果の発現が遅いといった問題もあります．

④抗血栓薬内服患者

抗血栓薬を内服している場合は，止血が困難になることが予想されますが，不用意に抗血栓薬の内服中断の指示を出すべきではありません．内服を継続させたまま，局所的な止血処置（縫合，電気凝固，局所止血薬の使用，保護床による創部の保護など）で対応するようにします．また，観血処置だけではなく，歯肉縁下歯石の除去などによっても止血が困難になる可能性があるので注意が必要です．下歯槽動脈を傷つける可能性のある下顎孔伝達麻酔は原則禁忌となります．

⑤診療中に胸部不快感を訴えたときの対応

・ただちに歯科治療を中止し，楽な体位を取らせます．

・酸素投与を行い，バイタルサインをチェックします．

・歯科医師によるニトログリセリンの投与が行われます．患者さんが舌下錠を持参している場合はそれを使用します．

・改善がみられないときは，医科の主治医へ連絡し，指示を仰いだり，専門医療機関へ連絡をしたりするなどすみやかに対応することが重要です．

（櫻井 学）

循環器疾患 3

心不全

心不全とは？

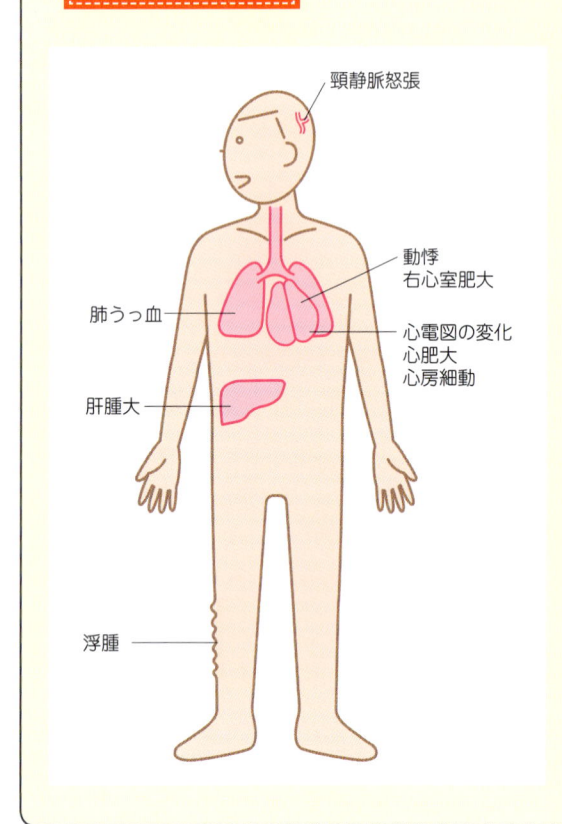

頸静脈怒張
動悸
右心室肥大
肺うっ血
心電図の変化
心肥大
心房細動
肝腫大
浮腫

「**心不全**」は，心臓のポンプ機能が障害されて，全身に十分血液を送り込めなくなった状態であり，心臓弁膜症，高血圧症，心筋梗塞，心筋症などの心疾患や，甲状腺機能亢進症，糖尿病などが進行することで発現します．また，肺炎などの呼吸器系疾患による発熱，頻脈，咳などが心臓への負担となり，誘発されることもあります．

心不全は「左心不全」「右心不全」「両心不全」に分類され，時間経過により「急性心不全」「慢性心不全」に分類されます．

「左心不全」では，肺うっ血を起こし，進行すると肺水腫を招き，起坐呼吸*，血痰などが認められます．

「右心不全」では，下肢の浮腫や頸部静脈の怒張，肝肥大，尿量減少を起こします．

心不全の状態が長期間続くと，深部静脈血栓症を併発したり，心房細動を合併することもあります．

● よく使われるくすり

①アンジオテンシン変換酵素（ACE）阻害薬（カプトリル，エナラプリルマレイン酸塩/レニベース，リシノプリル水和物/ロンゲス），**アンジオテンシンⅡ受容体拮抗薬**（ロサルタンカリウム/ニューロタン，カンデサルタンシレキセチル/ブロプレス，バルサルタン/ディオバン，オルメサルタンメドキソミル/オルメテック）：アルドステロンの分泌を抑制し，水やナトリウムの貯留を防ぎます．また，心肥大や心筋の線維化も抑制します．

②β受容体遮断薬（ビソプロロールフマル酸塩/メインテート，カルベジロール/アーチスト；

---

*起坐呼吸：水平位にすると呼吸困難が強まり，坐位にすると改善する状態．重症の心不全症例や喘息発作時にみられる

αβ受容体遮断薬)：血中のカテコールアミンが増加して，心臓のカテコールアミンに対する反応が低下しているような状態を改善させるために使用されます．

③**利尿薬**（トリクロルメチアジド/フルイトラン，フロセミド/ラシックス）：肺のうっ血に基づく呼吸困難や末梢の浮腫などの軽減のために，尿量を増やす目的で用いられます．

④**強心薬**（ジゴシン，メチルジゴキシン/ラニラピッド，デスラノシド/ジギラノゲン）：心筋の収縮力を高める目的で使用されます．

⑤**抗凝固薬**（ワルファリンカリウム/ワーファリン，ダビガトランエテキシラートメタンスルホン酸塩/プラザキサ）：心収縮力が低下し，心房細動も加わって血液の流れが滞ると，心臓の内部に血液の塊が生ずることがあり，この凝血が遊離して重要臓器に血栓性塞栓を起こすことがあります．また，重症例では，深部静脈血栓や肺塞栓症（p.70参照）を起こすことがあるため，予防のために抗凝固薬が使用されます．

くすりの副作用

利尿薬では低カリウム血症を起こすことがあり，その予防として，カリウム薬を補充したり，カリウム保持性利尿薬を用いることがあります．強心薬の副作用では，ジギタリス中毒（嘔気，嘔吐，著しい徐脈，下痢，めまいなどの症状）があります．
（アンジオテンシン変換酵素阻害薬，アンジオテンシンⅡ受容体拮抗薬，β受容体遮断薬，抗血栓薬の副作用について⇒p.40～「高血圧症」，p.44～「虚血性心疾患」参照）

くすりの相互作用

解熱鎮痛消炎薬はジギタリス製剤の作用を増強することがあります．また，アドレナリン（局所麻酔薬に添加）の使用は不整脈を誘発することがあります．
（β遮断薬，抗血栓薬の相互作用について⇒p.44～「虚血性心疾患」参照）

歯科診療上の注意点と対応

歯科診療中は，ほかの循環器系疾患と同様，脈拍や血圧が変動しないようにするため，身体的ストレス（疼痛）や精神的ストレス（不安，恐怖）を軽減させるようにします．ただし，鎮静薬の過量投与は心収縮力の低下を起こし，心不全を悪化させる可能性があるので，静脈内鎮静法を行うときには注意が必要です．

抗凝固薬を内服している場合は，縫合，電気凝固，局所止血薬の使用，保護床による創部の保護を行うなど，確実な止血処置を行います．下顎孔伝達麻酔は原則禁忌です．

局所麻酔薬に添加されているアドレナリンは，New York Heart Association (NYHA)（p.46，表参照）を基準にして投与量を制限します．NYHAの第Ⅳ度の患者さんが歯科診療所に来院することはないと思われますが，往診先では診察する機会があるかもしれません．起坐呼吸が認められる場合は心不全が進行している状態のため，歯科処置は中止します．また，手足が冷たい，手首などの末梢動脈で脈が触れにくい，下肢の浮腫が認められる，尿量が減少しているなどの症状があるときも，心不全の増悪が考えられるため，歯科処置を行うべきではありません．処置当日の再評価は重要で，患者さんの自覚症状に対しても注意が必要です．

もし，処置中に急激な血圧低下や呼吸困難感が発現したときは，心不全が増悪した可能性があります．患者さんが楽に呼吸できる坐位にして酸素を吸入させ，硝酸薬（ニトログリセリンなど）を投与するとともに，専門医の協力を要請してください．

（櫻井　学）

循環器疾患 4 弁膜症

弁膜症とは？

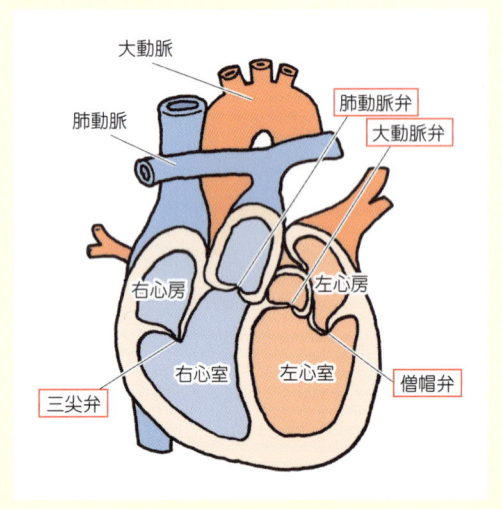

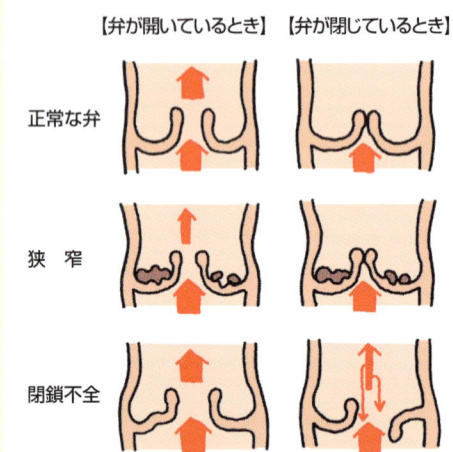

心臓弁膜症サイトHP[1]を参考にイラストを作成

　心臓には「僧帽弁（左心房と左心室の間）」「大動脈弁（左心室と大動脈の間）」「三尖弁（右心房と右心室の間）」「肺動脈弁（右心室と肺動脈の間）」の4つの弁があり，これらの弁に異常をきたした疾患を**心臓弁膜症**とよびます．おもに僧帽弁と大動脈弁にみられ，リウマチ熱に続発することがもっとも多くなります．

　弁膜症には，「狭窄症」と「閉鎖不全症」があり，共通する症状として，呼吸困難，胸痛，易疲労感，不整脈などがあります．心不全症状が悪化している場合は，人工弁置換術が行われることもあります．

■**僧帽弁狭窄症**：僧帽弁の癒着により弁口が十分に開かなくなった状態です．左心房圧の上昇，左心室への血流の減少が起こり，肺うっ血，呼吸困難，喀血などが認められるようになります．

■**僧帽弁閉鎖不全症**：リウマチ熱以外に細菌性心内膜炎，心筋梗塞などによっても起こります．僧帽弁の閉鎖が不完全なために収縮期に左心室から左心房へ逆流している状態で，進行すると労作時の動悸，息切れ，易疲労が認められます．

■**大動脈弁狭窄症**：大動脈弁の変性，癒着により弁口が狭窄して心拍出量が十分に得られないために，労作時に動悸，息切れ，脳の虚血，心虚血をきたすことがあります．また，左心室肥大がみられます．

■**大動脈弁閉鎖不全症**：大動脈弁の閉鎖が不完全なために，拡張期に大動脈より左心室に血液が逆流している状態です．発汗過多や労作時に動悸，息切れ，心虚血をきたすことがあります．

よく使われるくすり

心房細動を併発していれば，β受容体遮断薬（アテノロール/テノーミン，プロプラノロール塩酸塩/インデラル，カルテオロール塩酸塩/ミケラン），カルシウム拮抗薬（ベラパミル塩酸塩/ワソラン，ジルチアゼム塩酸塩/ヘルベッサー），強心薬（ジゴシン，デスラノシド/ジギラノゲン）や抗凝固薬（ワルファリンカリウム/ワーファリン）が使用されます．また，心不全症状があれば，利尿薬（トリクロルメチアジド/フルイトラン，フロセミド/ラシックス），血管拡張薬（ニトロプルシドナトリウム水和物/ニトプロ）やアンジオテンシン変換酵素阻害薬（カプトプリル/カプトリル，エナラプリルマレイン酸塩/レニベース，リシノプリル/ロンゲス）が使用されます．

くすりの副作用および相互作用

⇒p.40〜「高血圧症」，p.44〜「虚血性心疾患」，p.48〜「心不全」参照

歯科診療上の注意点と対応

① 重症度の評価

必要があれば内科主治医に対診して，投薬内容，心臓に対する手術歴，検査データを確認して，弁疾患の種類や重症度を明確にします．軽度の弁膜症で内科でのコントロールが良好な場合は，歯科診療中の問題点は少なくなります．歯科処置中に行うモニタリングは，重症度によって異なります．

⇒p.44〜「虚血性心疾患」参照

② 血中カテコールアミン濃度上昇の予防

ほかの循環器系疾患と同様に，精神的ストレスと肉体的・身体的ストレスの軽減に努めます．また，疾患の重症度によって，局所麻酔薬に添加されているアドレナリン量を制限するように注意します（p.46表参照）．

③ 抗凝固薬を内服している場合

人工弁置換術*を行った場合も含め，心臓弁膜症では，抗凝固薬の内服の中断で致命的な脳梗塞などを招くことがあるので，基本的には抗凝固薬の内服を中断せずに歯科処置を行います．縫合，電気凝固，局所止血薬の使用，保護床による創部の保護を行うなど，確実な止血処置を行うようにします．また，歯石除去においても歯肉出血を起こす可能性があるため，注意が必要です．下顎孔伝達麻酔は原則禁忌となります．

④ 感染性心内膜炎の予防

感染性心内膜炎（p.57〜参照）とは，細菌が心内膜に感染することによって引き起こされる炎症反応で，口腔内常在菌も起因菌となります．特に弁疾患があると，動きの悪い弁に細菌やほかの病原体がついて増殖しやすくなります．歯周ポケット掻爬や歯肉縁下の歯石除去（SRP）も含め，感染巣への処置や観血処置の際は，起因菌が血中へ移行し感染性心内膜炎を起こす危険性が高いので，特に人工弁に置換されている場合には，処置前からの抗菌薬の投与が必須です．また，感染巣を作らないようにするために，ブラッシング指導を行って口腔内を清潔に保つことも重要です．

（櫻井　学）

---

* 人工弁置換術：動きの悪くなった弁を取り除き，代わりに人工弁に置き換える手術のこと．人工弁には生体弁と機械弁があるが，機械弁には血栓が付きやすいため，抗血栓薬の投与が必要になる（ただし生体弁でも，人工弁置換後数カ月は抗凝固薬が投与される）．また，人工弁は感染しやすいため，つねに処置前の抗菌薬の投与を考慮する必要がある

循環器疾患 5　心筋症

心筋症とは？

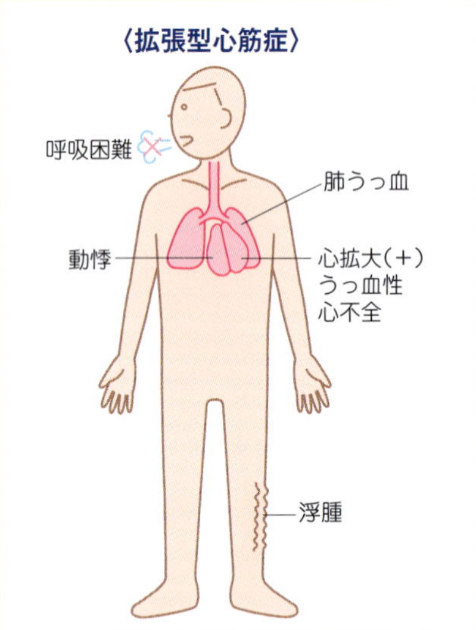

〈拡張型心筋症〉
- 呼吸困難
- 動悸
- 肺うっ血
- 心拡大（＋）うっ血性心不全
- 浮腫

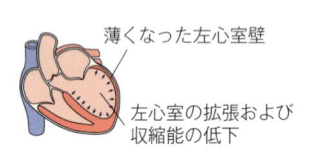

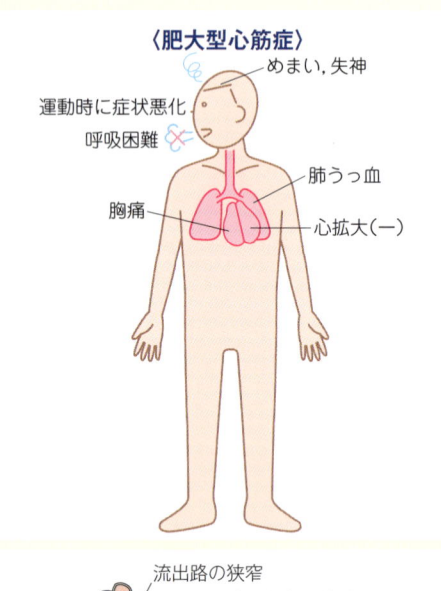

薄くなった左心室壁
左心室の拡張および収縮能の低下

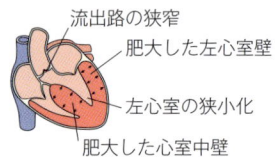

〈肥大型心筋症〉
- めまい，失神
- 運動時に症状悪化
- 呼吸困難
- 胸痛
- 肺うっ血
- 心拡大（－）

流出路の狭窄
肥大した左心室壁
左心室の狭小化
肥大した心室中壁

「心筋症」は"心機能障害を伴う心筋疾患"と定義され，おもなものには拡張型，肥大型，拘束型の3つがあります．

■拡張型心筋症：心室がゴムのように伸びきってしまうために，心臓の収縮力および拡張力が低下し，うっ血性心不全を起こしやすくなります．易疲労感，呼吸困難，静脈うっ血といった症状を呈し，塞栓症を発生しやすくなります．

■肥大型心筋症：心筋（特に心室中隔）が異常に肥大するため心室が狭くなり，心室壁の動きが低下します．左室から血液が出る部分（流出路といいます）が狭くなったものを閉塞性肥大型心筋症といい，運動時などに心筋収縮力が増大すると流出路の狭窄がさらに悪化するため肺うっ血，めまいや失神，狭心痛を起こします．

■拘束型心筋症：心内膜の線維化，アミロイド沈着により心筋が硬化したもので，心室の著しい拡張によって拡張期充満が障害され，心不全を起こします．日本ではきわめてまれとされています．

よく使われるくすり

　肥大型心筋症では，心筋収縮力が増大すると症状が悪化するため，収縮力を減弱させるβ遮断薬やカルシウム拮抗薬が使用されます．

　拡張型心筋症の根本的な治療は心臓移植ですが，左室収縮不全患者の予後改善のため，アンジオテンシン変換酵素阻害薬，アンジオテンシンⅡ受容体拮抗薬，β受容体遮断薬が，うっ血性心不全の予後改善のためにジギタリス製剤が使用されることがあります．

くすりの副作用

　β受容体遮断薬は効果が強すぎると房室ブロック[*1]などの副作用を起こすことがあります．アンジオテンシン変換酵素阻害薬では空咳がみられることがあります．ジギタリス中毒では視覚異常，悪心，嘔吐，下痢，徐脈，意識障害などを起こします．

くすりの相互作用

　β受容体遮断薬とアドレナリンの併用による血圧の異常上昇あるいは徐脈に注意が必要です．
　ジギタリス製剤は抗菌薬のエリスロマイシン，クラリスロマイシン，アジスロマイシン等と併用すると中毒の危険が高くなることに注意が必要です．

歯科診療上の注意点と対応

①主治医への対診
　現在の心機能や服薬状況について対診を行います．

②心予備力の判定
　NYHA分類[*2]で予備力判定を行い，Ⅲ度以上であれば高次医療機関に紹介します．

③処置前の体調確認
　「息がきれる」「だるい」等の訴えがあれば，その日の歯科処置は延期して内科の主治医を受診させます．

④処置中のバイタルサインのモニタリング
　血圧，心電図，動脈血酸素飽和度（SpO_2）をモニタリングします．

⑤肥大型心筋症に対する注意
　心筋収縮力を増大させるアドレナリンは左室流出路の狭窄をさらに悪化させるために，使用を避けます．局所麻酔が必要な症例にはフェリプレシン添加プロピトカインや血管収縮薬無添加のメピバカインを使用します．
　感染性心内膜炎を起こしやすい疾患のため，スケーリングを含めた菌血症を起こす可能性がある処置を行う前にはガイドラインに沿って抗菌薬を予防投与し，清潔な操作を徹底します（p.57「感染性心内膜炎」参照）．

（間宮秀樹）

[*1] 房室ブロック：心房から心室への興奮伝導が障害されるために起こる徐脈性不整脈をいう．
[*2] NYHA（New York Heart Association）分類（以下）：

Ⅰ度：心疾患はあるが身体活動に制限はない	
日常的な身体活動では著しい疲労，動悸，呼吸困難あるいは狭心痛を生じない	
Ⅱ度：軽度の身体活動の制限がある．安静時には無症状	
日常的な身体活動で疲労，動悸，呼吸困難あるいは狭心痛を生じる	
Ⅲ度：高度な身体活動の制限がある．安静時には無症状	
日常的な身体活動以下の労作で疲労，動悸，呼吸困難あるいは狭心痛を生じる	
Ⅳ度：心疾患のためいかなる身体活動も制限される	
心不全症状や狭心痛が安静時にも存在する．わずかな労作でこれらの症状は増悪する	
（付）Ⅱs度：身体活動に軽度制限のある場合	
Ⅱm度：身体活動に中等度制限のある場合	

循環器疾患 6 先天性心疾患

先天性心疾患とは？

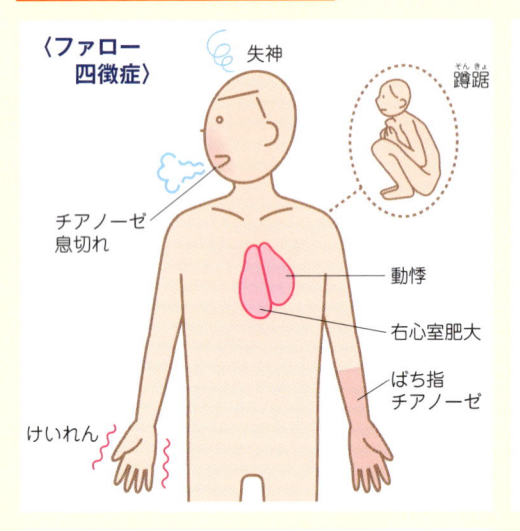

〈ファロー四徴症〉
- 失神
- 蹲踞
- チアノーゼ
- 息切れ
- 動悸
- 右心室肥大
- ばち指
- チアノーゼ
- けいれん

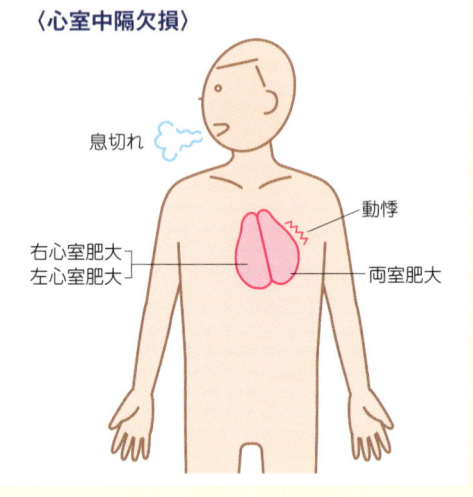

〈心室中隔欠損〉
- 息切れ
- 動悸
- 右心室肥大
- 左心室肥大
- 両室肥大

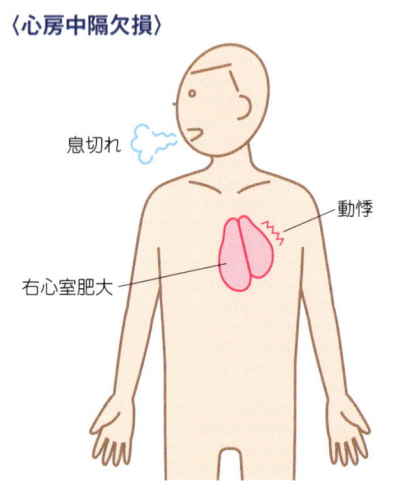

〈心房中隔欠損〉
- 息切れ
- 動悸
- 右心室肥大

「先天性心疾患」とは，生まれつき心臓や大血管に異常がある状態で，全出生児の約1％にみられます．医学の発展により，乳児期を過ぎた先天性心疾患児の90％以上は成人しており，歯科治療を受ける機会が増加しています．先天性心疾患はチアノーゼ発症の有無により「チアノーゼ性（ファロー四徴症など）」と「非チアノーゼ性（心室中隔欠損，心房中隔欠損）」など）に分けられます．ほとんどの先天性心疾患には感染性心内膜炎のリスクがあります．

■ファロー四徴症（TOF：Tetralogy of Fallot）
　肺動脈狭窄，心室中隔欠損，大動脈騎乗，右室肥大の4つの心奇形を伴う複合性心疾患です．肺動脈狭窄により右室に負荷がかかるため，心室の欠損孔を通じて右心室から左心室へ静脈血が流入し（右左シャント[*1]），チアノーゼが発生します（図1）．そのほか，運動時の呼吸困難，動悸，ばち指（図2）などの症状が発現します．無酸素発作を起こすと，患者さん自身が蹲踞[*2]という自衛反応をとります．

■ **心室中隔欠損（VSD：Ventricular Septal Defect）**
　先天性心疾患の中でもっとも頻度が高く（約30％），心室中隔に開存している欠損孔を通じて，左心室から右心室に動脈血が流入します．大きな欠損孔が放置されると右心室の負担が続き，肺血流が上昇して肺高血圧症が起こるとアイゼンメンゲル（アイゼンメンジャー）症候群[*3]となり，チアノーゼが発生するようになります．

■ **心房中隔欠損（ASD：Atrial Septal Defect）**
　全体の約10％を占め，開存している孔を通じて左心房から右心房に動脈血が流入します．乳幼児期にはほとんど症状がないため気づかれないことが多く，思春期以降になって症状がみられることがあります．

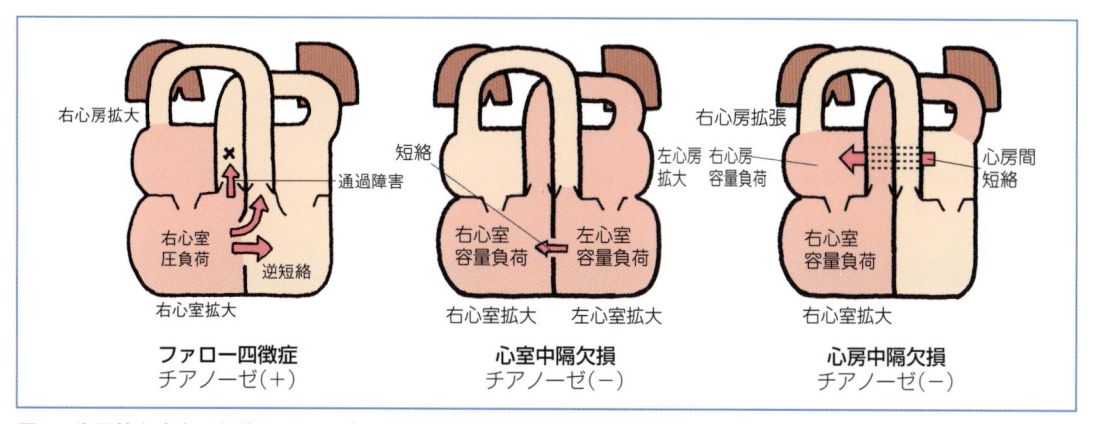

図1　先天性心疾患の心臓のイメージ

ファロー四徴症　チアノーゼ（＋）
心室中隔欠損　チアノーゼ（−）
心房中隔欠損　チアノーゼ（−）

図2　ばち指
正常の場合，爪と爪床の角度は160°程度であるが，ばち指では180°以上となり，200°を越す場合もみられる．先天性心疾患以外に，肺癌，気管支拡張症，肝硬変などでもみられる

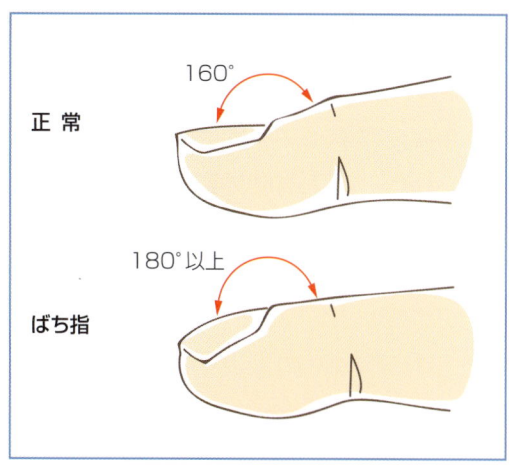

[*1] シャント：血液の短絡路をさす．左右シャントとは動脈系から静脈系への血液の流出をいい，右左シャントはその逆の場合をいう
[*2] 蹲踞（そんきょ）：膝を抱え込む動作により，大腿動脈を駆血して体血管抵抗を高め，同時に静脈還流を減少させることにより肺血流を増加させる防衛反応
[*3] アイゼンメンゲル症候群：シャントによる肺動脈の増加が，不可逆的な肺高血圧をきたした結果，血流が逆転して右左シャントに変化する．これにより静脈血が左心室から全身に循環するためにチアノーゼを発症する

● 治療方法とくすり

①先天性心疾患：基本的に手術療法が主体になります．心室中隔欠損症で，欠損孔が小さく血行動態の異常や症状がないときには経過観察を行います．小さい欠損孔であれば自然閉鎖することがあるからです．欠損孔が大きく，シャントが多いときには，外科的な閉鎖が行われます．

軽度の心房中隔欠損症では無治療の例が多くみられますが，思春期以降に労作時呼吸困難がみられるときには，手術あるいはカテーテルを使ったパッチで閉鎖します．

②ファロー四徴症：治療は外科手術により行われます．肺動脈が十分な大きさを保っている際には根治的な心内修復術が行われます．これは右室流出路形成（肺動脈狭窄部を広げる）に加えて心室中隔欠損孔の閉鎖を行うもので，多くが幼児期に行われます．肺動脈が細いなどの理由で根治術が行えない例では，体循環から肺循環へシャントを作成する姑息手術（Blalok-Toussig手術）により肺血流の増加を図り，時期をみて根治手術を行います．無酸素発作の予防と治療にβ遮断薬が投与されることがあります．また，低酸素症の代償として赤血球増多が生じるため，血液粘稠度が増加して血栓が発生しやすくなります．

いずれの先天性心疾患にも感染性心内膜炎のリスクがあるため，スケーリングを含む観血処置時には抗菌薬投与が必須です（p.57「感染性心内膜炎」参照）．

● くすりの副作用と相互作用

β遮断薬は効果が強すぎると房室ブロックなどの副作用を起こすことがあります．β遮断薬と血管収縮薬のアドレナリンの併用による血圧の異常上昇あるいは徐脈に注意が必要です．

歯科診療上の注意点と対応

①全身状態の把握

先天性心疾患の種類，手術の有無，現在の心機能状態について主治医に対診します．

②感染性心内膜炎の予防

プロービングやスケーリングを含む，菌血症を起こす可能性がある処置を行う際にはガイドラインに沿った抗菌薬投与を行います（p.57「感染性心内膜炎」参照）．

処置前に歯肉ポケットをクロルヘキシジンやポビドンヨードで洗浄することも有効です．

③バイタルサインのモニタリング

血圧，心電図，動脈血酸素飽和度（SpO_2）をモニタします．

④酸素投与

動脈血酸素飽和度を参考に鼻カテーテルから低流量酸素（1～3L/分）を投与します．

⑤ファロー四徴症に対する注意

患者さんに行われた手術が根治的か姑息的か，現在の心機能はどうか，内服薬はあるのか，主治医に対診します．安静時の動脈血酸素飽和度をあらかじめ測定し，歯科処置時の参考にします．無酸素発作時には胸膝位（蹲踞）を取らせ，酸素投与を行い，β遮断薬投与を考慮します．β遮断薬服用患者に局所麻酔を行うときは，アドレナリン量を制限するか，ほかの種類の薬剤を使用します．

（間宮秀樹）

循環器疾患 7 感染性心内膜炎

感染性心内膜炎とは？

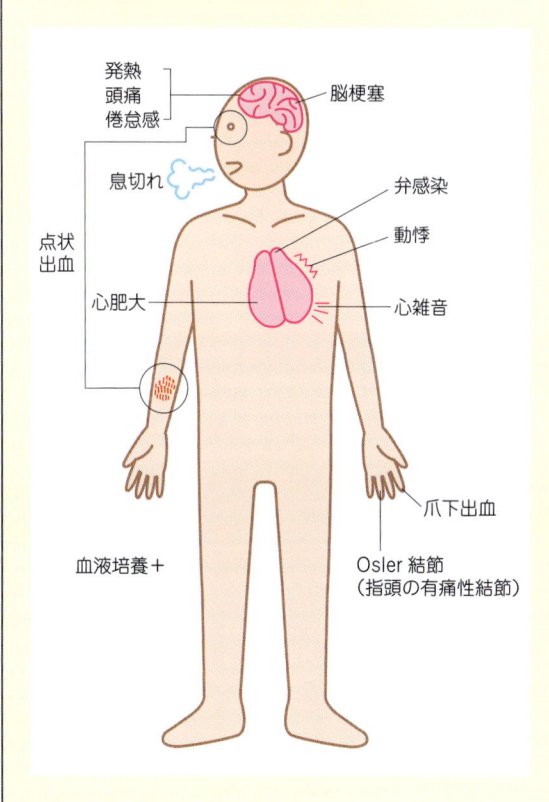

発熱・頭痛・倦怠感
息切れ
点状出血
心肥大
血液培養＋
脳梗塞
弁感染
動悸
心雑音
爪下出血
Osler結節（指頭の有痛性結節）

「感染性心内膜炎（IE：Infective Endocarditis）」とは，おもに外科処置後に起こった菌血症（細菌が血液中に入り全身に回る状態）により，心内膜に疣腫（疣贅ともいう）とよばれる感染巣が形成され，発熱，全身倦怠感などの感染症状や心不全，脳塞栓*などを起こす敗血症性全身疾患です．疣腫はフィブリンと血小板が凝集し，中に菌が定着したもので，これが遊離して塞栓を起こしたり，弁の炎症性破壊を起こしたりして心不全になります．

抜歯やスケーリングなどの歯科処置は一過性の菌血症を生じやすいため，弁膜症や先天性心疾患など心内膜に障害を有する患者さんでは，つねに感染性心内膜炎発症の可能性を考慮します．

発生頻度は人口100万人あたり10〜50人で，原因菌は口腔内常在菌であるレンサ球菌属がもっとも多いと報告されています．

● よく使われるくすり

感染性心内膜炎の治療は，抗菌薬の投与が中心で，血液培養の結果をもとに4〜6週間程度の連続投与が行われます．すでに心不全や塞栓症がみられたときは，原因菌の同定前にもっとも可能性の高いと推定される菌に対する抗菌薬投与を開始します（エンピリック治療）．

発症予防がきわめて重要で，アメリカ心臓協会によるガイドラインをもとに日本循環器学会が作成したガイドラインに沿ってリスクの高い患者さん（**表1**）に対する抗菌薬投与が推奨さ

---

* 塞栓（そくせん）：脈管（血管およびリンパ管）を閉塞した物質をいう．もっとも多いのは，血栓の破片による血栓塞栓症である

Class Ⅰ
特に重篤な感染性心内膜炎を引き起こす可能性が高い心疾患で，予防すべき患者

- 生体弁，同種弁を含む人工弁置換患者
- 感染性心内膜炎の既往を有する患者
- 複雑性チアノーゼ性先天性心疾患（単心室，完全大血管転位，ファロー四徴症）
- 体循環系と肺循環系の短絡造設術を実施した患者

Class Ⅱa
感染性心内膜炎を引き起こす可能性が高く，予防したほうがよいと考えられる患者

- ほとんどの先天性心疾患
- 後天性弁膜症
- 閉塞性肥大型心筋症
- 弁逆流を伴う僧帽弁逸脱

Class Ⅱb
感染性心内膜炎を起こす可能性が必ずしも高いことは証明されていないが，予防を行う妥当性を否定できない

- 人工ペースメーカーあるいはICD（植込み型除細動器）植え込み患者
- 長期にわたる中心静脈カテーテル留置患者

表1　歯科口腔外科治療に際して感染性心内膜炎の予防を考慮すべき疾患・病態[1]

表2　抗菌薬の経口投与による予防法

対象	抗菌薬	投与方法
ペニシリン使用可能	アモキシシリン	成人：2.0gを処置1時間前
		小児：50mg/kgを処置1時間前
ペニシリンアレルギーあり	クリンダマイシン	成人：600mgを処置1時間前
		小児：20mg/kgを処置1時間前
	セファレキシン あるいはセファドロキシル	成人：2.0gを処置1時間前
		小児：50mg/kgを処置1時間前
	アジスロマイシン あるいはクラリスロマイシン	成人：500mgを処置1時間前
		小児：15mg/kgを処置1時間前

れています（表2）．単回投与が原則で，処置が6時間以内に終了すれば追加投与の必要はありません．

くすりの副作用

抗菌薬の使用に伴うアレルギー等の発症の可能性があります．服用量が多量のため（アモキシシリンで2g），抗菌薬により下痢などの胃腸障害が発生する可能性があります．

日本化学療法学会口腔外科委員会では，リスクの少ない患者さんに対してはアモキシシリン500mgの経口投与を提唱しています．

歯科診療上の注意点と対応

①歯科診療におけるリスク

一過性菌血症の発生頻度は，抜歯で18〜100％，歯周外科処置で60〜90％，歯磨きで7〜50％と報告されています[3]（表3）．すなわち，歯科衛生士の通常業務であるプロービング，スケーリング，ブラッシングなどによって

処　置	頻　度(%)
抜　歯	18～100
歯周外科処置	60～90
歯磨き	7～50
智歯抜歯	55
感染根管治療	15

表3　一過性菌血症の発生頻度[3]

も菌血症を発症することがあるため注意が必要です．

日常的な口腔衛生指導は，菌血症の発症頻度を低下させるために有効です．ただし，乱暴なブラッシングは歯周組織を傷つけて菌血症の誘因となるため，患者さんに正しいブラッシング方法を伝えることはきわめて重要です．

②予防法（表2）

スケーリングを含む通常の歯科治療は，菌血症の原因となる可能性があるため，ハイリスクの患者さんに対しては，治療前に抗菌薬の投与を行うことによって感染性心内膜炎の予防を図る必要があります．抗菌薬の予防的投与によっても一過性菌血症の発現を防ぐことは難しいと考えられていますが，細菌の発育能や付着能を抑える効果は期待できるとされています．

また，歯科処置の前の口腔消毒薬による含嗽および歯周ポケットのクロルヘキシジンやポビドンヨードによる洗浄は，菌血症の発症率低下に有効と考えられています．

③診断と対応

感染性心内膜炎は臨床症状が非定型的なために診断確定に時間を要することがあります．もっとも頻度の高い（80～85％）症状は発熱ですが，高齢者ではみられないこともあります．心雑音はほとんどの例で聴取されます．

点状出血の発生頻度も高く，眼瞼結膜，頰部粘膜，四肢に認められます．その他，爪下出血，Osler結節（手指の有痛性結節）などが認められます．診断には血液培養検査が重要で，抗菌薬が投与されていない例での陽性率は95％とされています．

ハイリスクの患者さんの処置後に原因不明の発熱がみられたときは，つねに本疾患を考慮する必要があります．菌血症が起こってから症状の発現までの期間は80％以上の例で2週間以内であることから，観血処置後2週間は患者さんの全身状態をフォローアップする必要があります．

（間宮秀樹）

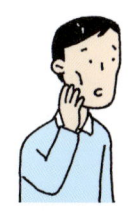

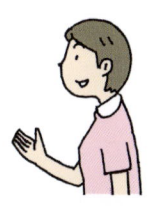

循環器疾患 8 不整脈

不整脈とは？

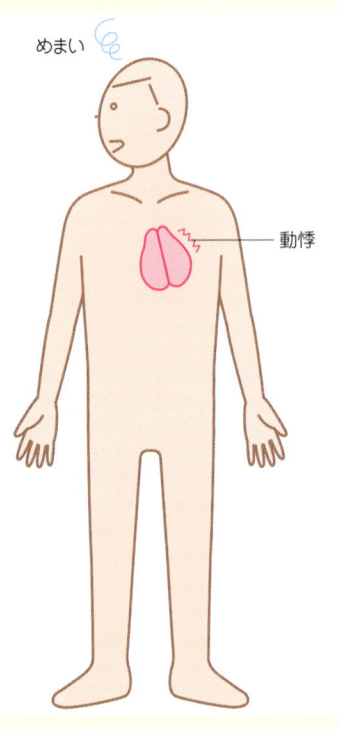

めまい

動悸

「不整脈」とは，脈拍が不規則になる，あるいは異常に早くなったり遅くなったりすることです．100回/分以上を**頻脈**，60回/分未満を**徐脈**といいます．動悸やめまい，息苦しさを感じ，ひどくなると血圧が低下し，意識が消失することもあります．不整脈は頻脈性，徐脈性，その他に分類でき，その中には"致死性不整脈"といわれる危険なものが含まれます．よくみられる不整脈として心房細動，心室性期外収縮があります（図1）．

心房細動は，心房が無秩序に興奮するために不規則な心室応答が生じ，その結果，不規則な脈拍リズムがみられます．僧帽弁疾患，高血圧症，心不全，糖尿病，甲状腺機能亢進症などが原因となります．心房細動では心房の中で血液のうっ滞が生じやすく，そのため血栓が形成されて，これが塞栓子となって脳梗塞の原因となります．

心室性期外収縮では，もともとある心収縮により心臓から血液が駆出される前に，心室由来の次の収縮が起こるために，拍出される血液量が減少し，末梢動脈では脈拍が1つ抜けたように触知されます．みられるのがまれであれば治療の必要はありませんが，頻回（150回/分以上）発生して脈拍が触知できない場合（無脈性心室頻拍）はAED（自動体外式除細動器）の適応になります．

極端な徐脈は心臓ペースメーカー[*1]の適応となります．心室頻拍や心室細動のリスクの高い患者さんでは植込み式除細動器が使用されることがあります．

よく使われるくすり

不整脈の種類，症状に応じた抗不整脈薬が単独あるいは組み合わされて使用されます．心房細動では血栓予防のために抗凝固薬であるダビガトランエテキシラートメタンスルホン酸塩（プラザキサ），リバーロキサバン（イグザレルト），アピキサバン（エリキュース），エドキサバントシル酸塩水和物（リクシアナ）およびワルファリンカリウム（ワーファリン）が投与さ

60

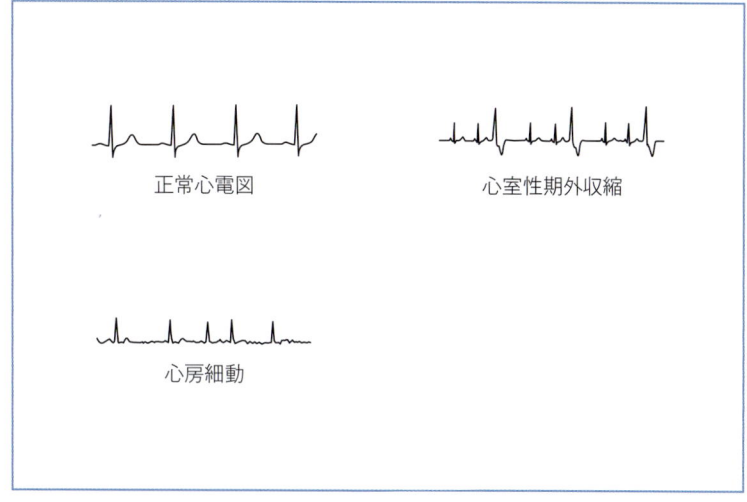

図1　正常，心房細動，心室性期外収縮の心電図

れます．アスピリン，チクロピジン塩酸塩（パナルジン），ジピリダモール（ペルサンチン），シロスタゾール（プレタール），クロピドグレル硫酸塩（プラビックス）などの抗血小板薬も併用あるいは単独で使用されることがあります．また，心拍コントロールのためにジゴキシンやβ受容体遮断薬，カルシウム拮抗薬が使用されることがあります．

くすりの副作用

抗血栓薬服用患者ではスケーリング等の処置により出血すると，止血困難となる可能性があります．β受容体遮断薬は作用が強く発現すると徐脈を生じます．ジギタリス製剤ではジギタリス中毒の危険があります．

くすりの相互作用

プラザキサ，イグザレルト，エリキュース，リクシアナは口腔カンジダ症の治療に使用される抗真菌薬のイトラコナゾールと併用すると作用が増強し，出血傾向が増すためにプラザキサとイグザレルトは併用禁忌，エリキュースとリクシアナは併用注意です．これらの薬剤はワルファリンカリウムと異なり，PT-INR[*2]では効果判定ができないので，医療面接による出血傾向の把握と臨床症状の観察が必要です．

上記薬剤およびワルファリンカリウムは，ジクロフェナクナトリウム（ボルタレン）等のNSAIDs（非ステロイド性消炎鎮痛薬）との併用でも作用増強がみられます．さらにワルファリンカリウムはペニシリン系およびセフェム系抗菌薬との併用でも作用増強がみられます．β遮断薬内服患者では血管収縮薬のアドレナリンとの相互作用で血圧異常上昇や徐脈の危険があります．

ジゴキシン中毒の可能性を高める薬剤にNSAIDs，および抗菌薬のエリスロマイシン，クラリスロマイシン，アジスロマイシンなどがあります．

[*1] 心臓ペースメーカー：心筋に直接電気的刺激を与えて心臓の規則的な活動を助ける装置．房室ブロックによるAdams-Stokes発作，洞不全症候群などに使用される
[*2] PT-INR（Prothrombin Time-International Normalized Ratio）：プロトロンビン時間の国際標準化比．血液凝固因子の異常を評価する指標で，ワルファリンカリウムの効果判定に使用されることが多い

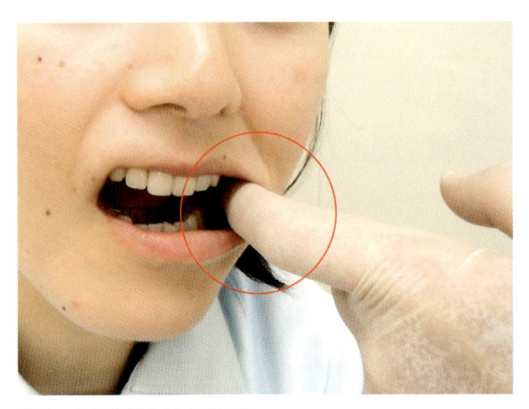

図2 顔面動脈（上唇動脈）
口腔内に入れた示指（人差し指）で，口唇の裏側に拍動を触知できる

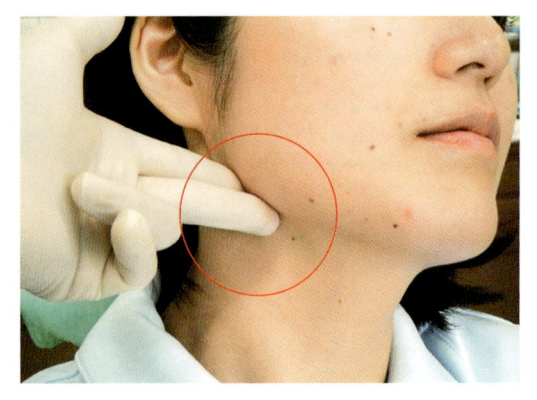

図3 顔面動脈
下顎角前方約1cmの下顎下縁で拍動を触知できる

歯科診療上の注意点と対応

①一般的対応

不整脈の種類と症状，内服薬剤を確認します．内服薬剤は原則的に歯科治療時には継続させます．

②抗血栓薬内服患者への注意

スケーリングを含め，処置による出血のリスクを認識し，止血手段を確保したうえで観血処置を行います．

③不整脈のモニタリング

歯科治療中には心電図，血圧，動脈血酸素飽和度をモニタします．不整脈の診断には心電図が必要ですが，末梢動脈の触知によりある程度の不整脈の有無の確認はできます．脈拍がばらばらであれば心房細動による絶対的不整脈の可能性が高く，たまに脈が欠損するのであれば期外収縮の可能性が高いと考えられます．歯科処置中に触知できる顔面の動脈を知っておくと，不整脈の存在や患者さんの緊張状態を知る手がかりになります（図2, 3）．

パルスオキシメータも測定原理上，脈拍をカウントするので，不整脈の有無を知ることができます．

④ストレスの予防

ストレスによる不整脈の発生，悪化を避けるため，患者さんがリラックスし，かつ痛みの少ない治療が受けられるように配慮します．

⑤致死性不整脈への対応

治療中に患者さんが意識を消失し，呼びかけに応答しない場合には，すぐに呼吸を確認します．正常な呼吸がみられず，頸動脈が触知できなかったときは，ただちに応援を要請し，BLS（一次救命処置）を開始します（p.154〜「心肺蘇生（CPR）とAED」参照）．心電図を装着していれば心停止の種類の確認ができますが，その場合でもモニタの故障や電極外れを除外するために，頸動脈触知を行いましょう（図4）．

⑥心臓ペースメーカーあるいは植込み式除細動器装着患者への対応

歯肉縁下のスケーリングなど出血を伴う処置を行う際には感染性心内膜炎の発症予防が必要です（p.57〜「感染性心内膜炎」参照）．

超音波スケーラーおよび歯面研磨に使用する電気エンジンは，電磁波を発生するためにペースメーカー機器と干渉する可能性があります．使用を避けるか，内科主治医への対診が必要です．上記以外にペースメーカー機器に干渉する

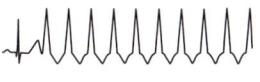

持続性心室頻脈
（脈を触れない場合）

心室細動

図4　致死性不整脈

ものには電気メス，電気的根管長測定器，電気歯髄診断器，歯科用イオン導入装置があります．エアスケーラーによるスケーリングは問題ありません．

（間宮秀樹）

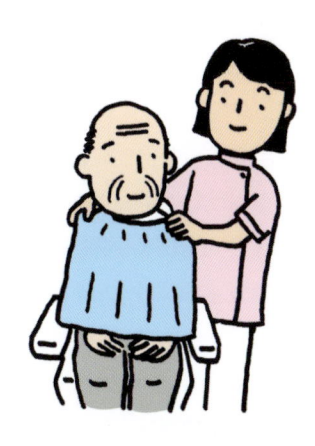

呼吸器疾患 1

気管支喘息

気管支喘息とは？

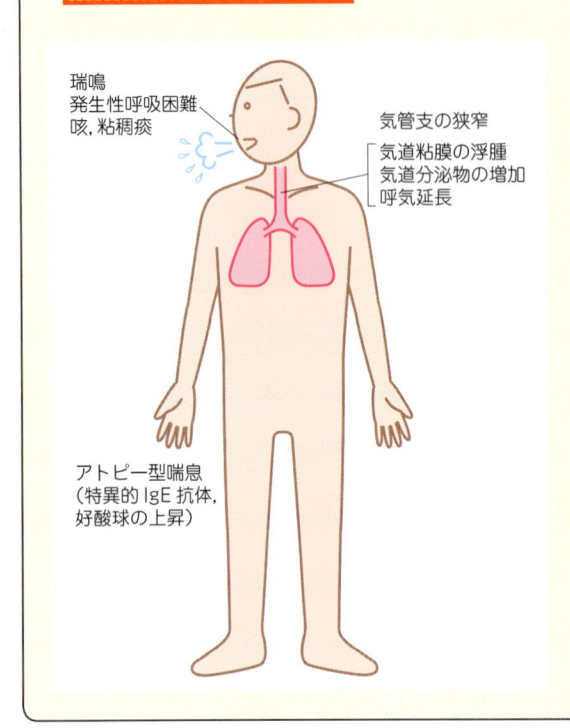

喘鳴
発生性呼吸困難
咳，粘稠痰

気管支の狭窄
気道粘膜の浮腫
気道分泌物の増加
呼気延長

アトピー型喘息
（特異的IgE抗体，好酸球の上昇）

「**気管支喘息**」は，アトピー型，非アトピー型，薬物誘発性喘息に大別されます．**アトピー型喘息**は，喘息発作を引き起こすアレルギー物質（ハウスダスト，ダニ，食物など）が特定される喘息で，小児喘息の約90％がこの喘息です．一方，**非アトピー型喘息**はアレルギー物質が特定できない感染型喘息で高齢者に多くみられます．**薬物誘発性喘息**は，アスピリンや酸性非ステロイド性抗炎症薬の服用が原因で発症し，安息香酸ナトリウム，パラベンなどの添加物にも反応して発作を起こすこともあります．

繰り返し起こる気道の狭窄，気管支の外を取り巻く気管支平滑筋の収縮，粘膜の浮腫，分泌物の増加など，気道の過敏性の亢進が特徴です（図1）．臨床症状は，咳，喘鳴（気管支狭窄によるヒューヒュー，ゼーゼーという呼吸音），呼吸困難（呼気の延長）などです．

● よく使われるくすりと副作用 (図2)

①**ステロイド性抗炎症薬**：抗炎症作用の強い薬剤で，経口薬と吸入薬があります．発作の予防，肺機能の改善を目的に使用され，吸入薬は局所に直接作用し，全身的な影響が少ないため，気管支喘息予防の第一選択薬として使用されます．

②**気管支拡張薬**：β_2受容体刺激薬，キサンチン誘導体（テオフィリン製剤），抗コリン薬があります．β_2刺激薬には，内服，貼付，吸入薬などの種類があり，喘息発作時に使用されます．作用は気管支の拡張のみで，抗炎症作用は弱いか，ほとんどありません．

③**抗アレルギー薬**：アレルギーを引き起こす化学伝達物質の生成・遊離を抑制する薬剤で，炎症の鎮静と喘息の予防を目的として使用されます．

④**漢方薬**：軽症・中等度の喘息に適応があり，病型にはそれほどこだわらずに長期的に使用され，ほかの医薬品との併用が可能です．気管支拡張作用，鎮咳作用があるものや，抗炎症作用があるものなどがあります．

近年，ステロイド性抗炎症薬と気管支拡張薬（β_2刺激薬または抗コリン薬など）の配合吸入薬（フルタイド，スピリーバなど）が治療薬と

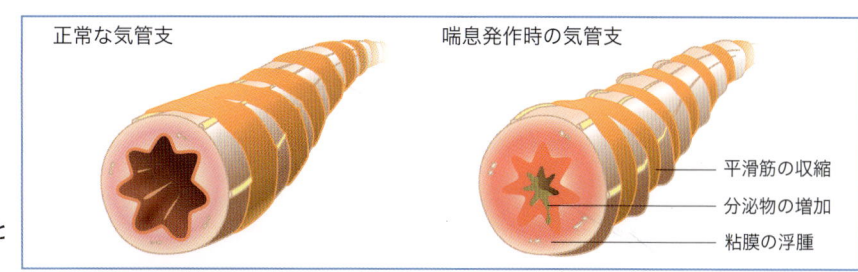

図1　正常な気管支と喘息発作時の気管支

ステロイド性抗炎症薬	経口薬：胃潰瘍，糖尿病，骨粗鬆症，緑内障などの副作用がある 吸入薬：口腔カンジダ症，嗄声など
気管支拡張薬	β_2刺激薬：心拍数の増加，頭痛，めまい，手のふるえなど キサンチン誘導体：心拍数の増加，悪心，嘔吐，痙攣 抗コリン薬：口渇，動悸，味覚障害，錯乱，残尿感など
抗アレルギー薬	眠気，口渇，消化器症状，肝障害など
漢方薬	一般的に副作用が少ないとされるが，低カリウム血症，血圧上昇，浮腫，動悸などが報告されている．肝機能障害，間質性肺炎などの報告もあり，長期投与では定期的な検査が必要

図2　よく使われるくすりと副作用

して使用されることが多いです．

くすりの相互作用

ステロイド性抗炎症薬を常用している場合，非ステロイド性抗炎症薬 (NSAIDs) であるジクロフェナクナトリウム (ボルタレン)，ロキソプロフェンナトリウム (ロキソニン)，メフェナム酸 (ポンタール) などの同時服用で消化性潰瘍を生じやすくなります．また，気管支拡張薬のβ_2受容体刺激薬の常用では，歯科用局所麻酔薬に添加されているアドレナリンにより，動悸，頻脈，不整脈などの副作用が生じることがあります．

歯科診療時の注意点と対応

①喘息の重症度を把握する

十分な病歴聴取を行い，アレルギーの有無，最終発作の程度，発作の季節性や時間帯，常用薬の種類と使用頻度など，喘息の重症度を把握する必要があります．

②治療の日程と環境

歯科治療は喘息発作の落ち着いている体調のよい日に行い，発作時に使用する吸入薬があれば持参してもらいます．また，歯科治療中には，切削片や水を吸引することに十分に留意し，ほこりのない清潔な環境を保つよう心がけます．

③喘息の誘発因子

歯科用薬品 (根管消毒薬など) の刺激臭，コンポジットレジンやボンディング剤のモノマーなどが発作を誘発する可能性があるので，吸引しながら治療を行います[3]．疼痛，ストレス，咽頭部の刺激などでも誘発することがあるのでストレスに配慮した診療を行うことが必要です．

④易感染性

ステロイド性抗炎症薬の長期投与患者は感染しやすいため，SRPなどの観血処置を行う場合は，歯科医師による抗菌薬の予防投与が必要です．

⑤鎮痛薬アセトアミノフェンの使用禁忌

アセトアミノフェン (カロナール，アンヒバなど) は，喘息患者さんに対して比較的安全で第一選択薬とされますが，アスピリン喘息またはその既往歴がある場合の使用は禁忌なので注意します[2]．

⑥発作が起きた場合の対応

診療中に発作が起きた場合は，すぐに治療を中止し，呼吸のしやすい体位 (座位または半座位) にします．患者さんが気管支拡張薬を持参していれば，吸入してもらいます．チアノーゼがあれば，SpO_2のモニタリングと酸素吸入を行います．

(松浦信幸)

慢性閉塞性肺疾患 (COPD)

呼吸器疾患 2

慢性閉塞性肺疾患（COPD）とは？[1]

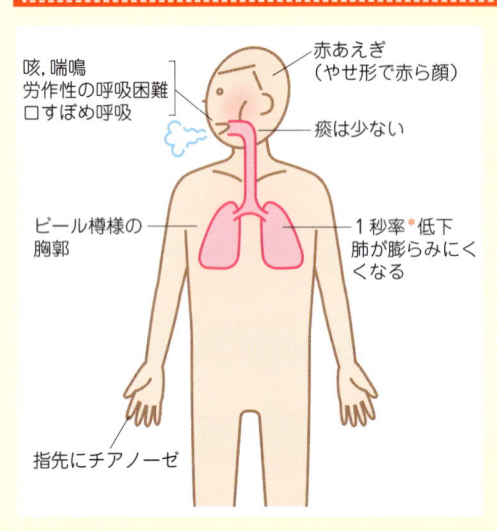

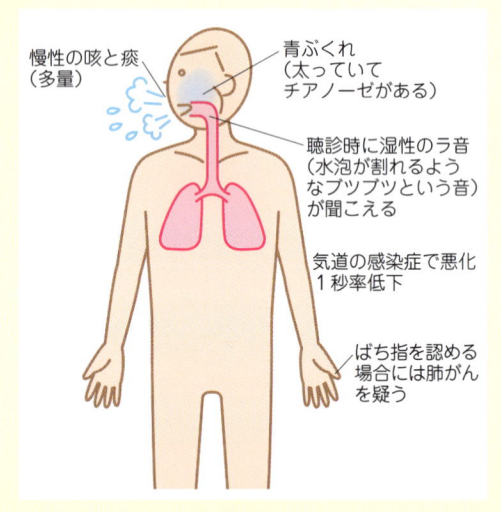

（左図ラベル）
- 咳，喘鳴 労作性の呼吸困難 口すぼめ呼吸
- 赤あえぎ（やせ形で赤ら顔）
- 痰は少ない
- ビール樽様の胸郭
- 1秒率*低下 肺が膨らみにくくなる
- 指先にチアノーゼ

（右図ラベル）
- 慢性の咳と痰（多量）
- 青ぶくれ（太っていてチアノーゼがある）
- 聴診時に湿性のラ音（水泡が割れるようなブツブツという音）が聞こえる
- 気道の感染症で悪化 1秒率低下
- ばち指を認める場合には肺がんを疑う

「COPD（Chronic Obstructive Pulmonary Disease）」は，世界的にも死亡原因の上位に位置する疾患で，従来，慢性肺気腫，慢性気管支炎とよんでいた病気の総称です．この病気では，気管支や肺胞の炎症，傷害によって慢性的に気管支が狭くなり，呼吸がしにくくなります．発症の原因は加齢，喫煙（長期の受動喫煙も含む），気道感染，窒素酸化物などの大気汚染などで，患者さんの90％以上に喫煙の習慣があることから「肺の生活習慣病」ともよばれます．

慢性肺気腫では，長期にわたる喫煙などにより肺胞壁が破壊され，終末細気管支から末梢の肺胞が異常拡大して弾力性がなくなることで呼気を吐き出しづらくなり，肺胞内でのガス交換が難しくなります（図1）．また，労作時には息切れや呼吸困難を起こします．

慢性気管支炎は，「反復性の咳や痰が3カ月以上あり，同様の状態が2年以上持続する状態」と定義されます．気管や気管支が慢性的に炎症を起こすことで，気管支の粘膜が肥厚し，粘膜からの過剰な分泌物によって気管支が狭くなったり，詰まったりしてしまいます（図2）．

● よく使われるくすり

この病気には根本的な治療法はなく，進行を抑制する対症療法が中心となります．喫煙の習慣がある患者さんの場合，禁煙がもっとも効果的な治療法です．薬物療法の中心は気管支拡張薬です．そのほか必要に応じて，去痰薬，鎮咳薬，感染症を防ぐための抗菌薬などが使用され

---

*1秒率：肺いっぱい息を吸って息を勢いよく吐き出したとき，最初の1秒間に何％を吐き出すことができるかを表したもので，閉塞性換気障害の程度の判定に用いる．正常値は70％以上

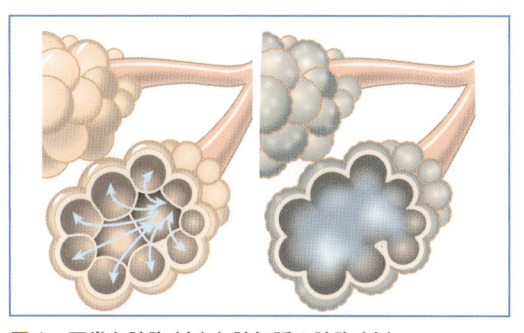

図1 正常な肺胞（左）と肺気腫の肺胞（右）
肺気腫の肺胞では，肺胞が破壊されて弾力がなくなり，空気が吐き出せなくなる

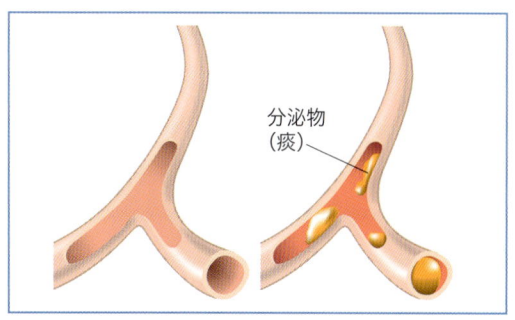

図2 正常な気管支（左）と慢性気管支炎の気管支（右）
気管支の炎症による浮腫と分泌物によって気管支が詰まってしまう

ます．重症のCOPDの患者さんの場合はステロイド性抗炎症薬を用いることもあります．

①気管支拡張薬

- 抗コリン薬（吸入薬）：副交感神経を抑制して気管支を拡張し，気管支の分泌物を抑えます．
- β_2受容体刺激薬（吸入薬・経口薬・貼付薬）：β_2受容体に作用して，気道周囲の筋肉（平滑筋）を弛緩させて気管支を拡張します．
- キサンチン誘導体（テオフィリン）：細胞内の情報伝達物質であるcAMP量を増加させることで，平滑筋を弛緩させて気管支を拡張させます．

②ステロイド性抗炎症薬（吸入薬・内服薬）
強い抗炎症作用があり，分泌物を抑制します．

③去痰薬
痰の粘度を低下させて吐き出しやすくしたり，痰の量を調整したりします．

④抗菌薬
気道での感染症を予防し，重篤化を防ぎます．

くすりの副作用と相互作用

抗コリン薬の副作用は，口渇，動悸，味覚障害などで，前立腺肥大や緑内障がある場合には病態を悪化させる可能性もあります．去痰薬は副作用の少ない薬剤ですが，まれに肝機能障害，悪心，嘔吐，発疹などを発症します（そのほかの薬剤の副作用は，p.64～「気管支喘息」参照）．

COPDの患者さんは，気管支拡張薬のβ_2受容体刺激薬やキサンチン誘導体などが投与されている場合が多く，歯科用局所麻酔薬に添加されているアドレナリンによる動悸，頻脈，不整脈などの副作用を生じやすくなります．

歯科診療時の注意点と対応[2]

①病歴やくすりの聴取
治療の前に病歴，現在の病状や内服薬の種類などの必要な情報を聴取します．

②治療時間の工夫
体調のよい時期を患者さんに確認し，治療が長時間にならないような治療計画を立てることが必要です．

③治療中の注意
治療中に呼吸苦を生ずるようであれば，体位を呼吸のしやすい半座位か座位とし，治療は休憩を挟みながら行います．気管支を広げる口すぼめ呼吸（p.73，図参照），タッピング（背中や胸を軽打する）と咳による喀痰が効果的です．誤嚥予防のため，治療中は十分な吸引を行い，口腔内に水などを溜めないようにします．気管カニューレというチューブを通して酸素を吸入する在宅酸素療法を受けている患者さんの場合，酸素の量とボンベの残量に注意する必要があります．

（松浦信幸）

呼吸器疾患 3 間質性肺炎

間質性肺炎とは？[1]

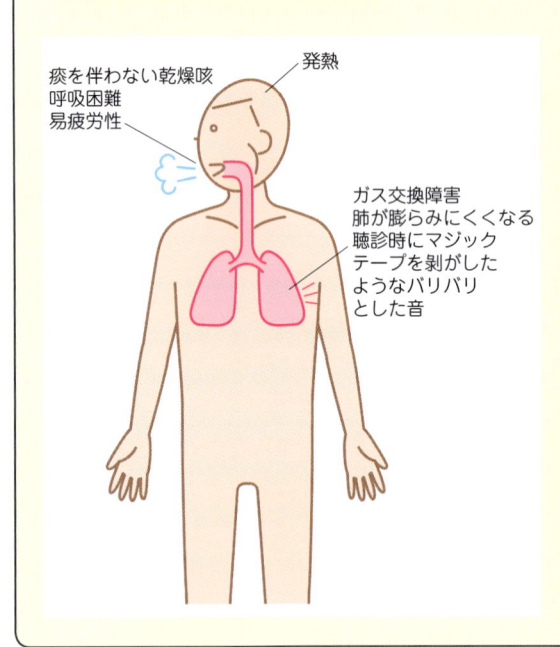

（図の注釈）
- 痰を伴わない乾燥咳
- 呼吸困難
- 易疲労性
- 発熱
- ガス交換障害
- 肺が膨らみにくくなる
- 聴診時にマジックテープを剥がしたようなバリバリとした音

「**間質性肺炎**」とは，肺胞壁などの肺の**間質**とよばれる部分に何らかの原因（関節リウマチ，強皮症，全身性エリテマトーデス，皮膚筋炎などの膠原病，じん肺，薬剤，放射線など，表）で免疫反応や炎症が起こる病気です．

肺胞壁の肥厚と線維化（肺線維症）が起こり（図），肺胞でのガス交換障害によって肺が膨らみにくくなるため（肺コンプライアンスの低下），咳，息切れ，チアノーゼ，呼吸困難といった症状を呈します．

間質性肺炎のうち，原因不明のものを「特発性間質性肺炎」といい，特定疾患（難病）に指定されています．間質性肺炎は，ウイルスや細菌が原因で肺胞内に炎症の起こる一般的な肺炎とは異なります．

● よく使われるくすり[4]

肺移植以外に根治的治療法はなく，対症療法が中心となります．薬剤が原因の間質性肺炎の場合は，原因薬剤の中止が基本となります．もっとも効果的とされる治療法がステロイド療法で，免疫抑制薬（アザチオプリン／アザニンなど）の併用を行う場合もあります．一般にステロイド性抗炎症薬（プレドニゾロン／プレドニンなど）の経口投与で症状が改善すれば，だんだん減量していきます．経口投与での改善が認められない場合，または急性増悪がある場合には，抗炎症作用の強いメチルプレドニゾロンを用いたステロイドパルス療法（ステロイド大量投与法）が行われます．

● くすりの副作用

ステロイド性抗炎症薬は，抗炎症作用，免疫抑制作用のある効果的な薬剤ですが，胃潰瘍，糖尿病，心血管病変，骨粗鬆症，緑内障，神経障害，口腔カンジダ症，脂肪沈着による満月様顔貌（ムーンフェイス）などの全身的な副作用があります．ステロイド性抗炎症薬を長期間または大量に投与されている場合には，易感染性と創傷の治癒遅延があり，ストレスに対してショックを引き起こす可能性が高まります．

表 間質性肺炎の原因因子[2, 3]

①	自己免疫疾患（膠原病）	全身性エリテマトーデス（SLE），関節リウマチ，多発性筋炎，皮膚筋炎，シェーグレン症候群など
②	薬剤によるもの	抗がん薬（ブレオマイシン塩酸塩，ペプロマイシン塩酸塩），インターフェロン，漢方薬（小柴胡湯），抗不整脈薬（アミオダロン塩酸塩），抗菌薬（テトラサイクリン系，ペニシリン系，セフェム系，ニューキノロン系など），抗リウマチ薬など
③	感染症によるもの	マイコプラズマ，クラミジア，ウイルスなど
④	放射線治療によるもの	強い放射線被曝による副作用
⑤	職業・環境によるもの	無機粉塵（アスベスト，ケイ素，重金属など），有機粉塵（ほこり，かび，鳥の糞など）
⑥	病気によるもの	腫瘍，AIDSなど
⑦	原因不明	特発性間質性肺炎

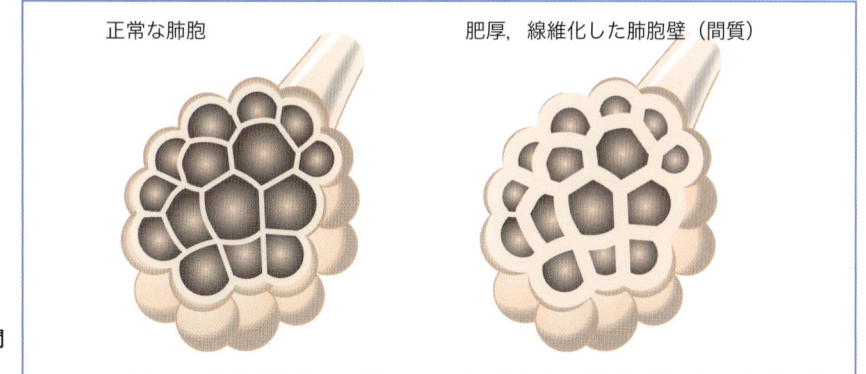

図 正常な肺胞と肥厚，線維化した肺胞壁（間質）

正常な肺胞　　　肥厚，線維化した肺胞壁（間質）

● くすりの相互作用

ステロイド性抗炎症薬は，非ステロイド性抗炎症薬（NSAIDs）の同時服用で消化性潰瘍を生じやすくなります．マクロライド系抗菌薬（エリスロマイシン）では，ステロイド性抗炎症薬の作用を増強する可能性があります．

● 歯科診療時の注意点と対応

①病歴やくすりの把握

治療の前に病歴，現在の病状や内服薬の種類，量などの必要な情報を聴取します．

②治療のタイミング，注意点

治療はなるべく体調のよい時期を患者さんに確認し，治療が長時間にならないように休憩を挟みながら行います．

③治療中の注意

治療中に呼吸苦があるようであれば，体位を呼吸のしやすい半座位か座位にします．誤嚥を防ぐため，治療中は十分な吸引を行い，口腔内に水などを溜めないようにします．

④ステロイド性抗炎症薬を使用している場合の注意

ステロイド性抗炎症薬を長期投与されている患者さんは感染しやすいため，SRPなどの観血処置を行う場合は，歯科医師による抗菌薬の予防投与が必要となります．

ステロイド性抗炎症薬の長期内服により創傷の治癒遅延が起こりやすく，治療中の疼痛，ストレスなどの侵襲により血圧低下やショックを起こす危険性もあります．このような患者さんには，必要であれば医師と連携し，ステロイドカバー*が行われます．

（松浦信幸）

---

* ステロイドカバー：腎皮質機能不全やステロイドホルモンの長期連用により副腎機能が低下した患者さんでは，ストレスその他の刺激に対する生体反応が低下あるいは消失する．このような患者さんにステロイド性抗炎症薬を投与し，機能不全を補うことをいう

呼吸器疾患 4　肺塞栓症

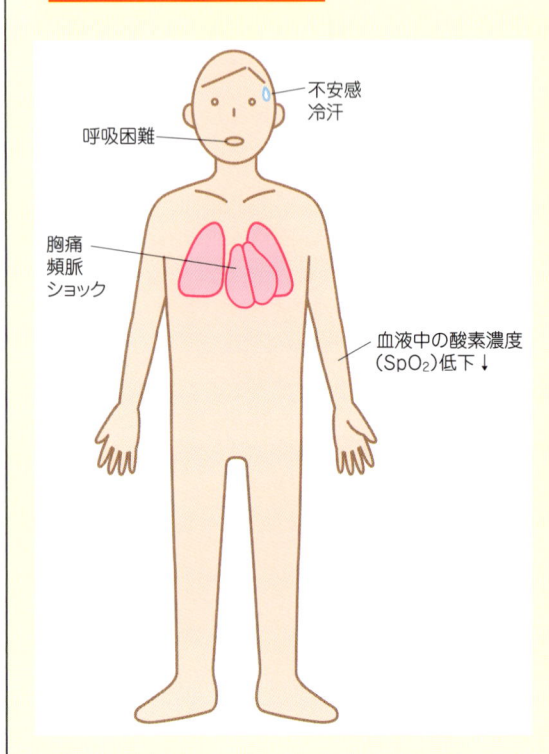

肺塞栓症（はいそくせんしょう）とは？

人体図のラベル：
- 不安感　冷汗
- 呼吸困難
- 胸痛　頻脈　ショック
- 血液中の酸素濃度（SpO₂）低下↓

「肺塞栓症」とは，体内で形成された塞栓子（血栓，腫瘍，脂肪，空気，異物など）が血流に乗り，肺動脈や肺毛細血管が詰まってしまう病気です．深部静脈にできた血栓が原因で起こる，エコノミークラス症候群（ロングフライト血栓症）で有名な**肺血栓塞栓症**がもっとも多くみられます．

この病気にかかると，肺の血流量が減少するために低酸素症となり，経皮的動脈血酸素飽和度（SpO₂）が低下し，呼吸困難，胸痛，頻脈，ショック，冷汗，不安感などがみられます[1]．

長期の寝たきりや下肢麻痺などで下肢を動かさない状態になると，深部静脈に血栓をつくりやすくなり（表）[1]，寝たきりの高齢者は，脱水によって血液凝固能も亢進するので，深部静脈血栓症のリスクが高まります．

● よく使われるくすりと予防策

急性期には，肺血管の閉塞の程度によってはショック状態から心停止となることもあり，救命処置が必要となります．薬物療法としては，抗凝固療法や血栓溶解療法が行われます．抗凝固療法では，未分画ヘパリンの静脈注射が用いられます．血栓溶解療法では，組織プラスミノーゲンアクチベータ（rt-PA）が使用されます．慢性期にはワルファリンカリウム（ワーファリン）を内服し，血栓の再発を予防します．

くすりを使用しない予防策として，弾性包帯，弾性ストッキングの着用，間欠的空気圧迫法，下大静脈フィルター（下大静脈に血栓を引っかけるフィルターを入れること）などの方法があります．いずれも長期寝たきりや手術を受ける患者さんの血栓形成の予防が目的です．肺血栓塞栓症の予防を行っていない寝たきりの

表 肺血栓塞栓症の危険因子のレベル（文献1）を一部改変

リスクが弱い	リスクが中等度	リスクが強い
肥満（標準体重＞20％） エストロゲン治療 下肢静脈瘤	高齢（70歳以上） 長期寝たきり（5日以上） うっ血性心不全 呼吸不全 悪性疾患 重度感染症	静脈血栓症の既往 血栓性素因 下肢麻痺 ギプスによる下肢固定

患者さんに間欠的空気圧迫法などを使用すると，深部静脈に血栓が形成されている場合，その血栓が遊離する可能性があるため危険です．

くすりの副作用

ワルファリンカリウムは抗凝固薬ですから，これを常用している患者さんは，歯科処置の際に出血の制御が困難になることがあります．作用の指標としてPT-INR（プロトロンビン時間-International Normalized Ratio，p.61参照）が用いられます．PT-INRの標準的な値は1であり，2以上ではかなり凝固が困難です．ワルファリンカリウム常用者の出血に対する応急処置としては，医師によるビタミンKの静脈注射が適応となるため，医科と連携して対処します．

くすりの相互作用

ペニシリン系（サワシリン）やセフェム系（セフゾン，メイアクト，フロモックスなど）の抗菌薬またはメフェナム酸（ポンタール），ロキソプロフェンナトリウム（ロキソニン），ジクロフェナクナトリウム（ボルタレン），インドメタシン（インダシン）などの非ステロイド性抗炎症薬（NSAIDs）は，ワルファリンカリウム（ワーファリン）の抗凝固作用を増強します．

歯科診療上の注意点と対応

①体位変換や歩行

長期寝たきりの方は，排尿・排便や体位変換，起立・歩行などの際に，血栓の一部が遊離して肺血栓塞栓症をきたすおそれがあります．したがって，寝たきりの高齢者の歯科治療時や摂食・嚥下リハビリテーション時の体位変換には注意が必要です．

この状況は，心房細動（p.60参照）の患者さんと似ており，深部静脈血栓症のリスクのある患者さんでは，血栓形成の予防のために，ワルファリンカリウムやダビガトランエテキシラートメタンスルホン酸塩（プラザキサ）などの血液凝固阻止薬を常用している可能性があります．

②抗凝固薬の常用患者への対応

抗凝固薬を常用している患者さんは，スケーリングなどの観血処置時の出血への対応（局所止血剤の使用，縫合，保護床の装着など）が必要とされます．伝達麻酔は禁忌です．

③在宅酸素療法

慢性の肺塞栓症で在宅酸素療法の適応となっている患者さんでは，治療中にこまめに休憩をとると同時に，酸素性無呼吸（高濃度酸素吸入による呼吸停止）への配慮も必要です（p.72〜「慢性呼吸不全」参照）．

④そのほか

ビタミンKを大量に含む納豆やクロレラはワルファリンカリウムの作用を阻害するので，ワルファリンカリウムを常用している患者さんにはこれらを摂取しないように指導します．

（一戸達也）

呼吸器疾患 5 慢性呼吸不全

慢性呼吸不全とは？

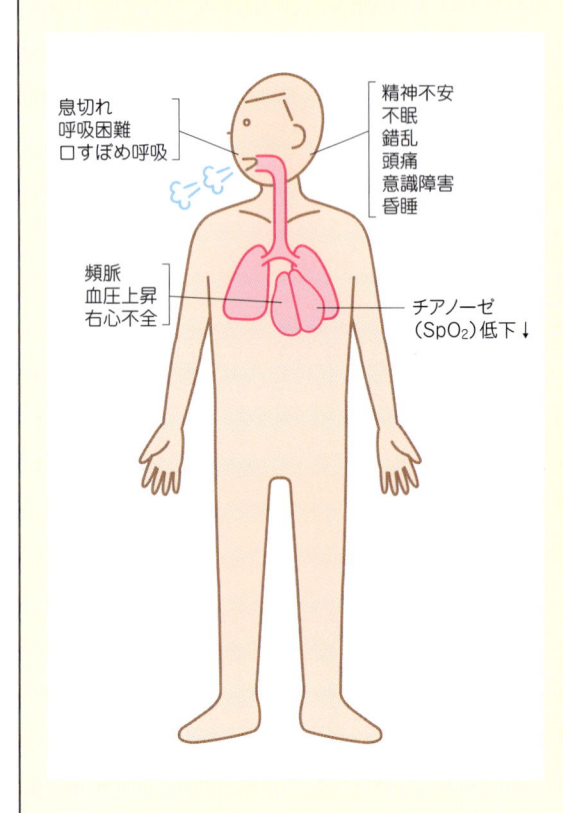

息切れ
呼吸困難
口すぼめ呼吸

精神不安
不眠
錯乱
頭痛
意識障害
昏睡

頻脈
血圧上昇
右心不全

チアノーゼ
（SpO_2）低下↓

「慢性呼吸不全」とは，空気を吸ったときの動脈血酸素分圧（PaO_2）が60mmHg（SpO_2で89％に相当）以下に低下した状態が1カ月以上続いている状態です[1]．これでは，全身の細胞が十分に活動するために必要な酸素が慢性的に不足し，正常な機能を営むことができません．

原因となる病気には，慢性閉塞性肺疾患（COPD），気管支拡張症，肺結核後遺症，間質性肺炎などがあり，酸素が不足したことによる息切れ，呼吸困難，チアノーゼ，精神不安，不眠，錯乱，頭痛，頻脈など，高炭酸ガス血症による意識障害，昏睡，頭痛，血圧上昇，発汗などがみられます．また，病状が進行すると，肺に血液を送る肺動脈の血圧が高くなる肺高血圧症となり，心臓に負担がかかって肺性心（右心不全）となって，全身の浮腫や血圧低下などの症状がみられます．進行した慢性呼吸不全は在宅酸素療法（HOT：Home Oxygen Therapy）の適応となります．

● よく使われるくすり

慢性呼吸不全そのものは各種の肺疾患の終末像であるため，特効的なくすりはなく，原因疾患によって使われるくすりが異なります．

慢性閉塞性肺疾患（COPD）や気管支拡張症の患者さんは，気管支拡張薬であるテオフィリン（テオドール）や$β_2$受容体刺激薬（ツロブテロール塩酸塩/ホクナリン，サルブタモール硫酸塩/サルタノール）と去痰薬を常用しています．また，マクロライド系抗菌薬（アジスロマイシン/ジスロマック，クラリスロマイシン/クラリシッド）を常用している可能性もあります．間質性肺炎では，ステロイド性抗炎症薬（プレドニゾロン/プレドニン）や免疫抑制薬を常用しています．右心不全になると，ジギタリス製剤（ジゴキシン）などの心不全の治療薬を常用している可能性があります．

くすりの副作用と相互作用

テオフィリンは痙攣や不整脈を，β_2受容体刺激薬は不整脈を誘発しやすいことが知られています．ステロイド性抗炎症薬や免疫抑制薬は，その薬理作用のために感染しやすい状態となり，感染症の悪化や創傷治癒不全，口腔内真菌症などが起こります．

ステロイド性抗炎症薬の全身的な副作用としては，満月様顔貌（ムーンフェイス）とよばれる顔のむくみや，糖尿病，消化管潰瘍，精神変調，うつ状態，骨粗鬆症，大腿骨・上腕骨などの骨頭無菌性壊死，筋力の低下（ミオパチー），緑内障，血栓症などがあります．

テオフィリンやβ_2受容体刺激薬の常用者は，歯科用局所麻酔薬に含まれるアドレナリンにより頻脈や不整脈が起こりやすくなります．また，ステロイド性抗炎症薬常用者にメフェナム酸（ポンタール），ロキソプロフェンナトリウム（ロキソニン），ジクロフェナクナトリウム（ボルタレン），インドメタシン（インダシン）などの非ステロイド性抗炎症薬（NSAIDs）を投与すると，消化性潰瘍を起こす危険性があります．

歯科診療上の注意点と対応

①口すぼめ呼吸

慢性呼吸不全の患者さんは，ときとして息を吐くときに口をすぼめる「口すぼめ呼吸（図）」をしています．慢性呼吸不全が進行すると，末梢の気管支の解剖学的構造が破壊され，呼気時の胸腔内のわずかな圧力でも気管支が押しつぶされて閉塞します．このため，肺胞内のガスが吐き出されず，次に息を吸い込む際に空気が肺胞まで到達しません．この結果，低酸素症が助長されます．この予防のために，患者さんは無意識のうちに口すぼめ呼吸を行っています．このような患者さんの治療時は，こまめに休憩をとり，口すぼめ呼吸をさせる必要があります．

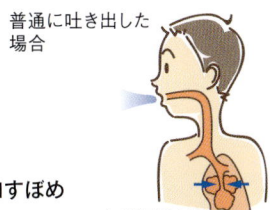

②高濃度酸素の吸入をさせない

慢性呼吸不全が進行した患者さんは，動脈血炭酸ガス分圧（$PaCO_2$：動脈血液中に存在している炭酸ガスの圧力）が45 mmHg以上（基準値：40 mmHg）に上昇しています．このような患者さんでは，低酸素状態によって呼吸運動が維持されており，高濃度の酸素を吸入させると呼吸が停止し（酸素性無呼吸），炭酸ガスが蓄積して「CO_2ナルコーシス」とよばれる昏睡状態に陥ります．歯科治療の際には，患者さんが吸入している酸素の流量を安易に増やさず，こまめに休憩しながら治療を行うことが大切です．

③Hugh-Jonesによる呼吸困難の分類（表）

Ⅰ度とⅡ度では歯科治療のリスクはあまり大きくありません．Ⅲ度は中等度のリスクであるため，積極的な治療はこのレベルまででしょう．Ⅳ度は高度のリスクであり，応急処置以外は避けるべきです．Ⅴ度では歯科治療は禁忌ですが，在宅訪問診療ではこのような患者さんが含まれている可能性があります．　　（一戸達也）

図　口すぼめ呼吸

Ⅰ（正常）	同年齢の健康者と同様に労作ができ，歩行，階段の昇降も健康者並みにできる
Ⅱ（軽度の息切れ）	同年齢の健康者と同様に歩行できるが，坂，階段の昇降は健康者並みにできない
Ⅲ（中等度の息切れ）	平地でさえ健康者並みには歩けないが，自分のペースなら1マイル（1.6km）以上歩ける
Ⅳ（高度の息切れ）	休みながらでなければ50ヤード（46m）以上歩けない
Ⅴ（きわめて高度の息切れ）	会話，着物の着脱にも息切れがする．息切れのため外出できない

表　Hugh-Jonesによる呼吸困難の分類

代謝・内分泌疾患 1

糖尿病

糖尿病とは？

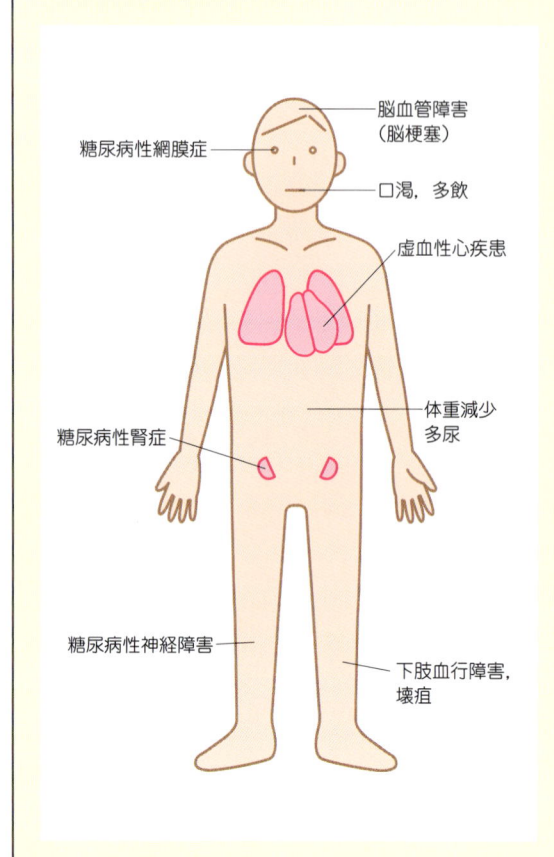

「糖尿病」は，膵臓のβ細胞から分泌されるインスリン作用の絶対的，相対的不足による糖・脂質・タンパク質の代謝の変動が持続する疾患で，「耐糖能の低下」や「慢性の高血糖」が特徴です．インスリン欠乏による「**1型糖尿病**」と，インスリンがうまく働かない「**2型糖尿病**」の2種類があります．

罹病期間が長くなると，しばしば特有な合併症（「糖尿病性網膜症」，「糖尿病性腎症」，「糖尿病性神経障害」）が現れることがあります．

「網膜症」による中途失明，「腎症」による人工透析の導入，「神経障害」や「血管障害」による壊疽や血流再開不良により，四肢の切断に至ることがあります．また，糖尿病のコントロールが不良な場合，さまざまな昏睡をきたします．

診断のための検査としては，血液検査（随時血糖，空腹時血糖），尿検査（尿糖，ケトン体）があり，コントロールの指標としてHbA1c（図1），フルクトサミン，糖化アルブミンがあり，治療法としては，「食事療法」「運動療法」「薬物療法」があります．

人体図ラベル：脳血管障害（脳梗塞），糖尿病性網膜症，口渇，多飲，虚血性心疾患，体重減少　多尿，糖尿病性腎症，糖尿病性神経障害，下肢血行障害，壊疽

● よく使われるくすり

食事療法や運動療法によっても血糖がコントロールできない場合，薬物療法が選択されます．薬物療法は，血糖を下げるための経口薬（血糖降下薬）の服用と，インスリン注射によるインスリン補充に大きく分けられます（**表**）．

● くすりの副作用

インスリン分泌促進薬であるスルホニル尿素薬は，半減期が長いため，低血糖発作を生じやすくなります．ほかにも，貧血，肝障害が生ずることがあります．

ビグアナイド系薬剤は，消化管系の副作用

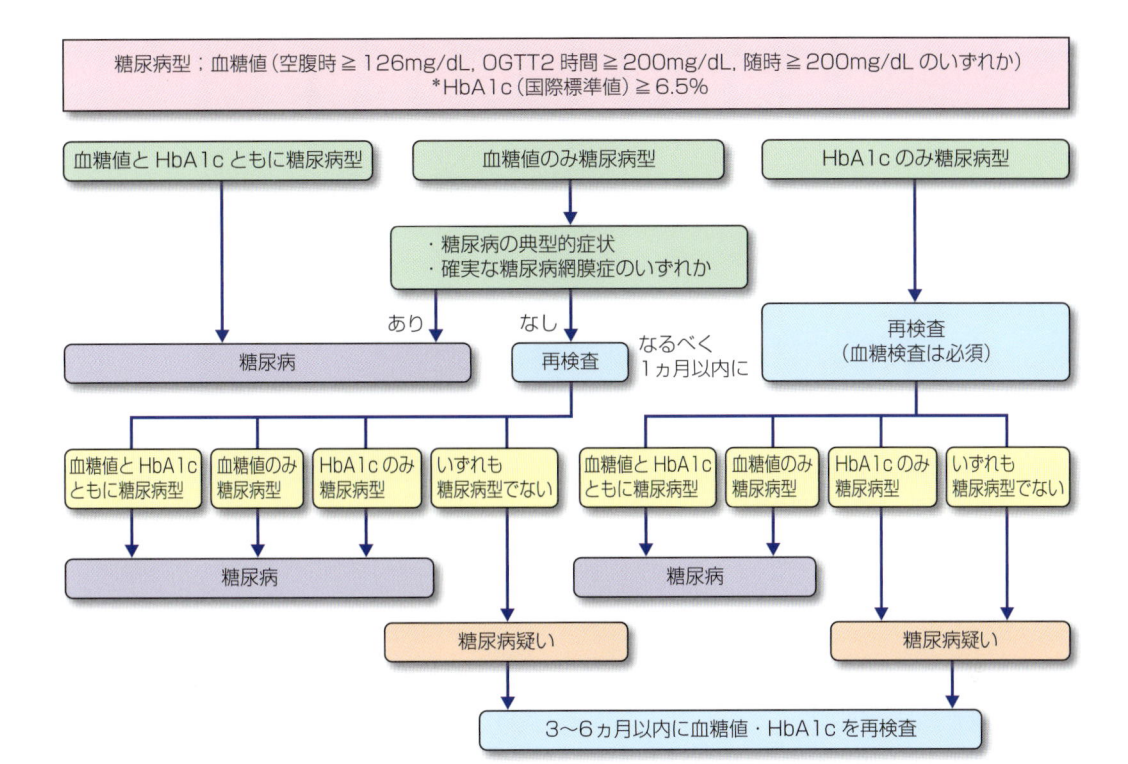

```
糖尿病型；血糖値（空腹時 ≧ 126mg/dL，OGTT2 時間 ≧ 200mg/dL，随時 ≧ 200mg/dL のいずれか）
       *HbA1c（国際標準値）≧ 6.5％
```

```
血糖値と HbA1c          血糖値のみ            HbA1c のみ
ともに糖尿病型          糖尿病型              糖尿病型
                            ↓
                   ・糖尿病の典型的症状
                   ・確実な糖尿病網膜症のいずれか
                        あり    なし          なるべく
                                              1ヵ月以内に
     ↓                    ↓    ↓                    ↓
   糖尿病                糖尿病  再検査              再検査
                                                 （血糖検査は必須）

血糖値と HbA1c  血糖値のみ  HbA1c のみ  いずれも    血糖値と HbA1c  血糖値のみ  HbA1c のみ  いずれも
ともに糖尿病型  糖尿病型    糖尿病型    糖尿病型でない  ともに糖尿病型  糖尿病型    糖尿病型    糖尿病型でない

         糖尿病                         糖尿病
                          糖尿病疑い                          糖尿病疑い

                    3～6ヵ月以内に血糖値・HbA1c を再検査
```

図1　糖尿病の診断基準[1]

表　糖尿病治療に用いられることの多いくすり

経口血糖降下薬	
スルホニル尿素薬	グリベンクラミド（ダオニール，オイグルコン），グリメピリド（アマリール），グリクラジド（グリミクロン）
ビグアナイド系薬剤	メトホルミン塩酸塩（メトグルコ，メデット），ブホルミン塩酸塩（ジベトス）
チアゾリジン系薬剤	ピオグリタゾン塩酸塩（アクトス）
α-グルコシダーゼ阻害薬	ミグリトール（セイブル），ボグリボース（ベイスン），アカルボース（グルコバイ）
速効型インスリン分泌促進薬	ミチグリニドカルシウム水和物（グルファスト），ナテグリニド（スターシス，ファスティック），レパグリニド（シュアポスト）
DPP-4阻害薬	ビルダグリプチン（エクア），リナグリプチン（トラゼンタ），シタグリプチンリン酸塩水和物（グラクティブ，ジャヌビア），アログリプチン安息香酸塩（ネシーナ），テネリグリプチン臭化水素酸塩水和物（テネリア）
GLP-1受容体作動薬	リラグルチド（ビクトーザ皮下注），エキセナチド（バイエッタ皮下注，ビデュリオン皮下注）
インスリン製剤	
超速効型インスリン製剤	ノボラピッド注，ヒューマログ注，アピドラ注
速効型インスリン製剤	ノボリンR注，ヒューマリンR注
混合型インスリン製剤	ノボラピッドミックス注，ヒューマログミックス注
中間型インスリン製剤	ノボリンN注，ヒューマログN注，ヒューマリンN注
持続型インスリン製剤	ランタス注，トレシーバ注，レベミル注

＊各種プレフィルド製剤，カートリッジ製剤がある

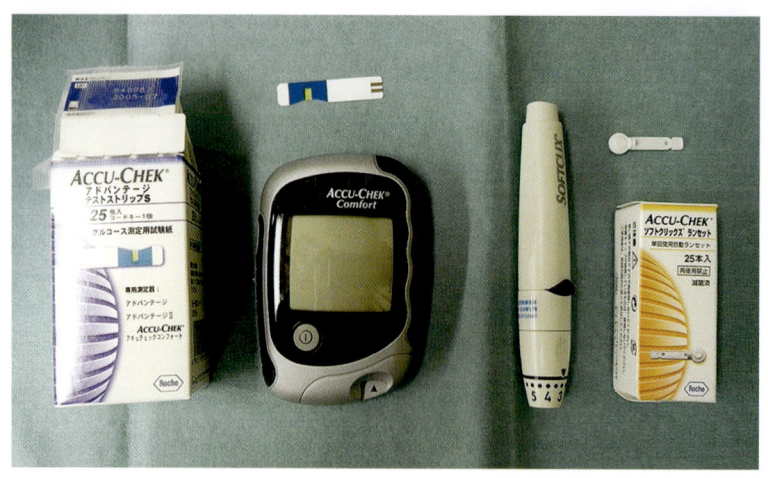

図2　血糖測定のための器材

（下痢，食欲不振，悪心，金属味）を生じることがあります．乳酸アシドーシス[*1]が一度生じると，死亡率が高くなります．

α-グルコシダーゼ阻害薬では，下痢や腹部膨満，鼓腸（腸管内・腹膜腔内にガスが溜まって腹部が膨隆した状態）が多くなりますが，劇症肝炎を生じることが報告されています．スルホニル尿素薬と併用している場合には，低血糖発作に対して砂糖ではなく，グルコースが必要となります．

インスリン感受性を高め，肝臓からのグルコース放出を抑制する作用のあるチアゾリジン薬ではしばしば体重が増加します．ときに浮腫，黄斑浮腫，貧血，心不全，骨折をきたすことがあり，十分な注意が必要です．また，心不全，重篤な肝・腎障害がある場合には投与禁忌となっています．

くすりの相互作用

酸性非ステロイド性抗炎症薬（酸性NSAIDs），マクロライド系抗菌薬（クラリスなど），ニューキノロン系抗菌薬は，血糖降下薬と併用することで低血糖を誘発します．低血糖症状を生じた場合，すみやかにブドウ糖やグルコースの内服投与などを指示します．

歯科診療上の注意点と対応

①糖尿病のコントロールの把握

内科主治医に対診して，治療内容やコントロール状態を把握したうえで処置を行います．処置開始前には，食事の有無，内服薬，インスリンの投与の有無を確認します．

歯科治療の予約に際しては，昼食前や夕食前などの食前は避けましょう．歯科治療中に低血糖発作を起こす可能性があるため，低血糖を疑った場合はその場で可能な処置を行います．低血糖発作の症状には空腹感，発汗，嘔気，頻脈，動悸がみられ，意識の消失からついには昏睡となります．すみやかな対応が必要となることはいうまでもなく，意識がある場合は甘いジュースなどを，吐気がなければアメなどを与えます．意識がなく緊急を要する場合は，ブドウ糖の静脈注射が必要になります．改善を認めない場合は医師の応援を要請します．

[*1] 乳酸アシドーシス：さまざまな要因により血中に乳酸が蓄積し，血液が著明に酸性に傾いた状態．放置すると昏睡状態に傾いて死に至る

② **易感染性**

いったん感染すると慢性化し，難治化しやすくなります．また，感染自体が代謝機構を乱し，病状の悪化やケトアシドーシス*2のきっかけともなります．

③ **腎障害のある場合**

抗菌薬の投与の際には，腎排泄型の薬剤の処方は避ける必要があります．腎不全による人工透析を行っている患者さんでは，透析日の確認を行い，歯科受診は透析翌日の午前中に予約をとることが望ましいとされています．また，人工透析を行っている主治医との連携が必要です．

観血処置時に止血困難をきたすことがあるので，スケーリング，抜歯時には十分な注意が必要です．

④ **神経障害のある場合**

しびれ，疼痛，知覚障害などをきたしていることがあります．自律神経障害のある患者さんでは，起立性低血圧などを起こしやすいので，体位の変更はゆっくりと行いましょう．

⑤ **その他**

糖尿病は，高血圧，虚血性心疾患，高脂血症，動脈硬化などさまざまな合併症を有していることが多いため，糖尿病以外の病歴の聴取を慎重に行う必要があります．

*2 ケトアシドーシス：血中にケトン体が増加し，血液が酸性に傾いた状態

● **糖尿病と歯周病**

日本糖尿病協会と日本歯科医師会とが連携し，国民の健康増進に寄与することを目的として，「日本糖尿病協会歯科医師登録医制度」を設立しています．この制度は，糖尿病・歯周病・血管病変に関する情報交換を行うことにより，糖尿病の予防ならびに治療の向上を目指しています．

日本糖尿病学会が2016年に発行した「糖尿病治療ガイド2016-2017」において，「糖尿病と歯周病」という項目があり，糖尿病患者に定期的な歯科受診を促すことを強く勧めています．

また，日本歯周病学会も2009年に「糖尿病患者に対する歯周治療ガイドライン」を発行し，2014年に改訂を行っています．このなかでも，歯周治療がHbA1cの改善に有効かどうかについて，治療の推奨度が上昇しており，「行うことを勧める」という表現になっています．

このように，糖尿病の患者に対する歯科治療の重要性が高まっているため，最新のガイドラインなどを参考にするようにしましょう．

（松木由起子，一戸達也）

代謝・内分泌疾患 2

甲状腺機能障害

甲状腺機能障害とは？

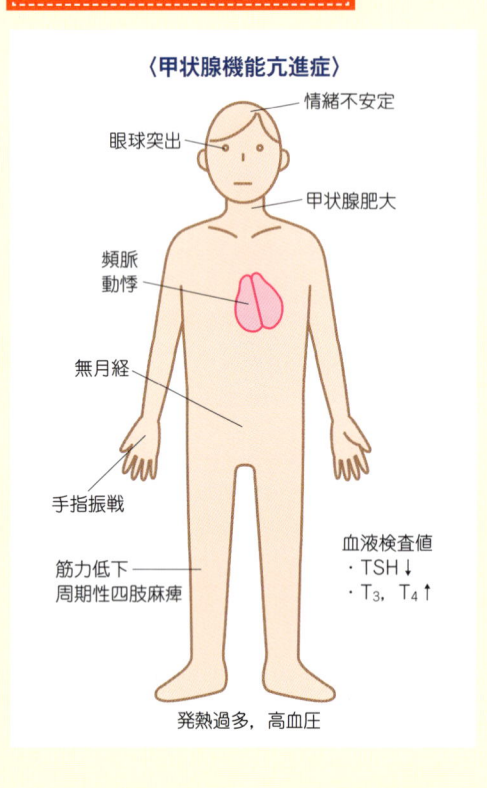

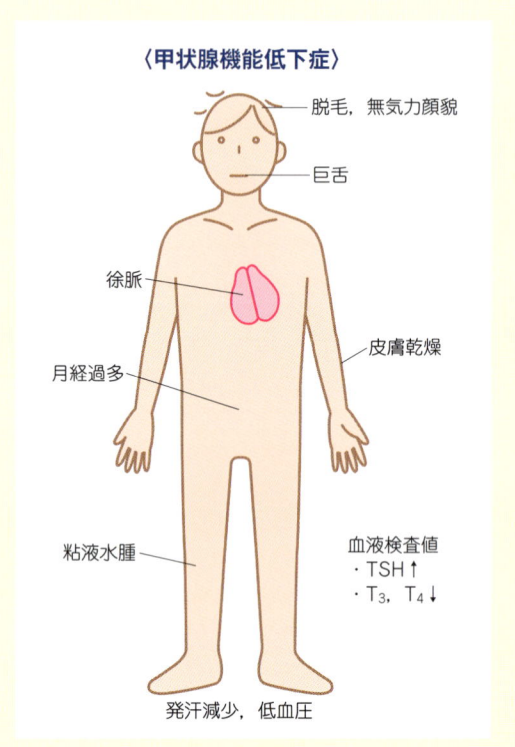

〈甲状腺機能亢進症〉
- 情緒不安定
- 眼球突出
- 甲状腺肥大
- 頻脈，動悸
- 無月経
- 手指振戦
- 筋力低下，周期性四肢麻痺
- 血液検査値
  ・TSH↓
  ・T_3，T_4↑
- 発熱過多，高血圧

〈甲状腺機能低下症〉
- 脱毛，無気力顔貌
- 巨舌
- 徐脈
- 皮膚乾燥
- 月経過多
- 粘液水腫
- 血液検査値
  ・TSH↑
  ・T_3，T_4↓
- 発汗減少，低血圧

甲状腺は右葉と左葉から成り，輪状軟骨の高さで狭部によりつながっています．甲状腺ホルモン分泌は，甲状腺刺激ホルモン（TSH）の調節作用を受けます．
「甲状腺機能障害」には，「甲状腺機能亢進症」と「甲状腺機能低下症」があります．

■ 甲状腺機能亢進症
Basedow（バセドウ）病やPlummer（プランマー）病があります．
また，甲状腺腫，眼球突出，頻脈を3徴候といい，ほかにも心悸亢進，発汗，手指振戦，食欲亢進，体重減少，情緒不安定，易疲労性などの症状がみられます．

■ 甲状腺機能低下症
橋本病やクレチン病があります．
全身倦怠感，皮膚乾燥，徐脈，四肢・顔面の粘液水腫，頭髪脱毛などの症状がみられます．

よく使われるくすり

①**甲状腺機能亢進症**：抗甲状腺治療薬として，チアマゾール（メルカゾール），プロピルチオウラシル（チウラジール）があります．放射線治療として，放射性ヨード内服，外科治療として甲状腺摘出術が行われます．

②**甲状腺機能低下症**：合成甲状腺ホルモン薬として，T_4（レボチロキシンナトリウム/チラーヂンS），T_3（リオチロニンナトリウム/チロナミン）の投与が行われます．副腎皮質機能障害がある場合には，ステロイド性抗炎症薬の投与が行われます．

くすりの副作用

薬物アレルギーと顆粒球減少症があります．皮膚掻痒感，蕁麻疹，関節痛などに対しては，抗ヒスタミン薬の併用や，ほかの抗甲状腺薬への変更で対応します．

くすりの相互作用

抗甲状腺薬は，アドレナリンとの相互作用を生じ，心血管系に影響を与えます．ステロイド性抗炎症薬内服中の患者さんでは，非ステロイド性抗炎症薬（NSAIDs）の追加投与によって消化管潰瘍を増加させるため，最小限とします．

歯科診療上の注意点

①**甲状腺機能障害**

甲状腺ホルモン値（T_3，T_4，TSHなど）が正常であること，内服加療中の場合は，きちんと内服していることを確認します．歯科治療前には，バイタルサインが安定していることを確認しましょう．頻脈や発熱がある場合は，治療を中止し，内科受診を勧めます．また，転居や試験などストレスの多い環境では，急激に悪化する場合があるので体調の確認は重要です．

②**甲状腺機能亢進症**

抜歯などの外科的侵襲がある処置の際の精神的ストレスや，局所麻酔薬に含有されているアドレナリンによって急激に悪化する危険性（甲状腺クリーゼ）があります．甲状腺クリーゼとは，甲状腺が突然，極端な機能亢進を起こす，命にかかわる状態です．高熱（特に，感染症を併発している場合に著しい），全身の発汗，頻脈，手指振戦，嘔吐，下痢，不穏，昏睡を生じ，ときに死に至ることがあるため，専門医へすみやかに連絡し，治療を開始する必要があります．

一般に，ショック症状がみられた場合には，気道確保，血管確保による輸液，酸素投与，ステロイド性抗炎症薬の投与が行われます．

③**甲状腺中毒症状**

抗甲状腺薬が大量投与されていたり，無機ヨードの投与が行われている場合，歯科治療において，イソジンガーグルやJGパスタなどヨード含有製剤を使用する際は，主治医に相談をしたうえで慎重に行う必要があります．

④**甲状腺機能低下症**

副腎機能不全を合併していることがあるため，抜歯などの外科的侵襲を加える場合には，ステロイドカバー（p.69参照）や抗菌薬の投与が必要となる場合があります．

また，心血管障害を合併している場合があるため，アドレナリン含有局所麻酔薬の使用の有無を歯科医師に確認します．

（松木由起子，一戸達也）

自己免疫疾患 1

関節リウマチ

関節リウマチとは？

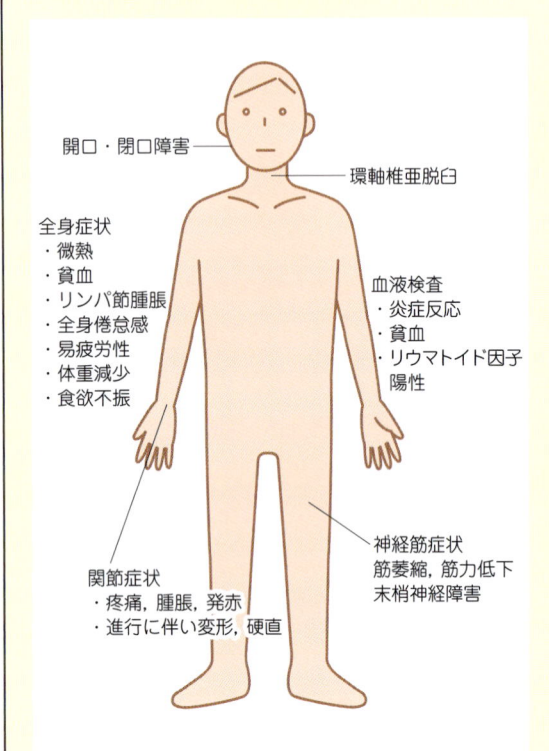

「関節リウマチ（RA：Rheumatoid Arthritis）」とは，身体の多くの関節に炎症が起こり，関節が腫れて痛む，原因不明の病気です．長期間にわたって進行すると関節の変形と機能障害が起こります（表）．

本疾患は人口の0.3〜1.5％に発症しているとされ，人種差，地域差はないものの女性に多く，男女比は約1：3といわれています．急性炎症期には，関節液の貯留もみられ，関節症状として，起床時の関節のこわばり（「朝のこわばり」）がみられるのが特徴です．

また，左右対称性に手指（近位指節関節〈指の第二関節：PIP〉，中手指節関節〈指の第三関節，指の付け根：MCP〉）や足趾の関節（MTP）に疼痛や腫脹，発赤，熱感を生じ，やがて手，肘，足，膝関節なども侵されます．進行すると，関節の骨や軟骨が破壊されて関節は変形し（図），関節を動かせる範囲が狭くなります（強直）．

人体図のラベル:
- 開口・閉口障害
- 環軸椎亜脱臼
- 全身症状
  ・微熱
  ・貧血
  ・リンパ節腫脹
  ・全身倦怠感
  ・易疲労性
  ・体重減少
  ・食欲不振
- 血液検査
  ・炎症反応
  ・貧血
  ・リウマトイド因子陽性
- 関節症状
  ・疼痛，腫脹，発赤
  ・進行に伴い変形，硬直
- 神経筋症状
  筋萎縮，筋力低下
  末梢神経障害

全身症状としては，微熱，貧血，リンパ節腫脹，全身倦怠感，易疲労性，体重減少，食欲不振などが起こり，リウマトイド結節*も約20％の症例に認められます．

神経筋症状としては，筋萎縮，筋力低下，末梢性神経障害が認められ，診断のための検査としては，血液検査（炎症反応，貧血，リウマトイド因子（RF：Rheumatoid Factor）測定）が行われます．

---

*リウマトイド結節：関節リウマチの患者さんの皮下組織に出現，腱や肺，胸膜，心臓，心膜などにできる小さな結節組織

A. 罹患関節	スコア
大関節1ヵ所	0
大関節2〜10ヵ所	1
小関節1〜3ヵ所(大関節の罹患の有無を問わない)	2
小関節4〜10ヵ所(大関節の罹患の有無を問わない)	3
11ヵ所以上(1ヵ所以上の小関節を含む)	5
B. 血清学的検査(分類には1回以上の検査結果が必要)	
RF陰性かつACPA*陰性	0
RF低値陽性またはACPA低値陽性	2
RF高値陽性またはACPA高値陽性	3
C. 急性期反応物質(分類には1回以上の検査結果が必要)	
CRP*正常かつESR*正常	0
CPR異常またはESR異常	1
D. 症状の持続期間	
6週未満	0
6週以上	1

表 アメリカリウマチ学会(ACR)・欧州リウマチ連盟(EULAR)によるガイドライン(2010)
スコアに基づくアルゴリズム．A〜Dのスコアを加算する．RA確定例への分類にはスコア6/10以上が必要．

* ACPA：抗シトルリン化ペプチド抗体
* CRP：C反応性タンパク
* ESR：赤血球沈降速度

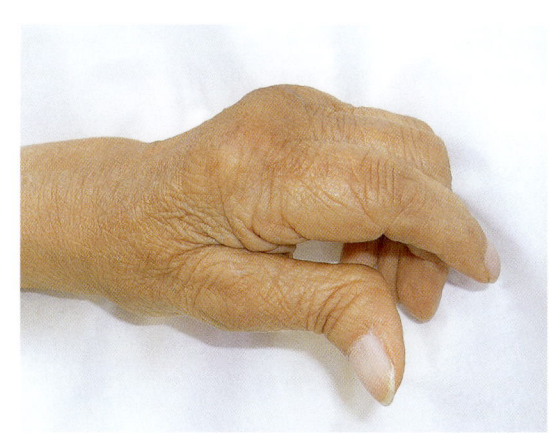

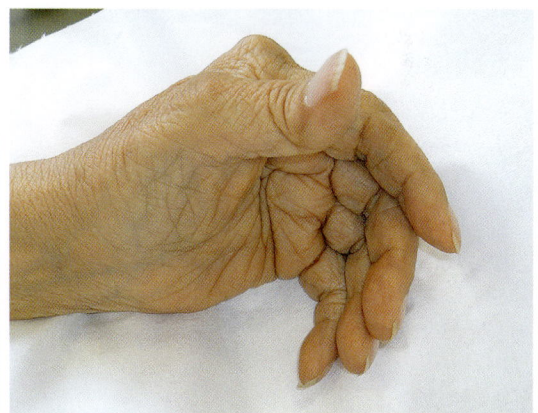

図 関節リウマチによる手指の変形

よく使われるくすり

①**非ステロイド性抗炎症薬（NSAIDs）**：第一選択薬として，特に酸性NSAIDs（インドメタシンなど）が用いられます．ほかにロキソプロフェンナトリウム（ロキソニン），ナプロキセン（ナイキサン），インドメタシン（インダシン）などがあります．

②**抗リウマチ薬**：ブシラミン（リマチル），サラゾスルファピリジン（アザルフィジン），金属剤の金チオリンゴ酸ナトリウム（シオゾール），ペニシラミン（メタルカプターゼ），レフルノミド（アラバ）などがあります．また，治療抵抗性で活動性の高い関節リウマチには，メトトレキサート（リウマトレックス）の経口投与が積極的に行われます．

③**ステロイド性抗炎症薬**：全身性血管炎や関節外症状を有する，重篤かつ活動性の高い関節リウマチに適応となり，プレドニゾロン（プレドニン）などがあります．

④**免疫抑制剤**：アザチオプリン（イムラン，アザニン），シクロホスファミド水和物（エンドキサン）などが，難治性の症例に投与されることがあります．

⑤**生物学的製剤**：抗サイトカイン療法が中心となります．TNF-α抗体であるインフリキシマブ製剤（レミケード）や可溶性TNF-α受容体であるエタネルセプト製剤（エンブレル）の投与が行われます．

くすりの副作用

NSAIDsの大量投与では，胃潰瘍に注意が必要です．

抗リウマチ薬は，皮疹，腎障害，造血障害の副作用を有します．特に，メトトレキサートは，口内炎，口腔粘膜の潰瘍や壊死，肝障害，間質性肺炎に注意が必要です（p.6参照）．

ステロイド性抗炎症薬は，骨粗鬆症，消化性潰瘍，糖尿病，高血圧などの出現に注意します．また，関節水腫に対するステロイド注射をしているときは感染に注意が必要です．

くすりの相互作用

NSAIDsは，ステロイド性抗炎症薬と併用すると消化性潰瘍を生じることがあります．

抗リウマチ薬（メトトレキサート）や免疫抑制薬，生物学的製剤では，肝障害，腎障害を生じることがあるので，抗菌薬の投与量に注意が必要です．また，骨髄抑制を生じることがあるので，感染には注意が必要です．

歯科診療上の注意点と対応

①関節障害への対応

関節の痛みやこわばりは朝（午前中）に生じるため，歯科治療の実施は午後が適しています．また，頸椎の環軸椎の亜脱臼を起こしていることがあるため，診療時にはヘッドレストや体位の変更に留意します．

上頸部病変のある場合，運動制限や四肢の痺れ，めまい，感覚障害を生じることがあるので，長時間の前屈位は避けましょう．顎関節に症状がある場合，開口・閉口障害をきたすことがあるので，無理な開口はさせないよう，器械挿入時には注意が必要です．

指の関節障害による機能不全のため，清掃具がうまく使えず，口腔清掃状態の悪化をきたしていることもあります．本人が口腔清掃困難な場合は，家族や介護者などに対し，口腔清掃指導を行う必要があります．

②抗炎症薬

リウマチの患者さんは，抗炎症薬を投与されているため，重複投与とならないように，内科主治医との連携が重要です．主治医と相談のうえ，胃粘膜への影響の少ない消炎鎮痛薬を選択

します．

③外科手術後の二次感染

　関節の破壊が強い場合などで外科手術（人工関節の置換など）を受けた患者さんの場合，二次感染予防のため，観血処置時（スケーリング，歯内療法，抜歯など）は特に注意が必要です．予防的な抗菌薬の投与が望ましく，口腔内の消毒はしっかりと行うよう留意しましょう．

④ステロイド性抗炎症薬の注意点

　ステロイド性抗炎症薬の投与を受けている患者さんの場合には，ステロイドカバー（p.69参照）が必要になることがあります．侵襲の大きな処置（抜歯や歯周外科手術など）を行うにあたっては，内科主治医へ対診し，ステロイドカバーの必要性について検討しましょう．

　また，ステロイド性抗炎症薬の副作用である骨粗鬆症への予防薬として，ビスホスホネート系薬剤（フォサマック，ボナロン，アクトネル，ベネットなど）を投与されている患者さんに，抜歯，インプラント埋入などの外科処置を行った場合，骨髄炎や顎骨壊死をきたしたという報告があります．疼痛，しびれなど骨髄炎，顎骨壊死などの症状が発現した場合，すみやかに歯科を受診するよう指導しましょう．同時に，これらの投与を受けている患者さんの場合は，主治医への対診を行い，できるだけ外科処置を避けるように口腔清掃指導を徹底する必要があります．

（松木由起子，一戸達也）

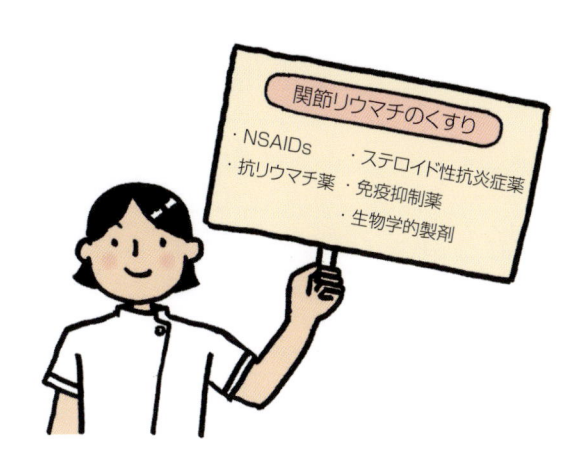

関節リウマチのくすり
・NSAIDs　・ステロイド性抗炎症薬
・抗リウマチ薬　・免疫抑制薬
・生物学的製剤

自己免疫疾患 2 ベーチェット病

ベーチェット病とは？

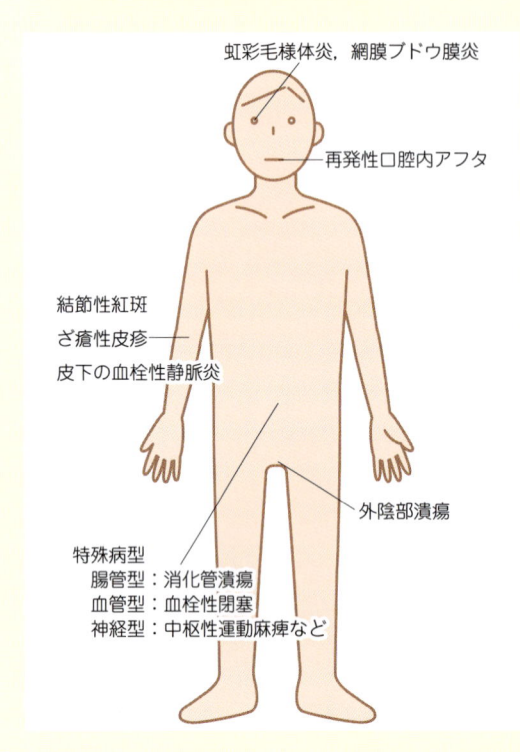

（図中ラベル）
- 虹彩毛様体炎，網膜ブドウ膜炎
- 再発性口腔内アフタ
- 結節性紅斑
- ざ瘡性皮疹
- 皮下の血栓性静脈炎
- 外陰部潰瘍
- 特殊病型
  - 腸管型：消化管潰瘍
  - 血管型：血栓性閉塞
  - 神経型：中枢性運動麻痺　など

「ベーチェット病」は，「再発性口腔内アフタ性潰瘍」，「皮膚病変」，「外陰部潰瘍」，「眼症状」を4主症状とする症候群です．原因は不明なものの，T細胞*の異常反応により産生されたサイトカインが好中球機能を亢進させるためと考えられています．

初発症状としてみられる**口腔内アフタ**は，紅暈（こううん）を伴う境界明瞭な円形または楕円形の小潰瘍で，底面に黄白色苔を付着しています．有痛性で，5〜7日でいったん治癒しますが，2〜3週間で再発するといわれます．

皮膚病変には，結節性紅斑，ざ瘡性皮疹，血栓性静脈炎があります．

眼症状では，虹彩毛様体炎と網膜ブドウ膜炎が生じます．

外陰部潰瘍では，口腔内アフタに似た境界明瞭な潰瘍が生じ，深い潰瘍では治癒後に瘢痕を生じます．

診断のための検査としては，血液検査があります．炎症反応，針反応として，比較的太い注射針を前腕屈側皮膚に刺入し，24〜48時間後に，同部に紅斑，嚢胞を生じるかを調べたり，眼科検査におけるブドウ膜炎などの存在を確認します．

● よく使われるくすり

病因が明らかでないため，特異的治療法はありません．全身性の緩解・増悪を繰り返す疾患であり，病型，病期，病勢に合わせた治療が必要です．重篤な視力障害を残しうる眼病変，生命予後を左右する腸管，血管，中枢神経への特殊病変には，ステロイド性抗炎症薬，シクロスポリン（サンディミュン），メトトレキサートなどの全身投与が行われます．

これら以外の急性期症状によって，患者さんのQOLが著しく低下した場合には，コルヒチン

---

*T細胞：末梢血リンパ球中の60〜70％を占め，細胞性免疫の主要な担当細胞

（コルヒチン），非ステロイド性抗炎症薬（NSAIDs），中等量以下のステロイド性抗炎症薬の内服を考慮します．陰部潰瘍に対しては，潰瘍局所の消毒としてクロルヘキシジン（ヒビテン）が使用され，抗菌薬添加ステロイド軟膏（硫酸ゲンタマイシン，吉草酸ベタメタゾン含有のリンデロン軟膏）などが用いられます．

口腔内アフタに対しては，トリアムシノロンアセトニドの軟膏（ケナログ口腔用軟膏）の塗布や錠剤（アフタッチ）の付着投与などがあります．口腔内を清潔に保つため，ポビドンヨード（イソジンガーグル）やアズレン（ハチアズレ）が含嗽薬として使用されます．

再発性の高い症例には，経口薬としてイコサペント酸エチル（エパデール），アゼラスチン（アゼプチン）などが用いられます．

くすりの副作用

コルヒチンの長期内服により，下痢，乏精子症，月経異常，催奇性，筋症状などが現れます．

また，ステロイド性抗炎症薬では，骨粗鬆症，高血圧，高脂血症，糖尿病，感染症，抜歯後治癒不全，口腔内真菌症などが，シクロスポリン（サンディミュン）では，高血圧症，腎機能障害，感染症，歯肉増殖症（p.6参照）などが現れます．

くすりの相互作用

コルヒチンとマクロライド系抗菌薬（クラリスなど）を併用することで，コルヒチンの中毒症状である汎血球減少，肝機能障害，筋痛，腹痛，嘔吐，下痢，発熱などを発現した報告があるので，併用には注意が必要です．

ステロイド性抗炎症薬と消炎鎮痛薬では，両剤とも消化管粘膜を障害するため，併用には注意が必要です．

シクロスポリン（サンディミュン）をアミノ糖系抗菌薬や非ステロイド性抗炎症薬（NSAIDs）と併用すると，腎障害が現れやすくなるので注意が必要です．マクロライド系抗菌薬，クロラムフェニコールの併用は，シクロスポリンの血中濃度を上昇させることがあるので，併用する場合は血中濃度測定により慎重な調節が必要です．

歯科診療上の注意点と対応

ベーチェット病は軽快と再発を繰り返す病気です．このため，さまざまな発作をきたしている場合，主治医との連携が必要となります．眼病変や腸管，血管，神経病変が悪化している場合，ステロイド性抗炎症薬の投与や免疫抑制薬の投与が行われます．局所感染や外傷を極力避け，過労とならないように指導されています．また，抜歯やスケーリングなどの観血処置は，注意して行う必要があります．感染予防のため，局所の消毒を徹底すること，事前に感染予防のための抗菌薬の投与を行うなど十分留意します．

ベーチェット病の症状の多くは，粘膜・皮膚症状や関節症状で，また眼症状が初発となって発見されます．その後，軽快と再発を繰り返し慢性に経過します．しかし，一部は腸管，血管，中枢神経に病変をきたす特殊病型となります．血管に症状が出ると抗凝固療法を行うこともあり，ワルファリンカリウム（ワーファリン）などの血液凝固阻止薬やチクロピジン塩酸塩（パナルジン）やアスピリン（バイアスピリン）などの抗血小板薬を内服している場合があります．その場合は，止血困難となることがあるため，歯科治療中には清潔なガーゼを渡すこと，また治療後なかなか止血ができない場合などは，すみやかに連絡をもらうよう留意します．

神経ベーチェット病では，患者さんの多くが重度の運動麻痺や神経障害を呈するため，社会生活が困難になることが多くなります．

（松木由起子，一戸達也）

自己免疫疾患 3 シェーグレン症候群

シェーグレン症候群とは？

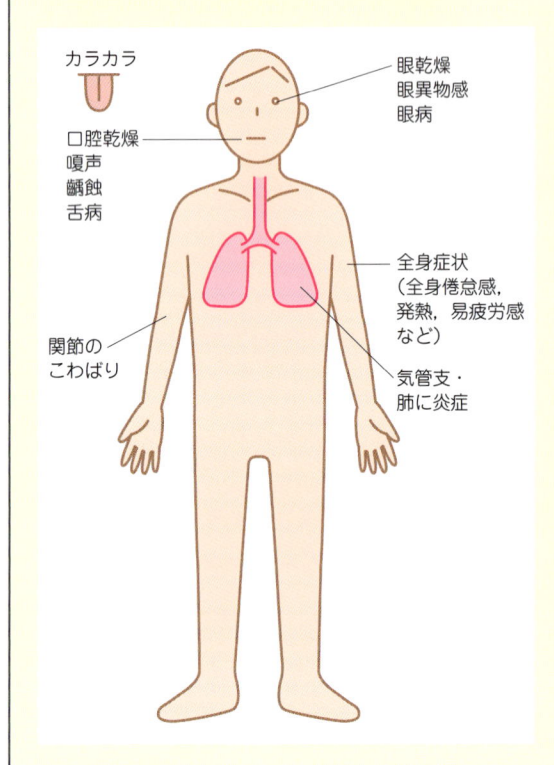

図中ラベル：
- カラカラ
- 眼乾燥，眼異物感，眼病
- 口腔乾燥，嗄声，齲蝕，舌病
- 関節のこわばり
- 全身症状（全身倦怠感，発熱，易疲労感など）
- 気管支・肺に炎症

「シェーグレン症候群（Sjögren's syndrome）」は，涙腺と唾液腺を標的とする眼球乾燥感（ドライアイ）および口腔乾燥感（ドライマウス，図）を主訴とする**自己免疫疾患**です．おもに40〜60歳代の女性に好発します．

病型は，膠原病（関節リウマチ，全身性エリテマトーデス，強皮症，皮膚筋炎，混合性結合組織病）と合併する**二次性（続発性）シェーグレン症候群**と，これらの合併のない**一次性（原発性）シェーグレン症候群**に大別されます．一次性シェーグレン症候群はさらに，唾液腺に限局する腺症状のみの**腺型**と，病変が腺以外の全身諸臓器におよぶ**腺外型**とに分けられます．血液検査では，抗核抗体，リウマトイド因子，抗Ro/SS-A抗体，抗La/SS-B抗体などの自己抗体が出現します．

● よく使われるくすり

乾燥症状に対し，対症療法として人工涙液や人工唾液が投与されます．乾燥状態が強い場合には，セビメリン塩酸塩水和物，ピロカルピン塩酸塩，麦門冬湯などが用いられます．関節痛や関節炎を認める場合は，非ステロイド性抗炎症薬（NSAIDSs）が有効です．反復する難治性の唾液腺腫脹，進行性の間質性肺炎，間質性腎炎，高ガンマグロブリン血症性紫斑などの病態を呈する場合はステロイド性抗炎症薬が投与されます．

● くすりの副作用

セビメリン塩酸塩水和物，ピロカルピン塩酸塩の副作用は，悪心などの胃腸障害，多汗などの皮膚および皮下組織障害と重大な副作用として間質性肺炎があります．

図　33歳，女性のシェーグレン症候群患者
糸状乳頭は萎縮し，舌全体が発赤している

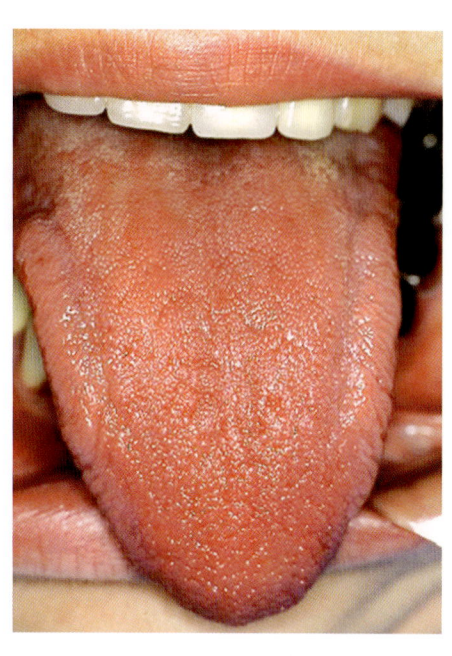

🔴 くすりの相互作用

　セビメリン塩酸塩水和物，ピロカルピン塩酸塩の両者でコリン作動薬の作用が増強，抗コリン作動薬の作用が減弱する可能性があります．セビメリン塩酸塩は，シトクロムP450の阻害剤で作用が増強され，シトクロムP450の誘導薬では作用が減弱する可能性があります．ピロカルピン塩酸塩は，CYP2A6で代謝され活性化する薬剤の作用を減弱，反対にCYP2A6で代謝される薬剤の作用を増強，また，CYP2A6の阻害剤が本剤の作用を増強する可能性があります．

👩 歯科診療上の注意点と対応

　シェーグレン症候群では，自浄作用や唾液緩衝能の低下により口腔環境が悪化しているため，齲蝕（特に歯頸部齲蝕）や歯周病の発生リスクが高くなります．また，唾液分泌刺激薬が投与されていても奏効していない場合もあり，保湿剤などを併用すると効果的です．

　咀嚼機能の低下に伴う自律神経刺激の減少により，唾液分泌が低下している場合があります．歯の疼痛，動揺，欠損状態，義歯の不適合など咬合状態を評価し，必要であればすみやかに補綴・保存処置を行います．舌痛や口内炎などを主訴に来院する場合もあるため，舌・口腔粘膜の色調や萎縮状態などを注意深く観察する必要があります．

　適切な治療が施されず口腔乾燥が改善されていないと，多量の舌苔，平滑舌，口角炎，口腔粘膜の白苔などの症状を呈する場合があります．このような場合は口腔カンジダ症に罹患している可能性が高く，適切な診断のもとに治療を行います．

　本疾患は，慢性関節リウマチや悪性リンパ腫などほかの膠原病を合併していることが多く，投薬内容などに注意が必要です．特に，観血処置時には，事前に病状や投薬内容について主治医に照会します．

（浮地賢一郎・片倉　朗）

自己免疫疾患 4

天疱瘡（てんぽうそう）

天疱瘡とは？

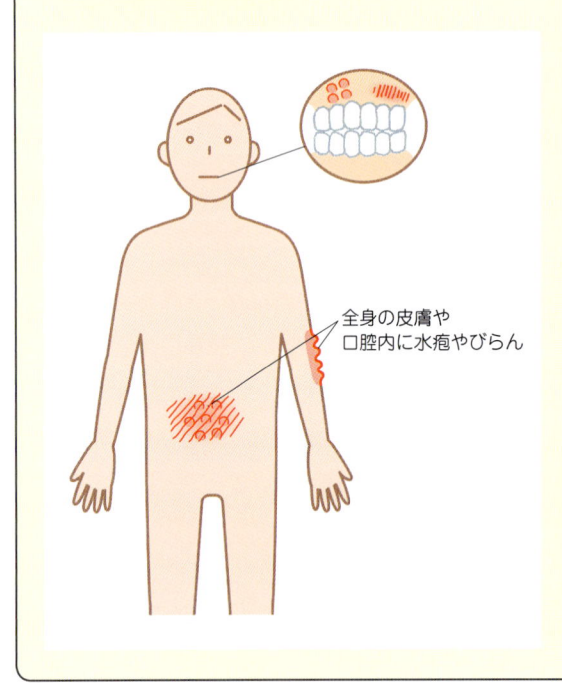

「天疱瘡」とは，全身の皮膚や口腔内に水疱（みずぶくれ）やびらんができる自己免疫疾患です（図）．皮膚や口腔粘膜の上皮細胞をつなげているタンパク（デスモグレイン）に対する抗体（抗デスモグレイン抗体）ができることによって発症します．天疱瘡の約8割は，口腔内や皮膚に発症する**尋常性天疱瘡**（じんじょうせい）と皮膚のみに発症する**落葉状天疱瘡**（らくようじょう）です．

発病年齢は，40〜60歳代に多く，性差はやや女性に多い傾向があります．本疾患は，厚生労働省指定難病の一つであり，日本全国に約3,000〜4,000人の患者さんがいるといわれています．尋常性天疱瘡では口腔内に初発症状を呈することが多く，早期に適切な診断・治療を受けないと重症化することがあり注意が必要です．

全身の皮膚や口腔内に水疱やびらん

● よく使われるくすり

天疱瘡では，ステロイド性抗炎症薬の内服が基本となります．ステロイド性抗炎症薬の内服で明らかな効果が得られない場合は，免疫抑制薬の併用や血漿交換療法*を行います．通常の治療に反応しない場合は，γ（ガンマ）グロブリン大量静注（IVIG：Intravenous immunoglobulin）療法が行われる場合があります．重症例では，ステロイドパルス療法（メチルプレドニゾロン1g/日，3日間）が効果的と報告されています．口腔内や皮膚のびらんに関しては，ステロイド性抗炎症薬の軟膏の局所投与が行われます．また，ステロイド性抗炎症薬の投与により骨粗鬆症や消化性潰瘍になる可能性があるため，ビスホスホネート系薬剤や消化性潰瘍の治療薬も投与されます．

● くすりの副作用

天疱瘡では，基本的にステロイド性抗炎症薬が投与されるため，本薬剤の副作用についての理解が必要となります．ステロイド性抗炎症薬

---

*血漿交換療法：血液を血漿分離器で血球成分と血漿成分に分離した後に，病気の原因物質を含む血漿を廃棄して同量の健常な方の血漿（新鮮凍結血漿）に置き換える治療法

の副作用は，大きく軽症副作用と重症副作用に分けられます．軽症副作用には，顔が丸くなる満月様顔貌（ムーンフェイス），顔や身体は太って丸くなるのに手足が細くなる中心性肥満，毛が濃くなる多毛や急激に肥満が起きるため皮下組織が断裂し下腹部や足などに筋が入る皮膚線条などがあります．軽症副作用は，生命に悪影響を及ぼすわけではないのでステロイド性抗炎症薬が減量されれば改善してきます．これに対して重症副作用は，生命に影響を及ぼす場合があるため，減量が考慮されます．重症副作用には，感染症，ステロイド性糖尿病，消化性潰瘍，骨粗鬆症，無菌性骨壊死，筋萎縮，精神症状，高血圧，高脂血症，白内障，緑内障などがあります．

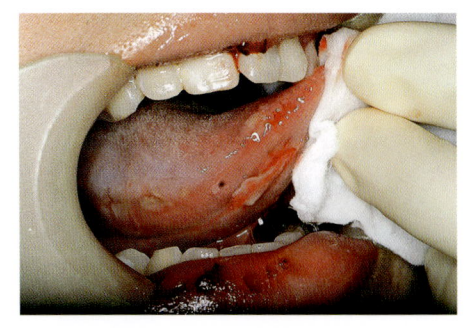

図　水疱が破れてびらんを形成している（尋常性天疱瘡）

くすりの相互作用

ステロイド性抗炎症薬は，抗けいれん薬のフェノバルビタールやフェニトイン，抗結核薬のリファンピシンなどと併用すると，作用が減弱する可能性があります．また抗凝固薬のワルファリンカリウムの作用減弱，アスピリンなどサリチル酸誘導体におけるサリチル酸中毒，経口糖尿病薬の作用減弱，利尿薬との併用による低カリウム血症などを起こす可能性があります．

歯科診療上の注意点と対応

①初発症状の発見

尋常性天疱瘡では，口腔内の水疱が初発症状となり，歯科治療の際に発見されることが多く報告されています．難治性の口内炎や容易に剝離する水疱を発見した際には，主治医に報告し，適切な医療機関への紹介が必要になります．

②急性症状があるときの治療・ケア

急性症状があるときの治療は，必要最低限に控える必要があります．エアスケーラーやタービンなどの使用は，水疱を剝離させ症状を悪化させる可能性があるからです．

急性症状を呈している場合は，表面麻酔薬を使用し，軟毛ブラシでの清掃指導を行うなど愛護的な口腔ケアが必要となります．

③ステロイド性抗炎症薬とビスホスホネート系薬剤

天疱瘡と診断されると，ステロイド性抗炎症薬の投与が開始されますが，その前に口腔内の状況を歯周基本検査やX線写真で評価する必要があります．ステロイド性抗炎症薬の副作用である骨粗鬆症の予防のために投与されるビスホスホネート系薬剤は顎骨壊死（p.6参照）を惹起する可能性があるからです．治療を開始する前に適切に評価し，抜歯など骨に侵襲が及ぶ治療は可及的に行っておく必要があります．また，ステロイド性抗炎症薬の投与は長期にわたることが多く，易感染性となるため，二次的に口腔カンジダ症を発症することが多く認められます．このような症状が認められた際には，主治医へ報告し，抗真菌薬の投与が必要となります．易感染性で口腔内の疼痛も伴うため，症状に合わせた口腔ケアを行うことが勧められます．

④かかりつけ医との連携

口腔内の状況が健常者と同等になったところで，かかりつけ歯科へ紹介し，通常の口腔衛生管理を行うように連絡します．天疱瘡は，症状が再発することもあるため，主治医とすぐに連絡が取れる体制づくりも重要となります．

（浮地賢一郎・片倉　朗）

自己免疫疾患 5 　全身性エリテマトーデス

全身性エリテマトーデスとは？

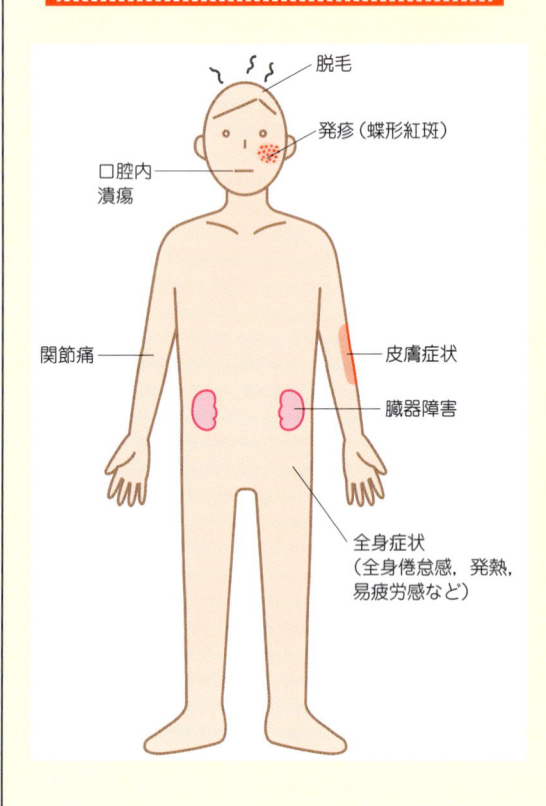

図中ラベル：
- 脱毛
- 発疹（蝶形紅斑）
- 口腔内潰瘍
- 関節痛
- 皮膚症状
- 臓器障害
- 全身症状（全身倦怠感，発熱，易疲労感など）

「**全身性エリテマトーデス**」とは，発熱，全身倦怠感，易疲労感などの全身症状と皮膚症状，口腔内潰瘍，多発性関節炎，臓器障害などの炎症性病変を特徴とする自己免疫疾患です．もっとも有名な症状は，頬にできる赤い発疹で，蝶が羽を広げているように見えることから**蝶形紅斑**とよばれています（図）．口腔内潰瘍は，無痛性であることが特徴的です．

本疾患は厚生労働省指定難病であり，発病率は10万人あたり10～100人と推定されています．性差は女性に多く，発症年齢は20～40歳代であることが多いといわれています．原因はいまだに不明ですが，誘因としてウイルス感染，けが，外科手術，妊娠・出産，薬剤などが報告されています．

● よく使われるくすりとくすりの副作用，相互作用

ステロイド性抗炎症薬の内服が基本となります．ステロイド性抗炎症薬の無効例，再発例や予後不良例には，アザチオプリン，シクロホスファミド水和物，タクロリムス水和物，ミゾリビン，シクロスポリンなどの免疫抑制薬を使用します．抗リン脂質抗体症候群に伴う血栓症を合併している場合は，アスピリン，ワルファリンカリウムなどの抗血栓薬が投与されています．

（⇒ステロイド性抗炎症薬，免疫抑制薬の副作用，相互作用に関しては，p.88～「天疱瘡」参照）

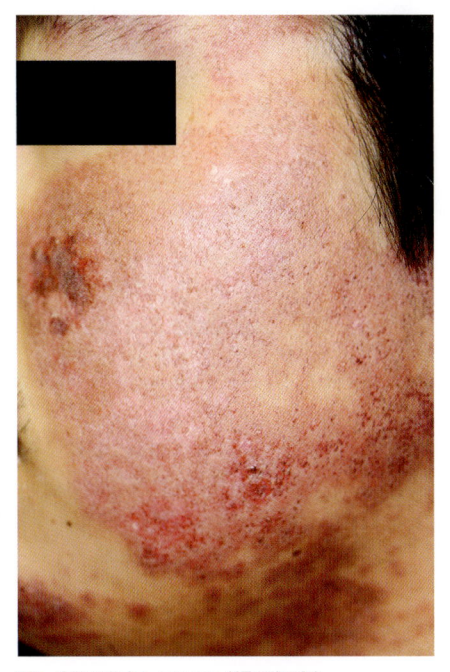

図　頬は発赤している（蝶形紅斑）

歯科診療上の注意点と対応

①口腔内の症状

　口腔内の症状としては，無痛性の潰瘍，紅斑，小出血点などを認めます．患者さん自身は気づかない場合があり，歯科受診の際に発見されることもあります．基本的にはステロイド性抗炎症薬の軟膏を用いた局所療法を行います．しかし，口腔内の症状のみでは本疾患の診断は困難で，血液検査などによって確定診断を行います．

②ステロイド性抗炎症薬

　本疾患では，ステロイド性抗炎症薬の投与が基本となり，場合によっては免疫抑制薬も投与されるため，易感染性となります．そのため，観血的処置を行う際には術前1～2時間前に通常量の抗菌薬を予防的に経口投与することが推奨されています．

　また，ステロイド性抗炎症薬の長期投与のために口角びらん，口腔粘膜の萎縮や白苔などを認めた場合は，口腔カンジダ症（p.9参照）を発症している可能性があり，抗真菌薬の投与が必要となります．

③薬剤に対する注意点

　本疾患は，腎障害などを合併していることも多く，薬剤投与の際には注意が必要です．ステロイド性抗炎症薬は，胃酸分泌促進作用があり，胃粘膜の保護作用を有するプロスタグランジンの生成を阻害するため，消化管潰瘍の危険性が高まります．消炎鎮痛薬の投与の際には，制酸薬や胃粘膜保護薬の併用が必要となります．抗リン脂質抗体症候群を合併している場合は抗凝固薬が投与されている可能性があり，スケーリングなどの歯周基本治療を行う際も注意が必要です．

（浮地賢一郎・片倉　朗）

血液疾患 1 貧血

貧血とは？

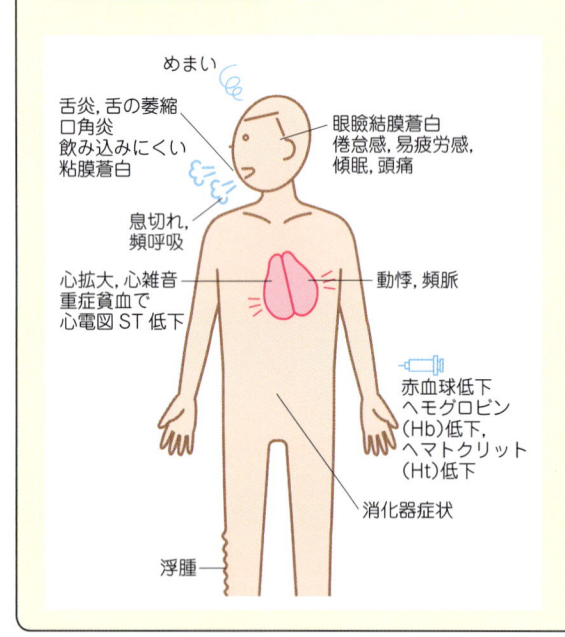

めまい
舌炎, 舌の萎縮
口角炎
飲み込みにくい
粘膜蒼白
眼瞼結膜蒼白
倦怠感, 易疲労感,
傾眠, 頭痛
息切れ, 頻呼吸
心拡大, 心雑音
重症貧血で
心電図ST低下
動悸, 頻脈
赤血球低下
ヘモグロビン
(Hb)低下,
ヘマトクリット
(Ht)低下
消化器症状
浮腫

「**貧血**」とは，血液中の赤血球の減少や，赤血球に含まれる血色素の量が少なくなった状態をいいます．

貧血には原因によっていくつかの種類がありますが，もっとも多いのがヘモグロビン（Hb）の原料となる鉄が不足して起こる**鉄欠乏性貧血**です．一般に，ヘマトクリット（Ht）が30％以下になるまで症状はありませんが，それ以下では疲労，脱力，ふらつき，労作時呼吸困難を引き起こします．強度の貧血では，起立時に症状を認め，安静時にも呼吸困難があります．

口腔症状として，舌炎，舌萎縮，口角炎，飲み込みにくいなどの症状がみられることがあります（p.7参照）．

貧血の原因

①**鉄欠乏性貧血**：鉄分が不足してヘモグロビンが不足します．

　1）**出血が原因**：傷などによる一過性の出血だけでなく，胃・十二指腸潰瘍や痔，子宮筋腫などで血液とともに鉄分を失います．

　2）**食生活が原因**：偏食やダイエットなどで，食物からの鉄分の摂取が不足するような栄養バランスの悪い食事が原因です．

　3）**鉄分の需要が多いのが原因**：成長期の子どもや妊娠中の女性は鉄分の必要量が普通より多いため，貧血になりやすくなります．

　4）**激しい運動が原因**：スポーツなどで激しい筋肉運動をする人は，赤血球が早く壊されて鉄分が不足しがちになります．

　5）**不規則な生活が原因**：体内の鉄分は夜になると減少するため，深夜労働や不規則な生活をしている人は，同じ食事をしていても貧血になりやすくなります．

②**溶血性貧血**：先天性のものと後天性のものとに分けられます．先天性では，赤血球そのものの異常が溶血の原因ですが，後天性の溶血性貧血は，発作性夜間血色素尿症などの一部を除いて，赤血球に対する抗体や，血管壁異常などの赤血球以外の異常によって起こります．

③**再生不良性貧血**（図）：赤血球をつくる骨髄そのものが障害を受け，赤血球が十分につくら

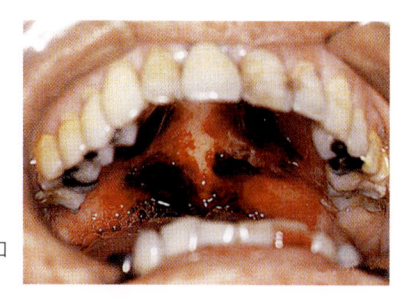

図　再生不良性貧血の患者さんの口腔内
血小板数は1万/μL台，汎血球減少症，口腔内の自然出血を認めた

分類	一般名	商品名
鉄製剤		
可溶性非イオン型鉄製剤	クエン酸第一鉄ナトリウム	フェロミア
鉄製剤	硫酸鉄	フェロ・グラデュメット
補酵素型ビタミンB$_{12}$	メコバラミン	メチコバール
	ヒドロキソコバラミン酢酸塩	フレスミンS
ビタミンB	葉酸	フォリアミン
免疫抑制薬	シクロスポリン	サンディミュン
	アザチオプリン	イムラン
ステロイド性抗炎症薬	プレドニゾロン	プレドニン
G-CSF	フィルグラスチム	グラン
ヒトエリスロポエチン	エポエチン　ベータ	エポジン
タンパク同化ステロイド	メテノロン酢酸エステル	プリモボラン
抗悪性腫瘍薬	シクロホスファミド水和物	エンドキサン

表　貧血の治療薬

れなくなったために起こる貧血です．白血球や血小板数も著しく減少します．

● よく使われるくすり(表)

貧血は1つの徴候にすぎないため，その原因に基づいて治療が行われます．鉄欠乏性貧血では鉄製剤の経口投与が行われます．悪性貧血では，ビタミンB$_{12}$の筋肉内投与，葉酸欠乏性巨赤芽球性貧血では，葉酸の経口投与がなされます．再生不良性貧血では，ステロイド性抗炎症薬，各種免疫抑制薬，G-CSFなどが投与されます．再生不良性貧血，白血病，溶血性貧血などで貧血が著しい場合は，輸血が行われます．

● くすりの相互作用

鉄製剤を服用している患者さんに対してテトラサイクリン系抗菌薬，キノロン系抗菌薬，制酸薬を投与すると，薬剤の吸収が阻害されて作用が減弱する一方で，鉄の吸収が阻害されることがあります．

● 歯科診療上の注意点と対応

① 貧血の原因を確認します．

② 貧血に伴うめまい，呼吸困難がないか，歯科治療中の姿勢などについて確認します．

③ 舌炎，舌萎縮，口角炎，飲み込みにくいなどの口腔症状がないか確認します．

④ 再生不良性貧血では，白血球や血小板の減少に伴い，著しい易感染性，出血傾向がみられることがあります．貧血の患者さんが歯肉出血を主訴として来院する場合もあるため，注意深く観察し，必要があれば医科と連携をとることが必要です．

（河合峰雄）

血液疾患 2 白血病

白血病とは？

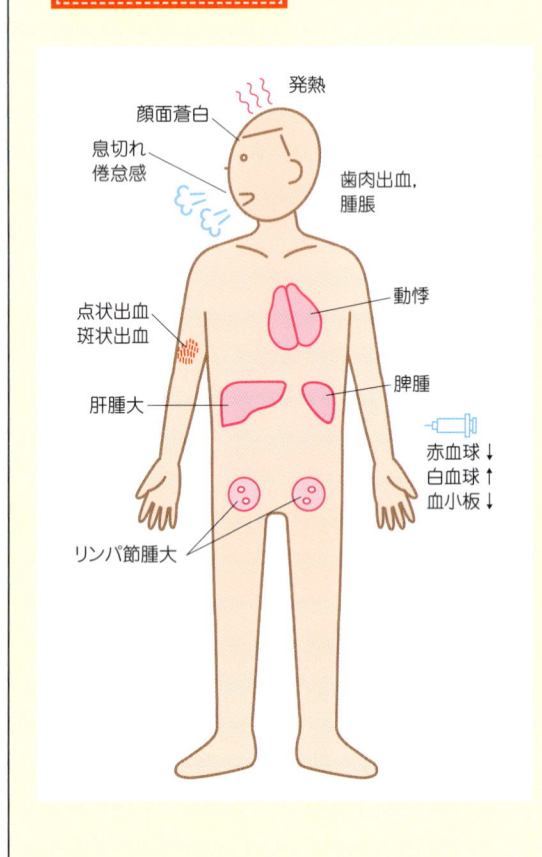

「白血病」は，血球をつくる造血細胞ががん化し，無制限に増殖する病気です．白血球系の細胞ががんになることが多いため「白血病」とよばれますが，実際には赤血球系や血小板系の細胞ががん化したものもあります．

白血病は，病気の進行の速さとがん化する細胞のタイプによって，**急性リンパ性白血病（ALL：Acute Lymphocytic Leukemia），急性骨髄性白血病（AML：Acute Myelogenous Leukemia），慢性リンパ性白血病（CLL：Choronic Lymphocytic Leukemia），慢性骨髄性白血病（CML：Chronic Myelogenous Leukemia）** の4つのグループに分けられます．急性白血病は急速に進行し，慢性白血病は徐々に進行するのが特徴で，リンパ性白血病では，リンパ球やリンパ球をつくる細胞が，骨髄性白血病では，好中球，好塩基球，好酸球，単球などをつくる細胞ががん化します．

白血病のおもな症状には，貧血，出血斑，歯肉出血などがあります．

（図の注釈：発熱／顔面蒼白／息切れ，倦怠感／歯肉出血，腫脹／点状出血，斑状出血／動悸／肝腫大／脾腫／リンパ節腫大／赤血球↓　白血球↑　血小板↓）

白血病の治療

白血病の治療は，白血病細胞を抗がん薬で殺し，「寛解」（一時的に正常に近い状態に戻ること）を目指します．まず，抗がん薬により寛解導入療法（白血病細胞を殺し，白血病から回復させる療法）を行い，完全寛解を目指します．「完全寛解」とは，骨髄中の白血病細胞が5％未満になってほかの臓器の浸潤も消失し，一時的によくなった状態をいいます．治癒といわずに「寛解」というのは，完全寛解になっても患者さんの体内には少数の白血病細胞が残存してい

表1　使われるくすりと副作用

シタラビン（キロサイド）	AMLの第一選択薬　**副作用**：骨髄抑制や悪心・嘔吐など
メルカプトプリン（ロイケリン）	AMLの寛解導入療法薬，ALLの維持療法薬として用いられる
メトトレキサート（メソトレキセート）	ALLの維持療法期に用いられる　**副作用**：骨髄抑制や粘膜障害など
ダウノルビシン（ダウノマイシン）	ALLの第一選択薬　**副作用**：骨髄抑制，心筋障害，脱毛など
シクロホスファミド（エンドキサン）	ALLに用いられる　**副作用**：骨髄抑制，脱毛，出血性膀胱炎など
ビンクリスチン（オンコビン）	ALL，AMLに用いられる　**副作用**：末梢神経障害，麻痺性イレウスなど
ステロイド性抗炎症薬（プレドニゾロンなど）	ALLによく用いられる　**副作用**：糖尿病やクッシング症候群，免疫不全症など
インターフェロンα	CMLに用いられる　**副作用**：うつ病，肝障害など
イマチニブ（グリベック）	CMLの第一選択薬．**副作用**：悪心，皮膚発疹，白血球減少など

表2　口腔ケアにおける血液検査値基準

	通常のケア	慎重にケア	相対的禁忌
白血球数	＞3,000/μL	1,000〜3,000/μL	＜1,000/μL
顆粒球数	＞2,000/μL	500〜2,000/μL	＜500/μL
血小板数	＞50,000/μL	2〜50,000/μL	＜20,000/μL

るので，放っておけば必ず再発するからです．そこで，完全寛解の後に寛解後療法を行います．これには，導入療法と同じ程度の強さの抗がん薬で治療をする地固め療法と，退院後外来通院中に行う維持・強化療法の2つがあります．

　白血病の治療法は，多種類の抗白血病薬を組み合わせて使う多剤併用療法を行うのが普通です．これは，互いの抗白血病作用を増強し，個々の薬剤がもつ副作用を少なくするためです．使われる治療薬と副作用を**表1**に示します．

くすりの相互作用

　解熱鎮痛薬（スルピリン，インドメタシンなど），抗菌薬（ペニシリン，セファロスポリン，サルファ薬など）は，白血球の1種である顆粒球を減らす顆粒球減少症を起こしやすい薬剤です．

歯科診療上の注意点と対応

　白血病は著しい免疫不全，出血傾向を伴うことが多く，歯科衛生士の役割は，特に口腔ケアにおいて重要です．初発症状として，歯肉出血や歯肉腫脹がみられることがあり，第一発見者にもなりえます．口腔ケアに際しては，白血球数（特に顆粒球数），血小板数，貧血の程度など臨床検査値を参考に，内科主治医，歯科医師，看護師と連携をとりながら行います．血液検査所見を参考に，病期に応じたきめ細かい口腔衛生指導が必要です．

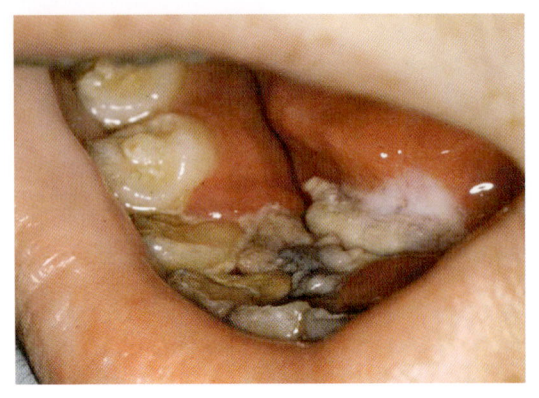

図1　14歳，女児．悪性リンパ腫患者の口腔内
化学療法にて汎血球減少症状態（白血球数500/μL，顆粒球数0%）が継続．歯磨きをきっかけに歯肉潰瘍，口腔底蜂窩織炎，敗血症をきたした

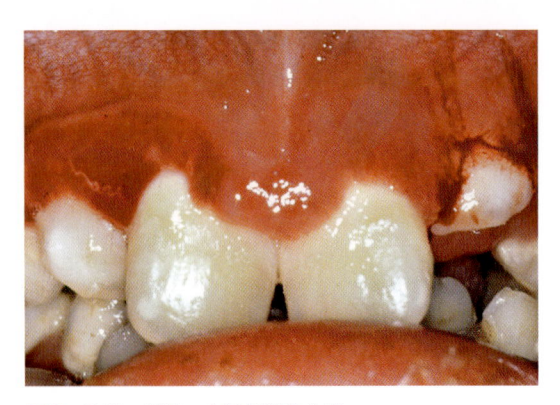

図2　6歳，男児．小児急性白血病
歯肉縁にべっとりとプラークが付き，出血のリスクがきわめて高い．このような場合，歯ブラシの使用で容易に出血を生じ，止血困難をきたす．頻回のうがいと，クロルヘキシジンをしみ込ませた小綿球によるプラークの拭い取りなど，歯科衛生士による専門的口腔ケアの介入が求められる

● 口腔ケアと血液検査値の基準（表2）

　白血病は，疾患そのものが原因で著しい免疫不全や出血傾向がみられるとともに，化学療法や骨髄移植療法によっても全身の抵抗力が減弱したり，出血しやすくなったりします．病期のどの段階においても口腔衛生状態を良好に保つことが望まれ，著しい免疫不全状態では，歯ブラシによる粘膜の損傷をきっかけに出血し，止血不能になったり，菌血症から敗血症に至ることもあります（図1）．

　口腔ケアの主体は患者さんですが，白血球数が1,000/μL，顆粒球数が500/μL，血小板数が20,000/μL以下で，特に局所の粘膜に炎症があるときには，歯ブラシやデンタルフロスの使用はきわめて慎重に行う必要があります（表2）．

　多くの患者さんは，長い闘病生活，著しい貧血，悪心・嘔吐，発熱などで心身ともに疲弊しており，口腔ケアに対して細心の注意を払う余裕がない場合もあります．そのときは，専門的口腔ケアで積極的に介入する一方，含嗽をこまめにしてもらうよう指示し，歯ブラシの使用を中止することも考慮しなければなりません（図2）．

（河合峰雄）

血液疾患 3 出血性素因

出血性素因とは？

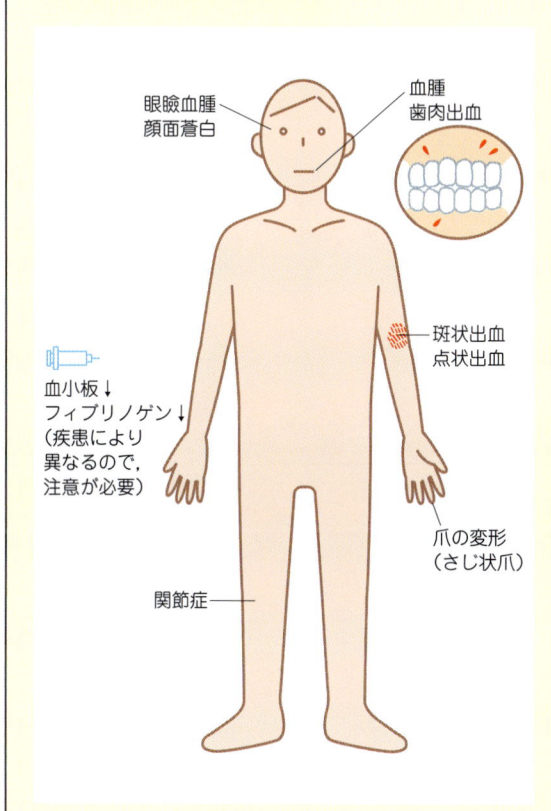

図中ラベル：
- 眼瞼血腫／顔面蒼白
- 血腫／歯肉出血
- 斑状出血／点状出血
- 血小板↓／フィブリノゲン↓（疾患により異なるので、注意が必要）
- 爪の変形（さじ状爪）
- 関節症

「**出血性素因**」とは，特別な原因がない，またはきわめて軽い打撲によってさえも出血を起こしやすい状態のことです．

原因は，①血管壁の異常，②血小板の数の異常，③凝固・線溶系の異常があり，原因となる病気には，血友病，再生不良性貧血，特発性血小板減少性紫斑病などがあります（**表1, 図1, 2**）．

皮膚の小さな点状出血（5mm以下）は，血小板や血管の異常によることが多く，大きな斑状出血や関節腔・筋肉内の深部出血は凝固異常を疑います．いったん止血した後出血する場合は，フィブリンによる血栓の安定化をはかる二次止血に欠陥があることが多く，凝固線溶系に異常があります（**図3**）．

出血性素因の検査では，まず血小板数を調べ，血小板の数は正常でも機能が異常なこともあるため，機能も検査します．凝固因子の異常は，試薬を混ぜて血が固まるまでプロトロンビン時間（PT-INR, p.61 参照）や活性化部分トロンボプラスチン時間*などの検査で判断します．

*活性化部分トロンボプラスチン時間：血液凝固検査の1つで内因系および共通系の凝固異常を判定する検査として用いられる

● よく使われるくすりとその相互作用

原因に基づいて多くの治療薬が使用され，輸血，凝固因子などの補充療法も行われます（**表2**）．

輸血，補充療法を受けた患者さんでは，肝炎ウイルスやHIV感染の既往の確認が必要です．ステロイド性抗炎症薬が投与されている患者さんでは，免疫力低下に伴う創傷治癒不全や易感染性，消化管潰瘍（消炎鎮痛薬の投与時は特に注意が必要），糖尿病，骨粗鬆症などに注意を要します．

表1 出血性素因の原因

①血管の異常
遺伝性出血性毛細血管拡張症(Osler病),カサバッハ・メリット症候群
単純性紫斑病,アレルギー性紫斑病,壊血病,老人性紫斑病

②血小板の異常
1) 血小板数の低下
　特発性血小板減少性紫斑病(ITP),血栓性血小板減少性紫斑病(TIP)
　急性白血病,再生不良性貧血
2) 血小板機能の低下
　血小板無力症,血小板増加症,血小板無力症,腎不全,異常タンパク血症

③凝固・線溶系の異常
血友病A・B,von Willebrand病,播種性血管内凝固症候群(DIC),肝硬変
ビタミンK欠乏症

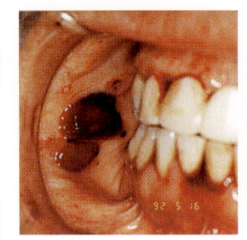

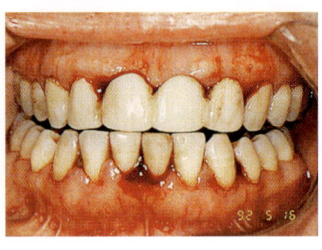

図1 特発性血小板減少性紫斑病
歯肉出血を主訴に受診した.歯肉よりの自然出血,頬粘膜に血腫を認める.血小板数10,000/μL台,緊急に内科受診となった

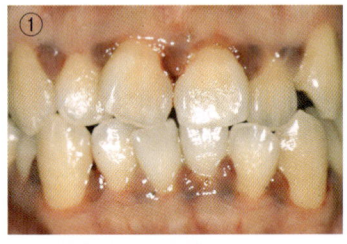

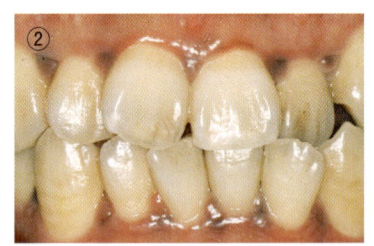

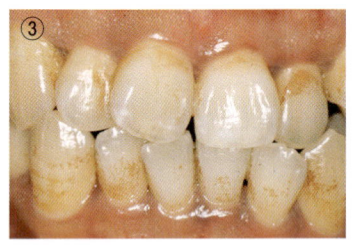

図2 重症再生不良性貧血
①初診時:血小板数10,000/μL.わずかな刺激で容易に歯肉出血をきたす
②骨髄移植直後:口腔衛生指導後.血小板数に変化はないが,歯磨きをしても出血しない
③骨髄移植後:汎血球減少状態改善.歯肉の炎症は治まっている.再生不良性貧血の患者さんでは,すべての病期で口腔衛生指導が重要である

表2 補充療法

疾患	補充療法
血友病A	第Ⅷ因子製剤
血友病B	第Ⅸ因子製剤
von Willebrand病	第Ⅷ因子製剤 バソプレシン 新鮮凍結血漿
再生不良性貧血	血小板輸血 抗胸腺細胞グロブリン
骨髄異形成症	成分輸血 ステロイド性抗炎症薬
特発性血小板減少症	血小板輸血 ステロイド性抗炎症薬
肝硬変	血小板輸血

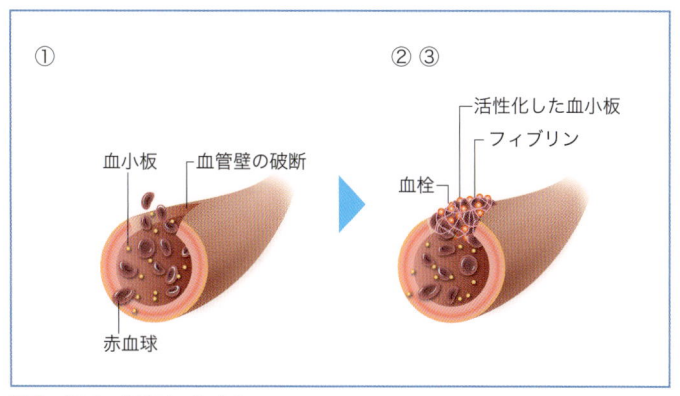

図3 凝固・線溶系のしくみ
①血小板の粘着・凝集：血管が破綻すると血管の内皮が剝がれ，血管内皮組織と血小板の付着・凝集が起こる（一次止血），②凝固：凝固因子が活性化され，フィブリンが形成される（二次止血），③線溶：プラスミンが血栓成分のフィブリンを分解し，血栓が溶解される

歯科診療上の注意点と対応

①自然出血を伴う歯周炎，口腔出血では特発性血小板減少症（**図2**）や白血病などの出血性素因を疑う必要があります．

②先天性凝固因子欠乏症の患者さんには，血液製剤によるHIV抗体の有無を確認します．

③先天性の血液疾患や血小板数20,000/μL以下の患者さん，抗血栓薬を服用している患者さんであっても内科疾患が安定期であれば口腔ケアは可能です．局所の炎症部位に注意を払いながら口腔衛生指導を行います．

抗血栓薬服用患者への対応

・**抗血小板薬**（アスピリン/バイアスピリン，チクロピジン塩酸塩/パナルジン，クロピドグレル硫酸塩/プラビックス，シロスタゾール/プレタール，サルポグレラート塩酸塩/アンプラーグ，イコサペント酸エチル/エパデール）：血小板の働き抑制して血液を固まりにくくします．脳梗塞，心筋梗塞，慢性動脈閉塞症など主に動脈血栓症の発症予防あるいは進行抑制のために使用されます．

・**抗凝固薬**（ワルファリンカリウム/ワーファリン，ダビガトランエテキシラートメタンスルホン酸塩/プラザキサ，リバーロキサバン：イグザレルト，アピキサバン/エリキュース，エドキサバントシル酸塩/リクシアナ）：血液を固めるためには多くの血液凝固因子がかかわっており，その凝固系に阻害するように働きます．

ワルファリンカリウムは血液凝固因子であるビタミンKの働きを阻害します．ビタミンKを含む納豆やクロレラ食品の接種に注意が必要です．最近発売されたプラザキサは抗凝固薬ですが，血液凝固因子のトロンビンの働きを阻害するくすりであり，食事指導やPT-INRの測定が不要でワーファリンより使いやすい薬剤として処方機会が増加傾向にあります．イグザレルト，エリキュース，リクシアナは新しい抗凝固薬であり，血液凝固第X因子（FXa）を阻害し，ワーファリンと比較して素早く安定した効果が得られます．

（河合峰雄）

消化器疾患 1　消化性潰瘍

消化性潰瘍とは？

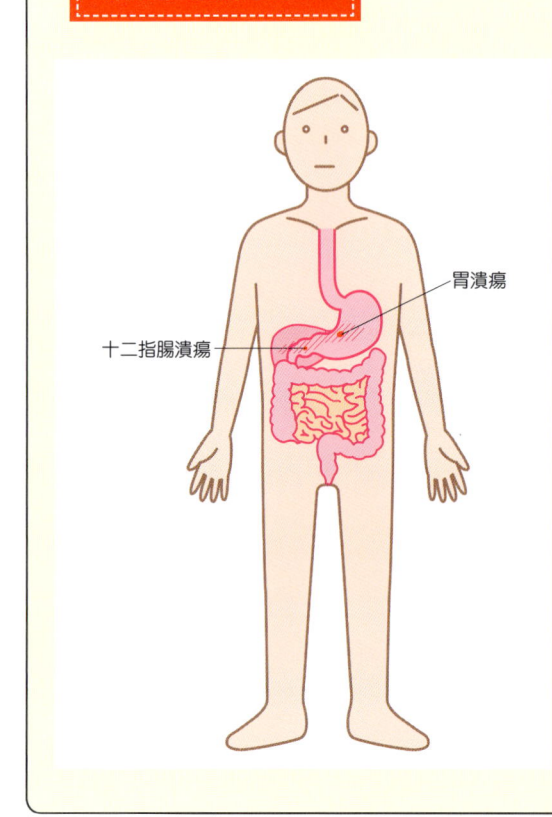

「消化性潰瘍」とは，胃・十二指腸の粘膜が自己で産生された消化酵素により破壊され生じた潰瘍の総称のことです．発生原因としては，粘膜の防御因子（粘膜の血流，粘液，プロスタグランジンなど）と攻撃因子（ペプシンなどの消化酵素，ピロリ菌，喫煙，ストレスなど）のバランスの崩れにより生じると考えられており（図），その主原因は**ピロリ菌**（ヘリコバクター・ピロリ，*Helicobacter pylori*）への感染といわれています．このピロリ菌は日本人の多くが保菌しており，潰瘍が発症するかどうかは個人の生活習慣やストレスによるものと考えられています．また非ステロイド性抗炎症薬（NSAIDs）の使用も攻撃因子となることがあります．自覚症状としては吐血や下血，タール便（黒色便）のほかに心窩部痛・上腹部痛が生じ，胃潰瘍では食後に，十二指腸潰瘍では空腹時に疼痛が生じることが多いです．

図中ラベル：胃潰瘍，十二指腸潰瘍

● よく使われるくすり

胃酸分泌を抑制する H_2 受容体拮抗薬のファモチジン（ガスター），ラニチジン塩酸塩（ザンタック），シメチジン（タガメット）と，プロトンポンプ阻害薬のオメプラゾール（オメプラール）やランソプラゾール（タケプロン），ラベプラゾール（パリエット），粘膜保護作用を有するプロスタグランジン製剤のミソプロストール（サイトテック）がおもに用いられていますが，服薬を中断すると再発が起こりやすい疾患です．また，最近ではピロリ菌の除菌療法後の潰瘍再発率が低いことから，この除菌療法が消化性潰瘍治療の第一選択になってきています．除菌を行う際にはプロトンポンプ阻害薬とともにペニシリン系抗菌薬であるアモキシシリン（サワシリン）とマクロライド系抗菌薬であるクラリスロマイシン（クラリス）が併用されています．

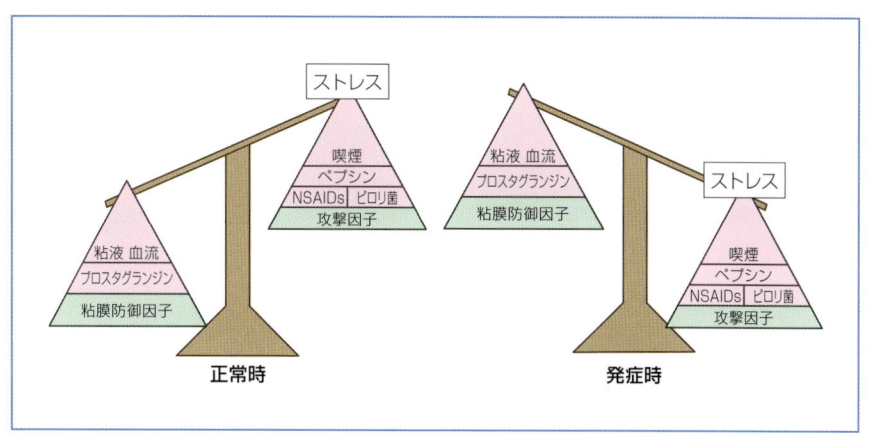

図　消化性潰瘍のバランス説

くすりの副作用

①**H₂受容体拮抗薬**：重大な副作用としては，ショック，アナフィラキシー，再生不良性貧血，汎血球減少，無顆粒球症，溶血性貧血，血小板減少，皮膚粘膜眼症候群（Stevens-Johnson症候群，p.8参照）などがあげられますが，歯科治療に関連するものとしては，顔面浮腫，口渇，悪心・嘔吐，口内炎などがあげられます．

②**プロトンポンプ阻害薬**：重大な副作用としては，ショック，アナフィラキシー様症状，汎血球減少症，無顆粒球症，溶血性貧血，血小板減少，劇症肝炎，肝機能障害，黄疸，肝不全，中毒性表皮壊死融解症（Toxic Epidermal Necrolysis：TEN），皮膚粘膜眼症候群などがあげられますが，歯科治療に関連するものとしては，味覚異常，悪心・嘔吐，カンジダ症，口渇，口内炎，舌炎，しびれ感，などがあります．

くすりの相互作用

①**H₂受容体拮抗薬**：カンジダ症などで使用される抗真菌薬のイトラコナゾール（イトラート，イトリゾールなど）は，胃酸分泌抑制作用によりイトラコナゾールの血中濃度が低下します．

②**プロトンポンプ阻害薬**：一般的に使用される歯科治療薬との相互作用は添付文書には記載されていません．

歯科診療上の注意点と対応

①診療時の注意点

　急性期・治療期の潰瘍は，歯科治療のストレスで増悪させるおそれがあるので，ストレスのかかるような歯科治療は延期し，緩解期や治療後に行うべきです．

②投薬時の注意点

　NSAIDsは消化性潰瘍患者への投与は禁忌です．ステロイド性抗炎症薬は消化性潰瘍の増悪因子なので投与の際は注意を要します．ピロリ菌除菌療法中の患者さんでは，すでに抗菌薬が投与されているので二重処方にならないように，処方されているくすりの確認を行う必要があります．

（澁井武夫・片倉　朗）

消化器疾患 2 逆流性食道炎

逆流性食道炎とは？

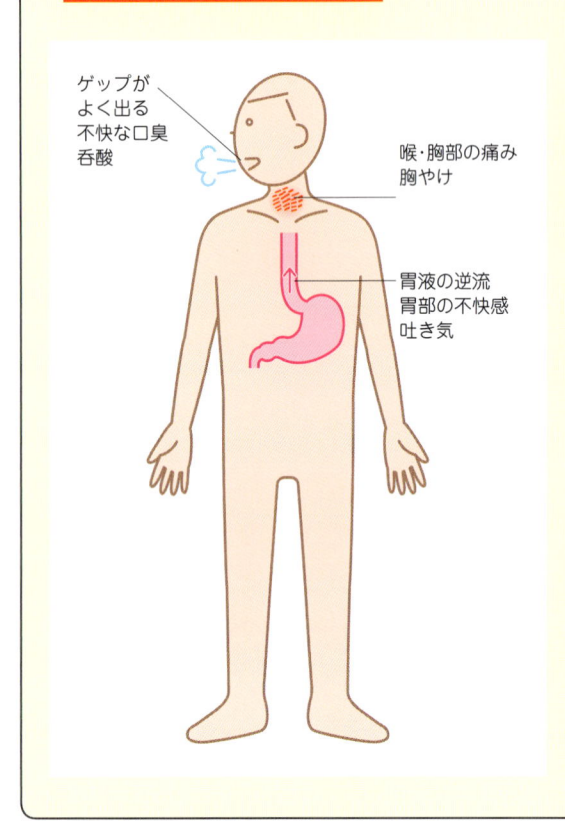

- ゲップがよく出る
- 不快な口臭
- 呑酸
- 喉・胸部の痛み
- 胸やけ
- 胃液の逆流
- 胃部の不快感
- 吐き気

「逆流性食道炎」は，胃液や消化途中の食物が食道に逆流するために食道が炎症を起こしてしまう疾患で，その症状としては胸やけや胸の痛み，嘔気，息切れ，咳嗽（せき）などがあげられます．胃液は，強酸性の胃酸や消化酵素を含んでいるために強い刺激性があります．胃粘膜は正常な状態では胃液に抵抗できます．それに対して食道は，胃液に対する抵抗力が弱いために，胃の噴門部にある下部食道括約筋が機能して逆流を起こさせないようにしています（図）．

ところが，何かしらの理由により下部食道括約筋の働きが弱まるか，胃酸過多になり逆流が生じてしまうと，食道に炎症が起きてしまいます．逆流性食道炎は，日本人には少ない病気でしたが，食生活の変化などによって患者数が増加しています．消化の悪いものは避ける，一回の摂取量を減らす，食後すぐに横にならない，腹部を締めつける洋服は避けるなどの食生活や生活習慣の改善も予防・治療に役立ちます．

● よく使われるくすり

胃酸分泌を抑制するH₂受容体拮抗薬のファモチジン（ガスター），ラニチジン塩酸塩（ザンタック），シメチジン（タガメット），プロトンポンプ阻害薬のオメプラゾール（オメプラール）やランソプラゾール（タケプロン），ラベプラゾール（パリエット），食道の蠕動運動を促進させる消化管運動機能改善剤のモサプリドクエン酸塩（ガスモチン），イトプリド塩酸塩（ガナトン），食道粘膜を保護するレバミピド（ムコスタ），テプレノン（セルベックス）などが使われます．

● くすりの副作用

①H₂受容体拮抗薬：重大な副作用としては，ショック，アナフィラキシー，再生不良性貧血，汎血球減少，無顆粒球症，溶血性貧血，血小板減少，皮膚粘膜眼症候群（Stevens-Johnson症候群，p.8参照），中毒性表皮壊死融解症

(Lyell症候群) などがあげられますが，歯科治療に関連するものとしては，発疹・皮疹，蕁麻疹（紅斑），顔面浮腫，口渇，悪心・嘔吐，味覚異常，腹部膨満感，食欲不振，口内炎，しびれ感などがあげられます．

②プロトンポンプ阻害薬：重大な副作用としては，ショック，アナフィラキシー様症状，汎血球減少症，無顆粒球症，溶血性貧血，血小板減少，劇症肝炎，肝機能障害，黄疸，肝不全，中毒性表皮壊死融解症（Toxic Epidermal Necrolysis：TEN），皮膚粘膜眼症候群（Stevens-Johnson症候群）があり，歯科治療に関連するものとしては下痢・軟便，便秘，悪心・嘔吐，腹部膨満感，カンジダ症，口渇，腹痛，口内炎，舌炎，関節痛などがあげられます．

③モサプリドクエン酸塩：重大な副作用としては劇症肝炎，肝機能障害，黄疸，歯科治療域に関連するものとしては，浮腫，蕁麻疹，発疹，下痢・軟便，口渇，腹痛，嘔気・嘔吐，味覚異常，腹部膨満感，口内しびれ感，顔面腫脹などがあげられます．

④イトプリド塩酸塩：重大な副作用としてはショック，アナフィラキシー様症状，肝機能障害，黄疸がありますが，歯科治療に関連するものとしては発疹，発赤，そう痒感，振戦，下痢，便秘，腹痛，嘔気，頭痛，睡眠障害などがあげられます．

⑤レバミピド：重大な副作用としてはショック，アナフィラキシー様症状，白血球減少，血小板減少，肝機能障害，黄疸があげられます．歯科治療に関連するものとしては発疹，そう痒感，薬疹様湿疹などの過敏症状，蕁麻疹，しびれ，めまい，眠気，腹部膨満感，下痢，嘔吐・嘔気，げっぷ，味覚異常，口渇，咽頭部違和感，顔面紅潮，舌の痺れなどがあります．

⑥テプレノン：重大な副作用としては肝機能障害，黄疸があげられ，歯科治療に関連するもの

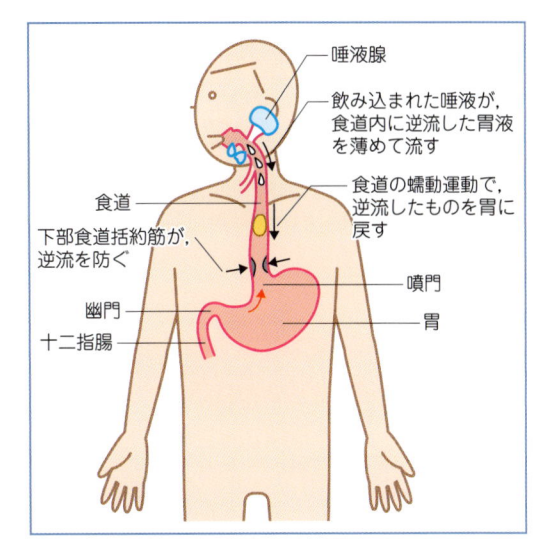

図 正常な上部消化管の働き

としては下痢，嘔気，口渇，頭痛，発疹，そう痒感，眼瞼の発赤・熱感などがあります．

くすりの相互作用

H_2受容体拮抗薬は，カンジダ症などに使用される抗真菌薬のイトラコナゾール（イトラート，イトリゾールなど）では，胃酸分泌抑制作用によりイトラコナゾールの血中濃度が低下します．

プロトンポンプ阻害薬，モサプリドクエン酸塩，レバミピド，イトプリド塩酸塩，テプレノンでは，一般的に使用される歯科治療薬との相互作用は添付文書には記載されていません．

歯科診療上の注意点と対応

①診療時の注意点

食直後の診療は避け，完全な水平位とならないようにします．酸蝕症や舌痛症のなかには逆流性食道炎が原因のものもありますので，注意が必要です．

②投薬時の注意点

消化性潰瘍と同様にNSAIDsは避けるほうが望ましいです．

（澁井武夫・片倉　朗）

肝疾患 1 ウイルス性肝炎

ウイルス性肝炎とは？

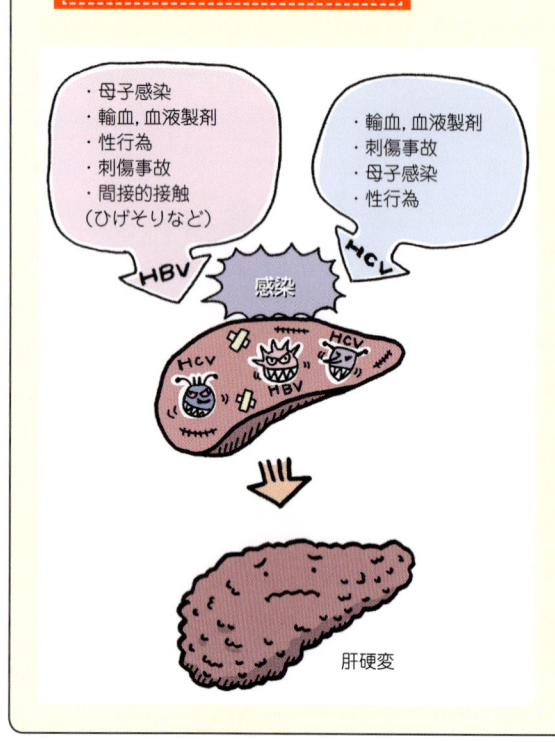

HBV：
- 母子感染
- 輸血，血液製剤
- 性行為
- 刺傷事故
- 間接的接触（ひげそりなど）

HCV：
- 輸血，血液製剤
- 刺傷事故
- 母子感染
- 性行為

肝硬変

肝炎ウイルスとは，肝臓の細胞に感染すると肝細胞内で増殖する性質があるウイルスで，急性肝炎や慢性肝炎を発症させます．「**ウイルス性肝炎**」の原因となるウイルスには，経口感染する**A型肝炎ウイルス（HAV）**と**E型肝炎ウイルス（HEV）**，血液を介して感染する**B・C・D型肝炎ウイルス（HBV，HCV，HDV）**の5種類があり，慢性肝疾患のうち，C型肝炎が70％，B型肝炎が約15％を占めます[1)2)]．症状には，発熱，食欲不振，倦怠感，嘔吐，黄疸などがあり，C型肝炎が慢性化すると肝硬変や肝細胞がんなどを発症する場合があります．

C型肝炎の患者さんの多くは，輸血や1990年ごろ以前に止血目的で使用された血液製剤の投与，昔行われていた予防接種での注射針の使いまわしなどの医療行為から感染し，大きな社会問題にもなっています．

よく使われるくすり

慢性B型肝炎の治療には，抗ウイルス療法，肝庇護療法などがあり，抗ウイルス薬としてはインターフェロン，ラミブジン（ゼフィックス）が用いられます．慢性C型肝炎の治療としては，インターフェロンと抗ウイルス薬のリバビリン（レベトール）の併用療法がもっとも有効とされます．化学療法でウイルスを排除できなくても，肝炎の進行を遅らせ肝がんの発生を抑制，遅延させる効果を示すこともあります．そのほか肝庇護療法として，ウルソデオキシコール酸（ウルソ），プロヘパール（プロヘパール配合錠），グリチルリチン酸一アンモニウム等（グリチロン），小柴胡湯などが用いられます[3)4)]．

くすりの副作用

インターフェロンの重篤な副作用には間質性肺炎があり，口腔領域では，インターフェロン，リバビリン（レベトール）に口渇，口唇・口内炎，味覚異常の副作用があります．

ウルソデオキシコール酸（ウルソ），プロヘパール（プロヘパール錠），グリチルリチン酸一アンモニウム等（グリチロン）の副作用について⇒p.106～「肝硬変」参照

表 HBVキャリアの抗原と抗体の陽性判定による感染性の違い（文献5）を一部改変

血中のHBV関連の抗原と抗体の種類				感染性
HBe抗原（＋）	HBe抗体（－）	HBs抗原（＋）	HBs抗体（－）	感染力はきわめて強い
HBe抗原（－）	HBe抗体（＋）	HBs抗原（＋）	HBs抗体（－）	感染力は弱い
HBe抗原（－）	HBe抗体（＋）	HBs抗原（－）	HBs抗体（＋）	感染力はない

くすりの相互作用

歯科で使用される薬剤との相互作用はありませんが，インターフェロンはワルファリンカリウム（ワーファリン）の作用を増強させます[3]．ウルソデオキシコール酸（ウルソ）はスルホニルウレア系糖尿病用薬（オイグルコンなど）との併用で作用が増強され，高コレステロール血症の治療に使われるコレスチミド（コレバイン）や制酸薬である酸化マグネシウムなどの併用で，作用が減弱されます[3]．

歯科診療上の注意点と対応[5]

最近は，ウイルス性肝炎の既往がある患者さんが自己申告してくださることも多くなってきました．しかし，症状はないもののウイルスを保有しているキャリア（持続感染者）である場合があるので，ウイルス性肝炎か非ウイルス性肝炎かを明確にすることは大切です．また，ウイルスの型，抗原，抗体を確認し，感染性があるかどうかを確認することが重要です．

①ウイルス性の肝炎かどうかわからない場合

患者さんが肝炎ウイルスに感染しているかわからない場合は，①肝疾患や肝機能検査の異常などの既往，②輸血や血液製剤の投与の既往，③家族や近親者に肝炎の人はいないか，④急性肝炎・慢性肝炎の既往などが感染の可能性を示唆するポイントになります．また，感染している方については，ウイルス性肝炎のどの病期か（治癒・無症候期・急性肝炎期・慢性肝炎期・肝硬変・肝がん）や，現在の体調についても確認します．また，必要があれば，内科への対診による抗体検査を行い，キャリアの場合は感染性についても留意します（表）．

②歯科治療時の感染予防策

1) **医療従事者のHBワクチンの接種**：HBVに対するHBワクチンの接種に際しては，まず血液検査を行い，HBs抗原，HBs抗体がないことを確かめたうえで，3回ワクチンを接種し，4週間後にHBs抗体の有無を検査します．HBs抗体が陽性になっても，獲得された抗体は時間とともに減少するので，HBs抗体が消失した場合には再接種します．HCVのワクチンはHCVそのものが検出されないためにありません．

2) **手袋，マスク，防護用メガネの使用**：スタンダード・プリコーションに準じてこれらを使用し，血液との接触を防ぎます．

3) **可能な限り使い捨ての器具，製品を使用**

4) **刺傷事故を防ぐための注意**：できるだけ注射針のリキャップを避け，専用の廃棄ボックスに入れるなど，安全な廃棄法で処理します．歯の切削時以外は，バー類をコントラやハンドピースから外しておきます．

5) **血液や唾液の飛散を最小限にする**：ユニット周りのラッピングや口腔外バキュームの使用，ラバーダム防湿法を行い，タービンや超音波スケーラーではなくエンジンやハンドスケーラーを使用します．

③HBVで汚染された器具での刺傷事故の対応

皮膚に付いた血液をすみやかに洗い流し，医療機関にて48時間以内に高力価HBs抗体含有免疫グロブリン（HBIG）製剤を投与します．

④急性期や肝硬変，肝がん等病期が末期の場合

出血傾向や易感染性が起こることがあるので注意します（投薬時の注意点はp.106〜「肝硬変」参照）．

（重枝昭広）

肝疾患 2 肝硬変

肝硬変とは？

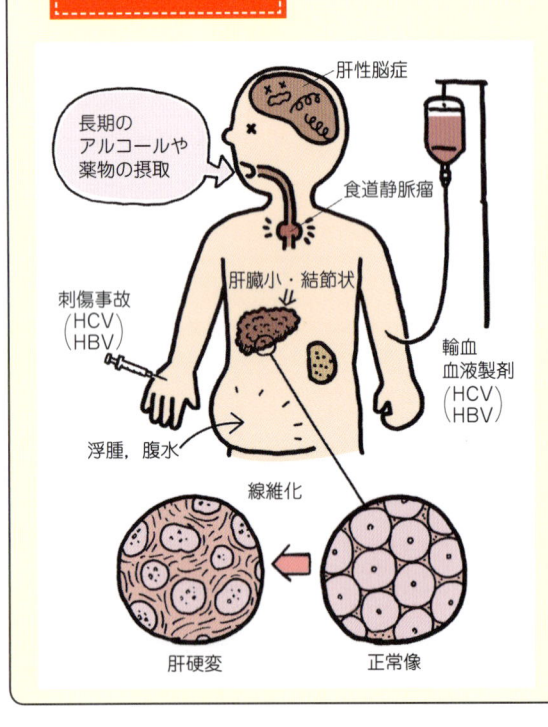

肝臓には約3,000億個以上の肝細胞があり，1個1個の肝細胞の間は線維成分で埋められています．しかし，ウイルス性肝炎，アルコール性肝障害などによって長期にわたって慢性の炎症が続くと，本来は破壊された肝細胞が再生するところを線維成分が占領してしまいます．この状態が「肝硬変」です．

肝硬変になると，実際に活動している肝細胞が少なくなり，肝臓がしだいに小さく硬くなります．肝臓の線維化が進むと，門脈枝，肝動脈枝，胆管，中心静脈の位置関係など肝臓の構造自体が変化し，肝臓の働きに必要な血液の流れが悪くなり，さまざまな症状が現れます．

臨床的には，症状を伴わない代償性肝硬変と，黄疸や腹水，肝性脳症や上部消化管出血などを伴う非代償性肝硬変に分けられます[1]．

よく使われるくすり

一般的な治療法は，安静にし，肉体的・精神的過労を避けること，食事療法，禁酒，薬物療法などが行われます．壊された肝細胞があまり多くない代償性の時期には，肝庇護薬として，ウルソデオキシコール酸（ウルソ），プロヘパール（プロヘパール配合錠），グリチルリチン酸ーアンモニウム等（グリチロン），小紫胡湯などが使われます[2]．壊された肝細胞が多くなる非代償性の時期には，腸から肝臓につながる大静脈（門脈）内の血圧が高くなることを防ぐ門脈・体循環シャント術，上部消化管出血に対しての食道バルーン，食道静脈硬化塞栓療法，浮腫や腹水に対する水分・塩分制限やフロセミド（ラシックス）などの利尿薬の投与，肝性脳症に対するタンパク制限食やラクツロース（二糖類）の投与など，対症療法が中心になります[3]．

くすりの副作用

ウルソデオキシコール酸（ウルソ）には，かゆみ，発疹，じん麻疹，紅斑（多形滲出性紅斑など）などのアレルギー症状のほかに，下痢，悪心，食欲不振，肝臓の機能の指標であるASTやALT，AL-P，タンパク分解酵素であるγ-GTP，ビリルビン（胆汁色素）などの上昇，

白血球減少などの副作用があります．プロヘパール（プロヘパール配合錠）には，発疹，じん麻疹，悪心，胃部膨満感，頭痛，顔面熱感などがあります．グリチルリチン酸-アンモニウムなど（グリチロン）には副作用はほとんどありませんが，多めの量を長期に飲みつづけていると，血液中のカリウム分が減少し（低カリウム血症），むくみや血圧の上昇が起こる場合があります[4]．

くすりの相互作用

フロセミド（ラシックス）内服中の患者さんは，アミノグリコシド系，セフェム系抗菌薬の腎毒性が増強し，アドレナリンの作用を減弱させます．ウルソデオキシコール酸（ウルソ）は，スルホニルウレア系糖尿病用薬（オイグルコンなど）と併用すると，本剤の作用が増強され，高コレステロール血症の治療に使われるコレスチミド（コレバイン）や制酸薬である酸化マグネシウムなどと併用すると，本剤の作用が減弱される相互作用があります[4]．

歯科診療上の注意点と対応[3) 5)]

肝硬変の患者さんが来院したら，安全に診療を進めるために，出血傾向の有無などを把握し，最初に肝硬変の程度を把握します．そのためには，臨床症状を含め十分な病歴聴取を行います．脾臓が著しく腫大した脾腫の有無，異常出血の既往，食道静脈瘤の有無，腹水や浮腫の有無，肝性脳症の既往の有無などの聴取内容を肝硬変の程度の判断の参考にします．

①出血の問題に対する対応

凝固系の障害として，肝機能の低下によって凝固因子の生成障害や，脾腫により脾臓における血小板の破壊が進み血小板の減少が疑われるため，出血凝固系の検査値を確認し，血小板数やPT-INR（p.61参照，正常値は1.0）の数値を把握します．血小板数が5万以上ある場合，簡単な外科処置では，局所の止血処置を行えば術後出血を起こすことは少ないのですが，PT-INRの数値を参考に，安全のため止血シーネやサージカルパックなどの創面保護を検討したほうがよいでしょう．重度な術後出血が生じた場合には，血小板輸血なども適応となるため医療機関と連携をとって対処します．

②低アルブミン血症や易感染性への対応

低アルブミン血症の患者さんは，投与薬物と結合すべきアルブミン量が少ないため，常用量でも薬効が強く現れることがあります．また，低アルブミンによる創傷治癒の遅延が起こりやすいため，術後の管理と感染予防に注意します．

白血球の減少による易感染性への対応としては，歯科医師による腎排泄性薬剤のペニシリン系（サワシリン）やセフェム系（ケフラール）などの抗菌薬の投与が行われます．

③歯科で使用されるくすりの注意点

①薬物は有効最小量で，できるだけ短期間投与とする
②肝障害を起こしやすい薬剤を避けて，肝障害の少ない薬剤を選択する
③酸性消炎鎮痛薬は一般に肝障害が強いので，チアラミド塩酸塩（ソランタール）などの肝障害が比較的少ない塩基性非ステロイド抗炎症薬（NSAIDs）の使用が推奨されます．
④出血傾向が問題となる重症の肝硬変では，血小板機能の抑制作用のあるジクロフェナクナトリウム（ボルタレン）やアスピリン（バファリン）などのNSAIDsは禁忌です．
⑤食道静脈瘤のある患者さんでは，消化管出血を起こすと非常に危険なので，鎮痛薬の処方時には，内服薬ではなく坐薬が選択されます．

④そのほか

腹水や低タンパク血症の場合，局所麻酔薬の中毒が起こりやすくなります．

（重枝昭広）

腎疾患 1 ネフローゼ症候群

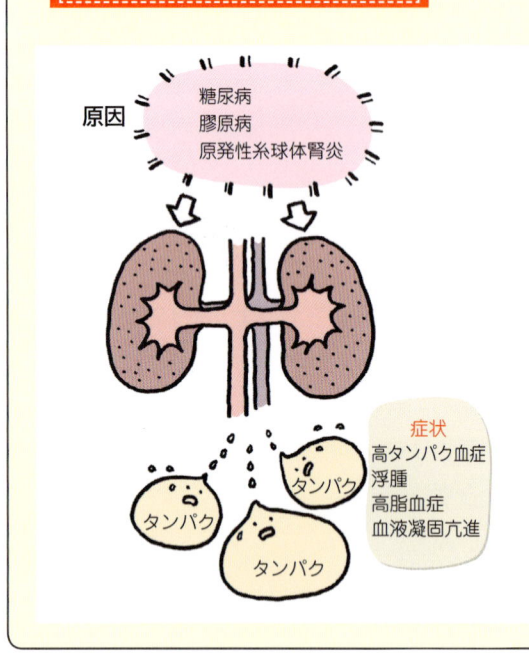

ネフローゼ症候群とは？

原因
- 糖尿病
- 膠原病
- 原発性糸球体腎炎

症状
- 高タンパク血症
- 浮腫
- 高脂血症
- 血液凝固亢進

「ネフローゼ症候群」とは，血液をろ過する腎臓の糸球体毛細血管に起こった障害のため，高タンパク尿や血液中のタンパク質が低下する低タンパク血症，むくみ（浮腫），高脂血症などの症状がでる病態（表1）で，1つの病気ではなく，いろいろな腎疾患が含まれます．まぶたや足の浮腫が初発症状になることが多く，高度になると肺や胸にも水が溜まり，高血圧や血尿がみられます[1)2)]．

腎臓そのものの障害が原因の**一次性（原発性）ネフローゼ症候群**と，糖尿病性腎症，ループス腎炎，膠原病（全身性エリテマトーデス：SLE），アミロイドーシスなどの全身の病気による**二次性（続発性）ネフローゼ症候群**に分けられます（表2）．

よく使われるくすりとその副作用

薬物療法の主体はステロイド療法で，プレドニゾロン（プレドニン）の大量投与が行われます．再発例に関しては，免疫抑制薬のシクロホスファミド水和物（エンドキサン）の併用が行われます．低タンパク血症と浮腫への対策としては，良質のタンパク質を多く摂り，食塩を控える食事療法を行います．薬剤療法では対症療法が重要で，高血圧にはACE阻害薬のエナラプリルマレイン酸塩（レニベース），リシノプリル水和物（ロンゲス）などの投与，浮腫に対してはフロセミド（ラシックス）などの利尿薬の投与が行われます．利尿薬の投与によって浮腫の軽減は図られますが，その結果として血栓が生じやすくなる場合には，抗凝固薬のワルファリンカリウム（ワーファリン）も投与されます．

治療に使われる薬剤のなかでも，ステロイド性抗炎症薬のプレドニゾロンの副作用はもっとも重要で，消化管潰瘍，感染症，糖尿病，精神障害，副腎不全，緑内障，白内障，骨壊死などがあります．また，免疫抑制薬のシクロホスファミド水和物（エンドキサン）の口腔に現れる副作用としては，口唇のただれがあります[3)]．

くすりの相互作用

フロセミドを内服中の場合は，アミノグリコシド系，セフェム系抗菌薬の腎毒性が増強し，

表1 ネフローゼ症候群の診断基準
①，②は本症候群の必須条件（文献1）を一部改変）より改変

①タンパク尿	3.5g/日以上の持続性タンパク尿
②低タンパク血症（低アルブミン血症）	血清総タンパク量6.0g/dL以下（アルブミン値3.0g/dL以下）
③高脂血症	総コレステロール値250mg/dL以上
④浮腫	下腿，足背部，顔面にみられやすい

表2 ネフローゼ症候群の原因疾患[2]

1. 一次性ネフローゼ（原発性糸球体疾患）
①微小変化群（リポイドネフローゼ） ②膜性腎症（膜性糸球体腎炎）
③膜性増殖性糸球体腎炎 ④増殖性糸球体腎炎 ⑤巣状糸球体硬化症

2. 二次性ネフローゼ
①代謝性疾患 a）糖尿病 b）アミロイドーシス
②膠原病および血管病
　a）全身性エリテマトーデス（SLE） b）多発性動脈炎
　c）シューレンヘノッホ症候群
③悪性腫瘍 a）多発性骨髄腫 b）ホジキン病
④中毒性腎症
　a）薬物（ペニシラミン，金製剤など） b）重金属（水銀，ビスマス）
　c）アレルゲン
⑤感染性疾患 a）マラリア b）梅毒 c）亜急性細菌性心内膜炎
⑥循環器系疾患 a）うっ血性心不全 b）高血圧 c）腎静脈血栓症
⑦その他 a）妊娠中毒症 b）遺伝性腎炎

アドレナリンの作用を減弱させます．プレドニゾロンはマクロライド系抗菌薬の作用を増強させます．ワルファリンカリウム（ワーファリン），ダビガトランエテキシラートメタンスルホン酸塩（プラザキサ），リバーロキサバン（イグザレルト），アピキサバン（エリキュース）は，セフェム系，ペニシリン系，マクロライド系など多くの抗菌薬の作用を増強します．また，ダビガトランエテキシラートメタンスルホン酸塩（プラザキサ）は抗真菌薬のイトラコナゾール（イトリゾール）と併用禁忌です．ロキソプロフェンナトリウム（ロキソニン）やメフェナム酸（ポンタール）などの非ステロイド性抗炎症薬（NSAIDs）の作用も増強します[3]．

ネフローゼ症候群に特徴的な低アルブミン血症になった場合，血漿タンパクと結合しない遊離型の薬物の濃度が高くなり，薬効が強く出る危険性があります．また，歯科でよく使用されるNSAIDs（鎮痛薬）は腎毒性の強いものが多いので注意します．腎毒性の比較的弱い鎮痛薬としては，プロピオン酸系のイブプロフェン（ブルフェン）などがあります[4]．

歯科診療上の注意点と対応

①ステロイド療法や免疫抑制療法による易感染性や創傷治癒の遅延

ステロイド性抗炎症薬を長期間使用している患者さんの副作用として，急性副腎不全，免疫能低下，糖尿病，高脂血症，肝機能低下，易感染性，創傷治癒の遅延，消化性潰瘍，骨粗鬆症，満月様顔貌，電解質異常，高血圧などがあります．治療にあたっては，歯科的ストレス（疼痛など）を十分に避けた管理方法を選択し，急激な血圧低下に代表される術中の循環虚脱などのバイタルサインに注意します．ステロイドカバー（ステロイドの増量，p.69参照）としては，ソル・コーテフの静注やハイドロコートンの術前投与などが行われます[5]．易感染性や創傷治癒の遅延に対しては，歯科医師による抗菌薬の術前投与が行われます．また，術後は頻繁に経過観察を行い，感染や創面の状態に注意します．

②出血傾向に対する注意点

抗血栓療法で抗凝固薬（ワーファリン）や抗血小板薬（ペルサンチン）を服用している場合には，SRPなどの観血的処置に際しては，出血時間やPT-INR（p.61参照）などの検査データの確認も必要です．

（重枝昭広）

腎疾患 2　腎不全

腎不全とは？

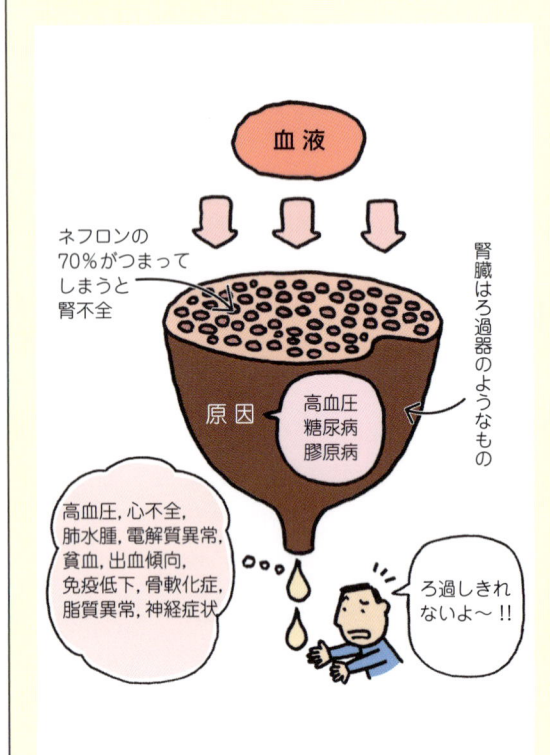

図中のテキスト:
- 血液
- ネフロンの70％がつまってしまうと腎不全
- 腎臓はろ過器のようなもの
- 原因：高血圧、糖尿病、膠原病
- 高血圧、心不全、肺水腫、電解質異常、貧血、出血傾向、免疫低下、骨軟化症、脂質異常、神経症状
- ろ過しきれないよ〜!!

「**腎不全**」とは，腎臓の働きが低下し，不要な老廃物や水分などを十分に排泄できなくなってしまった状態のことで，**急性腎不全**と**慢性腎不全**の2種類があります．急性腎不全は，ショックによる低血圧や虚血，両側の尿路の閉塞などが原因で急激に腎臓の機能が低下してしまった状態のことで，タンパク質の終末代謝産物である尿素が血中に多く残ってしまう高窒素血症がおもな特徴です．

一方，慢性腎不全では，数カ月から数年の時間をかけて尿を生成する機能ネフロン数が，糖尿病や高血圧によって徐々に減少し，ついには乏尿，むくみ，疲れなどの**尿毒症**とよばれる症状が現れます（表）．

慢性腎不全は，第1期（腎予備力低下期），第2期（腎機能障害期），第3期（腎不全期），第4期（尿毒症期）の4病期に分けられます．第4期の尿毒症期に達した場合には，透析療法などが選択されます[1]．

● よく使われるくすり

原因療法としては，ステロイド性抗炎症薬のプレドニゾロン（プレドニン），免疫抑制薬のシクロホスファミド水和物（エンドキサン），抗凝固薬のワルファリンカリウム（ワーファリン），ダビガトランエテキシラートメタンスルホン酸塩（プラザキサ），リバーロキサバン（イグザレルト），アピキサバン（エリキュース），抗血小板薬のジピリダモール（ペルサンチン）などが用いられ，対症療法としては利尿薬のフロセミド（ラシックス），血圧降下薬のエナラプリルマレイン酸塩（レニベース），抗炎症薬のインドメタシン（インダシン），止血薬のカルバゾクロムスルホン酸ナトリウム水和物（アドナ），イオン交換樹脂のポリスチレンスルホ

表　慢性腎不全の症状と病態生理[2]

慢性腎不全の症状・合併症	病態生理
高血圧，心不全，肺水腫	体内へのナトリウムと水分の貯留
代謝性アシドーシス，高リン血症，高カリウム血症	H^+，リン，カリウム排泄低下
貧血	腎でのエリスロポエチン産生低下
出血傾向	尿毒症毒性物質の体内蓄積，血小板機能抑制
免疫能の低下	尿毒症毒性物質の体内蓄積
骨軟化症，骨粗鬆症	活性化ビタミンD産生低下，低カルシウム血症，副甲状腺ホルモン分泌亢進
高脂血症，動脈硬化	脂質代謝異常
神経症状（頭重感，不眠，意識障害）	尿毒症毒性物質の体内蓄積，代謝性アシドーシス
消化器症状（食欲不振，悪心，嘔吐，消化管出血）	尿毒症毒性物質の体内蓄積

ン酸ナトリウム（ケイキサレート），高尿酸血症治療薬のアロプリノール（ザイロリック），造血薬のエリスロポエチン（エスポー，エポジン）などが用いられます[2)3)]．

くすりの副作用

　ステロイド性抗炎症薬のプレドニゾロン（プレドニン）の副作用はもっとも重要であり，消化管潰瘍，感染症，糖尿病，精神障害，副腎不全，緑内障，白内障，骨壊死などがあります．また，免疫抑制剤のシクロホスファミド水和物（エンドキサン）の口腔に現れる副作用としては，口や唇のただれがあります．ジピリダモール（ペルサンチン）の副作用には，狭心症状の悪化，出血傾向などがあり，マレイン酸エナラプリル（レニベース）の副作用には呼吸困難を伴う顔面や舌，声門の浮腫や高カリウム血症があります[4)]．

くすりの相互作用

　フロセミド（ラシックス）内服中の患者さんは，アミノグリコシド系，セフェム系抗菌薬の腎毒性が増強し，アドレナリンの作用を減弱させます．ワルファリンカリウム（ワーファリン）は，セフェム系，ペニシリン系，マクロライド系など多くの抗菌薬の作用を増強します．また，ダビガトランエテキシラートメタンスルホン酸塩（プラザキサ）は抗真菌薬のイトラコナゾール（イトリゾール）と併用禁忌です．非ステロイド性抗炎症薬（NSAIDs）の作用も増強します[4)]．

歯科診療上の注意点と対応[2)]

　腎不全はさまざまな症状や合併症をもつために，治療時には配慮が必要になります（**表**）．

①出血傾向に対する注意点

　抗凝固薬（ワルファリンカリウム/ワーファリン）や抗血小板薬（ジピリダモール/ペルサンチン）を服用している場合には，SRPなどの観血処置に際しては，出血時間やPT-INR（p.61参照）などの検査データの確認も必要です．

②感染に対する注意

　腎不全においては免疫機能の低下のために感染に対する抵抗力が減弱し，感染を起こしやす

くなります．ステロイド性抗炎症薬や免疫抑制薬の投与，糖尿病性腎症における高血糖などはいずれも易感染性，創傷治癒の遅延といった問題を引き起こすため，処置の内容によっては，歯科医師による抗菌薬の術前投与が行われます[3]．

③歯科で投与される薬物の注意点

薬物の大半は腎臓より排泄されるので，腎機能障害によって薬が効きすぎるなどの問題が生じます．腎機能の程度によっては腎排泄性の薬剤は蓄積する傾向にあり，使用量や使用間隔を調整する必要があります．

④抗菌薬について

ペニシリン系とセフェム系の抗菌薬は比較的安全だといわれています．マクロライド系の抗菌薬は肝臓で分解されるため安全に投与できますが，テトラサイクリン系，アミノグリコシド系は腎毒性があるため禁忌です．

⑤鎮痛薬について

歯科でよく使用されるNSAIDs（鎮痛薬）のなかには腎毒性の強いものが多くあります．腎毒性の比較的弱い鎮痛薬としては，プロピオン酸系のイブプロフェン（ブルフェン）などが使用されます．ヘパリンを使用する血液透析患者では，サリチル酸系の鎮痛薬（アスピリン）は消化管からの出血をきたす危険性があるので使用禁忌とされています．

⑥そのほか

透析を受けている慢性腎不全の患者さんでは，腎性高血圧，心不全，肺水腫，電解質異常，貧血，骨粗鬆症，脂質代謝異常，神経症状，消化器症状などの臨床症状が現れることがあるので注意が必要です．透析の日を確認し，歯科治療は透析翌日に行います．

（重枝昭広）

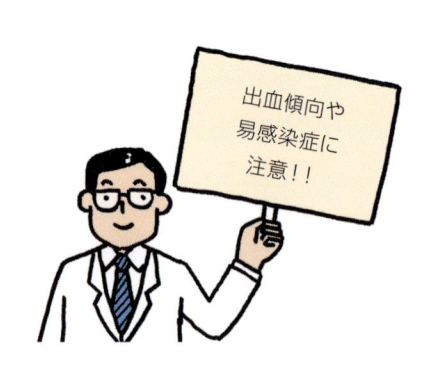

神経・筋疾患 1

脳梗塞

脳梗塞とは？

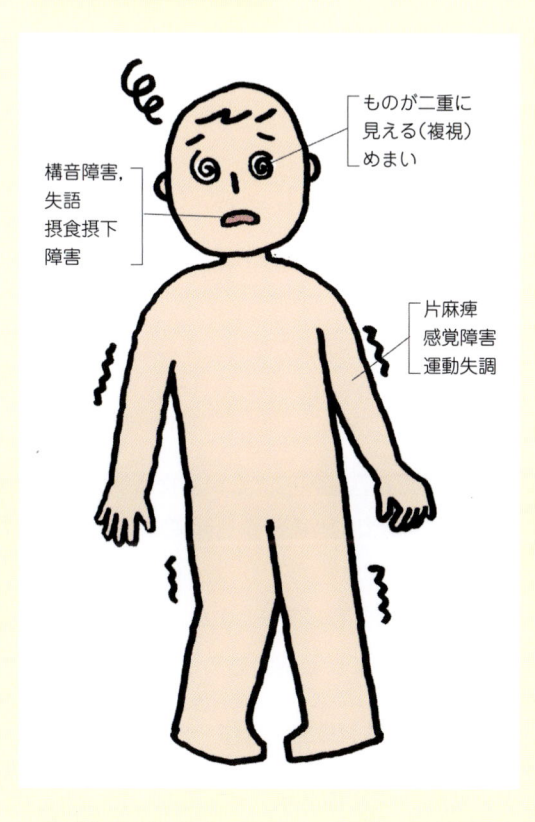

構音障害,
失語
摂食嚥下
障害

ものが二重に
見える（複視）
めまい

片麻痺
感覚障害
運動失調

「脳梗塞」は脳出血やくも膜下出血などと同じ脳血管障害の1つで，脳内の血管が詰まって脳組織が壊死を起こした病態をいいます．その発症率は高く，脳血管障害の75.9％を占めています[1]．脳梗塞は脳血管の血流障害の原因によって，**ラクナ梗塞**（31.2％），**アテローム血栓性脳梗塞**（26.8％），**心原性脳塞栓症**（27.7％），そのほかに分類されます（図）[1]．

ラクナ梗塞は，脳の深いところに小さな梗塞巣（脳細胞が壊死した部分）ができるもので，その2/3は無症状で経過は良好です．アテローム血栓性の脳梗塞は，比較的大きな脳動脈がアテローム（粥状）硬化によって狭窄し，さらに血栓が形成されて閉塞するものです．ラクナ梗塞より広範囲が障害されるため，急性期ではしばしば徐々に症状が悪化します．一方，心原性の脳塞栓症は，心房細動，弁膜症などの心疾患により，心臓内にできた血栓が血流とともに脳に運ばれ，脳動脈を閉塞するものをいいます．

発症後の神経症状としては，片麻痺，感覚障害，構音障害，摂食嚥下障害，失語，視野の一部が欠ける視野欠損，ものが二重に見える複視，運動失調，めまいなどがあり，1つ，あるいは複数の症状が現れます．

● よく使われるくすり

脳梗塞発症直後の患者さんの多くは入院しており，急性期の歯科治療は病院勤務の歯科医師によって行われます．脳梗塞の薬物療法は病型の診断がついたところで開始されます．「血液の固まりを溶かすくすり」，「脳を保護するくすり」，「脳のむくみを抑えるくすり」，「血液の固まりを抑えるくすり」による治療などが行われています．具体的には，血流改善のためにオザ

歯科衛生士のための病気とくすりパーフェクトガイド 113

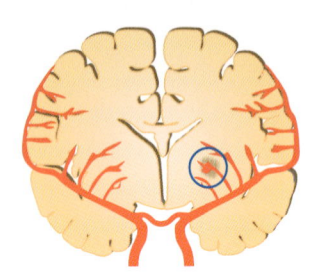

ラクナ梗塞	アテローム血栓性脳梗塞	心原性脳塞栓症
細い血管が詰まって起こる	太い血管が動脈硬化を起こして細くなったり，詰まったりして起こる	心臓にできた血栓（血の固まり）によって，太い血管が詰まって起こる

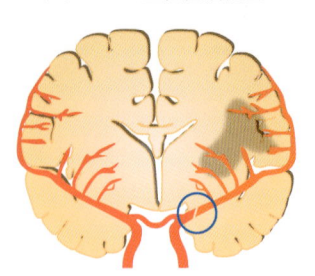

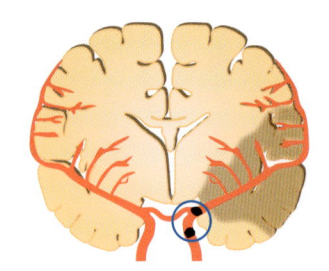

図　脳梗塞の種類

グレルナトリウム（カタクロット），抗浮腫や脳保護のためにエダラボン（ラジカット）やグリセロール，再発予防のためにアスピリン（バイアスピリン，バファリン），オザグレルナトリウム（カタクロット），アルガトロバン（ノバスタン，スロンノン），ヘパリンナトリウム（ヘパリン）が患者さんの病型に合わせて使用されます．

　脳梗塞は再発しやすい病気であるため，急性期以降には再発予防を目的としたくすりが使われます．脳血栓症にはアスピリン（バファリン），チクロピジン塩酸塩（パナルジン），シロスタゾール（プレタール），クロピドグレル硫酸塩（プラビックス）などの抗血小板薬，脳塞栓症にはワルファリンカリウム（ワーファリン），ダビガトランエテキシラートメタンスルホン酸塩（プラザキサ），リバーロキサバン（イグザレルト），アピキサバン（エリキュース）などの抗凝固薬が使われます．

　脳循環代謝改善薬は，後遺症の自覚症状，自発性の低下，情緒障害などの精神症状の改善に用いられています．抗血小板薬が副作用などで使用できない場合は，イフェンプロジル酒石酸塩（セロクラール），イブジラスト（ケタス）などが用いられます．そのほかには，アマンタジン塩酸塩（シンメトレル），チアプリド塩酸塩（グラマリール），アデノシン三リン酸二ナトリウム水和物（アデホス）などが使われます．これらは，リハビリテーションの導入や継続に効果的で，廃用症候群を防止することで知的機能の低下や進行の防止に役立つといわれています．

　そのほか，比較的大きい脳梗塞や脳出血を起こした場合は痙攣発作を起こすことがあるため，バルプロ酸ナトリウム（デパケン），フェニトイン（アレビアチン）などの抗てんかん薬が投与されている場合もあります．

くすりの副作用

　口腔内に影響を与えるものとして，血圧降下薬，抗てんかん薬があげられます．血圧降下薬として，エナラプリルマレイン酸塩（レニベース），クロニジン塩酸塩（カタプレス），ニカルジピン塩酸塩（ペルジピン），ニフェジピン（アダラート），メチルドパ（アルドメット），フロセミド（ラシックス）などがありますが，これらは血管内の水分量を減らす作用があるため，副作用として口腔乾燥をきたす場合があります．

　ニフェジピンは歯肉増殖を起こすことで知られています．プラークコントロールの徹底や歯

肉切除術が必要ですが，それでも改善しない場合は医科の主治医に薬剤の変更を依頼することもあります．

抗てんかん薬のフェニトイン（アレビアチン）の副作用には歯肉増殖があり，カルバマゼピン（テグレトール）は中枢神経系に直接作用して，唾液分泌量そのものを減少させることによる口腔乾燥をきたす場合があります．

くすりの相互作用

脳梗塞の再発予防や後遺症に対する目的で使われているくすりとの相互作用として，次の注意が必要です．

抗てんかん薬のバルプロ酸ナトリウム（デパケン）を投与されている際には，ペネム系・カルバペネム系の抗菌薬を投与すると，てんかん発作が再発するおそれがあるため，投与を避ける必要があります．そのほかにカルバマゼピン（テグレトール）とマクロライド系抗菌薬（クラリスなど）の相互作用として，カルバマゼピンの濃度が急激に上昇し，めまいや運動失調などの中毒症状を発症することが報告されています．抗凝固薬（ワーファリン）は，血液が固まるしくみにかかわるビタミンKの作用を妨害することで血液を固まりにくくしているため，ビタミンKを多く含む食品（納豆，クロレラなど）を摂取すると，抗凝固薬の作用が弱まります．

ペニシリン系，マクロライド系，テトラサイクリン系，ニューキノロン系などの抗菌薬や，アゾール系抗真菌薬ではワルファリンカリウム（ワーファリン）の作用を増強することがあるといわれています．しかし，抗菌薬の術前一回投与では影響しないという報告があります．また，同様に非ステロイド性抗炎症薬（NSAIDs）によっても作用が増強し，出血傾向が高まります．処置後に局所止血を行っても止血が困難な場合には，止血方法に問題がないかを確認し，再度の局所止血処置を行います．それでも止血が難しい場合は，担当医師と相談し，休薬などの処置を依頼します．休薬やビタミンKなどの中和薬の使用は重篤な血栓症のリスクを上昇させるため，医師の判断が必要です．

歯科診療上の注意点と対応

脳梗塞の患者さんに歯科治療を行うのは急性期以降となります．その場合は発症日や脳卒中後遺症によるADL*の状態，肺炎などの合併症，高血圧や不整脈や糖尿病などの併存症や認知症の有無などを確認するようにします．また，患者さん本人は意識障害や失語症があるために正確に病歴や現在の状況を伝えられない場合が少なくありません．そこで，家族や介助者，医科の主治医などから情報を得ることが必要となります．また，脳梗塞を起こした人は再発しやすく，発症後5年で30～50％が再発すると報告されています．そこで，定期的に受診をしていない，または指定された服薬や運動をしていない人には慎重に対応します．

脳血管障害後遺症のある人は，ADLの低下によって口腔内の清掃状態が良好に保てないことが多いため，口腔清掃がしやすい口腔内環境を目指して，治療や歯科衛生士による定期的な口腔衛生指導を行う必要があります．

（元橋靖友，植松　宏，大渡凡人）

---

* ADL (Activities of Daily Living)：食事・更衣・移動・排泄・整容・入浴など，生活を営むうえで不可欠な基本的行動を指す．障害者や高齢者の生活自立度を評価するのに使用される

神経・筋疾患 2

脳出血・くも膜下出血

脳出血・くも膜下出血とは？

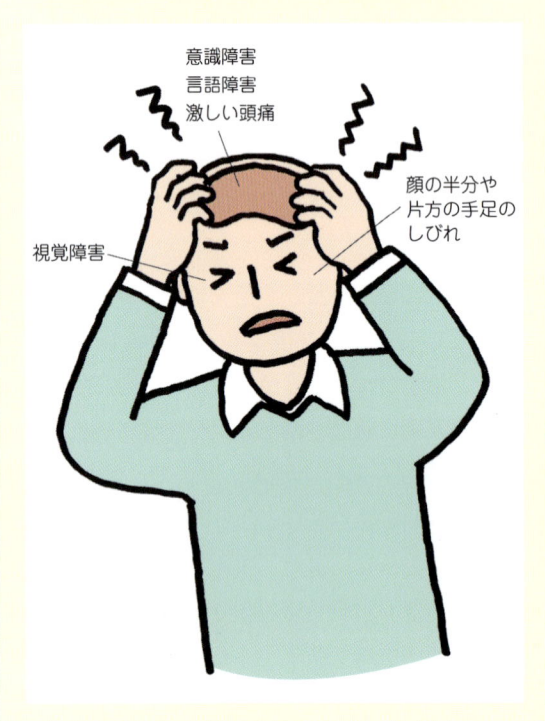

意識障害
言語障害
激しい頭痛
顔の半分や片方の手足のしびれ
視覚障害

　脳出血やくも膜下出血は脳血管障害の1つです．脳血管障害は，介護が必要となったおもな原因のうちでもっとも多く，全体の18.5％を占め[1]，入院または通院中の患者さんも133万9,000人に達します[2]．罹患者数は多いのですが，死亡数・死亡率は低下を続けているため，後遺症を伴う人が増加しつづけています（図1）．

　「**脳出血**」は，大脳，小脳，脳幹などの脳の実質に発生した出血による病態をいいます（図2）．一方，「**くも膜下出血**」は脳と頭蓋骨の間にある，くも膜下腔という部分に出血が起こったものをいい（図2），原因は脳表面にある動脈瘤や先天的な血管奇形の破綻です．また，血管奇形により，青年期から成人期に出血して突然死することがあります．くも膜下出血は，脳卒中のなかで唯一，男性よりも女性に多く起こっています．

　脳梗塞と比較して脳出血やくも膜下出血は，突然意識を失う，片麻痺や激しい頭痛，嘔吐など，はっきりした症状が現れることが特徴です．発症後は，①急に顔の半分や片方の手足がしびれる，動かない，②突然意識がもうろうとなる，③言葉が出ない，周囲の人の話が理解できない，④急に片方あるいは両方の目が見えにくくなる，⑤視野が狭くなる，⑥突然のふらつき，力はあるのにバランスがとれず歩けない，手足がうまく動かせない，⑦原因不明の激しい頭痛などの症状が現れます．

　60歳を超えると，くも膜下出血より脳出血が多くなり，後遺症として多くの人に身体の片側の筋力低下・麻痺・感覚消失，失語症などの神経学的症状が残ります．

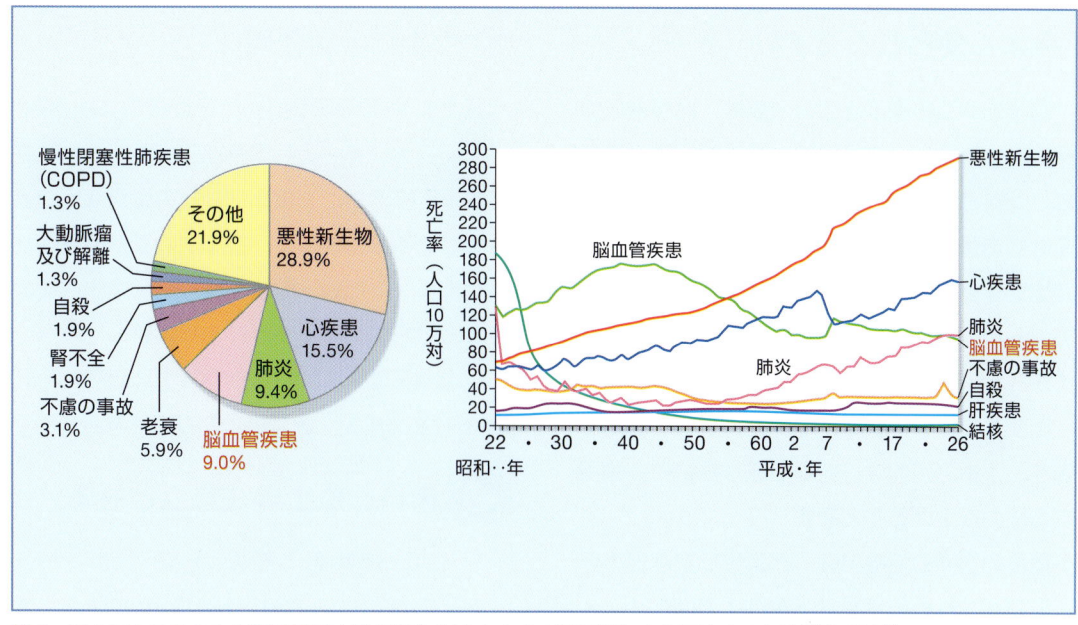

図1 日本におけるおもな死因別死亡者の割合（左）とおもな死因別にみた死亡率の年次推移（右）[3]
死亡原因における脳血管疾患は悪性新生物，心疾患，肺炎に次いで第4位である．脳血管疾患の死亡率は1970年をピークに低下している

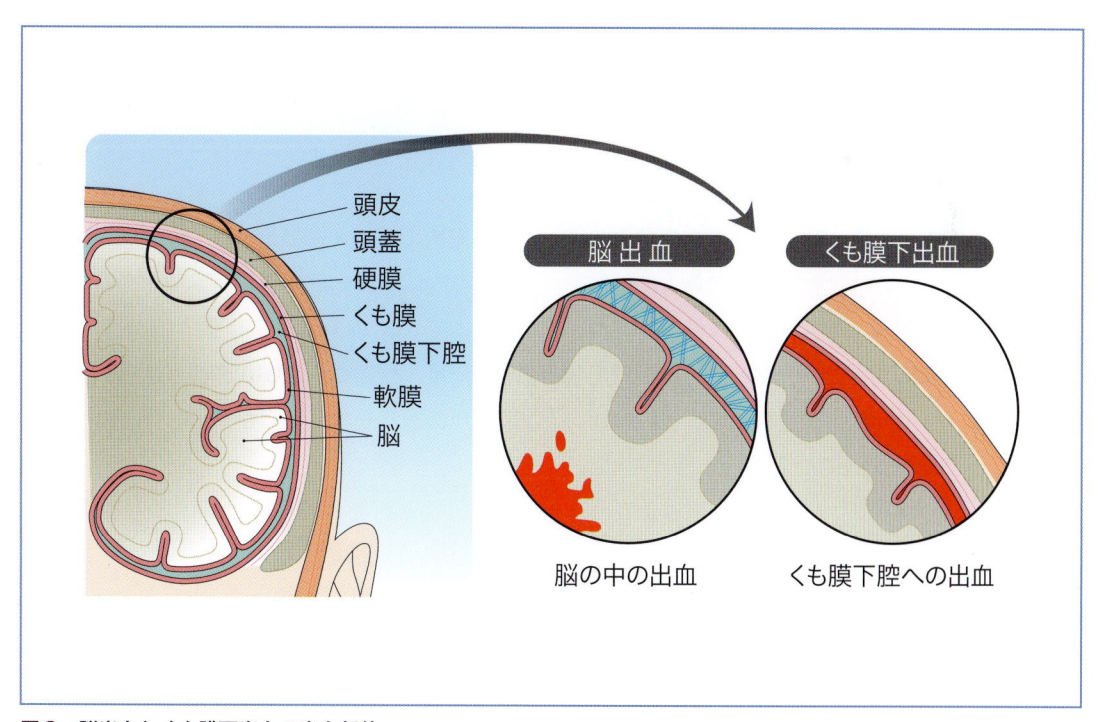

図2 脳出血とくも膜下出血の出血部位

● よく使われるくすり

　脳出血やくも膜下出血の治療は，脳梗塞の治療法とは異なり，抗凝固薬，血栓溶解薬，アスピリンなどの抗血小板薬は使用しません．脳出血は脳血管が高血圧や加齢のためにもろくなって出血する病態ですから，血圧降下薬で血圧をコントロールし，止血薬を使用することもあります．

　出血量が多い場合は，手術を行うこともあります．手術の目的は，血腫を取り除いて，頭蓋内の圧力を下げることです．

　重度の頭痛の治療には，アスピリンなどの非ステロイド性抗炎症薬（NSAIDs）ではなく，オピオイドなどの麻薬が使われます．また，脳圧を下げるためにドレナージチューブが脳に留置されることもあります．

● 再出血を防ぐための手術

　出血はしばらくすると自然に止まりますが，短時間の間に再出血が起こり，その際に死亡する例が多いため，再出血を防ぐための手術が行われることがあります．致死的な出血のリスクを減らす手術としては，動脈瘤がある人に対して，動脈瘤をクリップで止める（クリッピング法）か，動脈瘤のなかにコイルを詰め込んで血流を遮断する手術（動脈瘤塞栓術）が行われます．クリップは永久的にその場所に残すため，クリッピング手術を受けた人は，MRI検査を受けることができなかったのですが，最近の新型クリップであれば磁気の影響を受けることはありません．

　くも膜下出血の死亡率は28.1％と，脳梗塞（死亡率：7.8％）や脳内出血（死亡率：16.8％）に比べてもっとも高いと報告されています[4]．

● くすりの副作用

　脳出血やくも膜下出血の既往のある場合は，リスクファクターとして高血圧がもっとも重要です．そのほかにも糖尿病などの全身疾患を合併していることが多く，投薬されている場合があります．ただし，脳出血やくも膜下出血そのものに処方されるくすりはありません．

（⇒高血圧症や糖尿病などのくすりの相互作用は，p.40〜「高血圧症」，p.74〜「糖尿病」を参照）

歯科診療上の注意点と対応

① ADL（p.115参照）の確認と介助

　ADLの確認は，歯科治療の際の介助の必要性や口腔ケアの指導のため必要です．麻痺の程度や部位によって必要な介助は異なり，車椅子から歯科ユニットへの移乗方法が異なります．麻痺していない側（健側）を歯科ユニットに寄せて介助するようにし，転倒しないよう気をつけます．特に，運動麻痺だけでなく知覚麻痺もある場合は，手足がユニットや車椅子などに挟まれないように気をつける必要もあります．

② 口腔内の運動・知覚麻痺

　口腔内にも運動麻痺や知覚麻痺があることが多く，そのため麻痺側の口腔ケアが不十分になったり，食物残渣が多量であったり，潰瘍や咬傷があっても本人は気がつかないこともあります．

　開口障害がある場合は，開口器の使用やK-pointの刺激（図3）[5]で対応します．

③ 観血処置の際の注意

　観血処置，特に抜歯を行うときは，コミュニケーションがとれなかったり，十分な時間咬んでいられなかったりして圧迫止血が難しい場合があります．そのような場合は，抗血小板薬や抗凝固薬を服薬していることを考慮して，歯科医師による局所止血薬の挿入や緊密な縫合を行

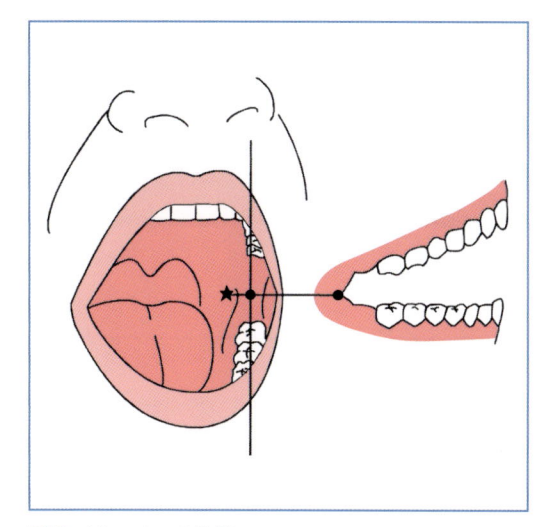

図3　K-pointの位置
① 臼後三角後縁のやや後方（●）の内側（★）にある特別敏感に感じる部分[6]

歯列に沿って指を奥に入れ，　爪の部分でK-pointを触る

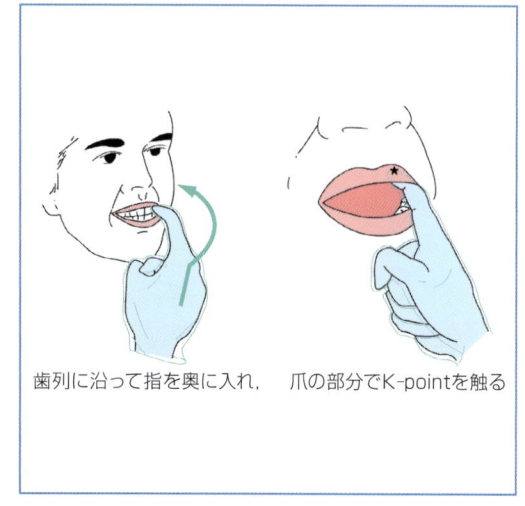

② K-pointの刺激することで，開口を誘発させる．わずかに開口しているところからスプーンを入れるか，頬の内側を歯列に沿って奥へ指を入れ，爪の部分で軽く圧迫刺激を与える[6]．スプーンなどを入れる場合は，噛まれることによる歯の損傷に注意する．また，指を入れる場合は，指の骨折や損傷に十分な注意が必要である

う必要があります．

④ 誤嚥への対応

　摂食嚥下障害がある場合は，歯科治療による誤嚥のリスクがあります．咽頭に水が流れ込まないよう注意深く吸引し，注水は必要最小限にします．誤嚥してもむせがない不顕性誤嚥の可能性もありますので，注意します．

⑤ 失語症の患者さんとのコミュニケーション

　失語症があれば，痛みや治療に対する希望などを伝えることができないこともあります．このような場合は，平易な言葉でゆっくり話すことでコミュニケーションがとれることも少なくありません．

（元橋靖友，植松　宏，大渡凡人）

神経・筋疾患 3

パーキンソン病

パーキンソン病とは？

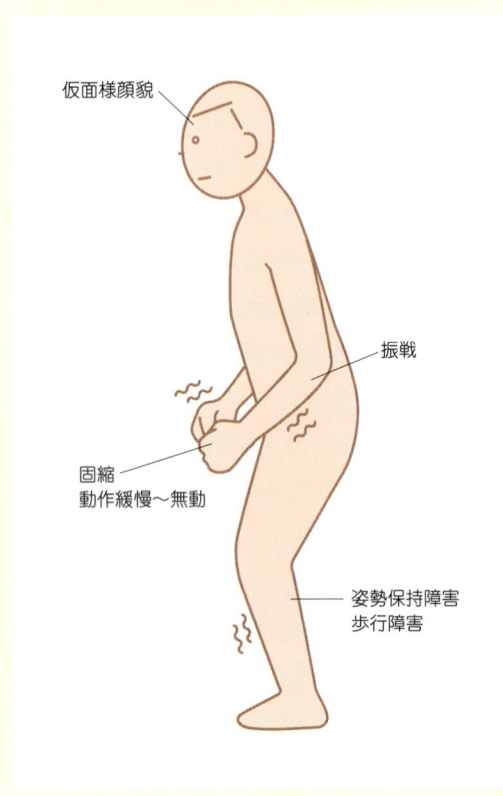

「パーキンソン病」とは，大脳半球の深部に存在する大脳基底核の1つである黒質が変性するために起こる疾患で，有病率は人口10万人に対し約100〜150人[1]，あるいは166.8人[2]といわれています[1]．

症状としては，振戦（手が周期的に震える），筋固縮（筋の伸張に対して規則的な抵抗の変化を示す状態），無動（動作が緩慢になり，動き出そうとしても時間がかかる，仮面様顔貌になるなど），姿勢・歩行障害（前屈姿勢となり，すくみ足歩行や加速歩行などが現れる）があります．

パーキンソン病は10年以上にわたりゆっくりと進行する疾患で，最終的にはADL（p.115参照）低下，寝たきりとなり，肺炎のため死に至ることもあります．

パーキンソン病と症状が似ていて原因が明らかなものを，**症候性パーキンソニズム（パーキンソン症候群）** といい（図），原因によって，「脳血管障害性パーキンソニズム」，「薬物性パーキンソニズム」「脳炎後パーキンソニズム」に分けられます．

脳血管障害性パーキンソニズムは，大脳基底核に血管障害性の病変が生じ，パーキンソン病と類似した症状が認められます．

薬物性パーキンソニズムは，薬物による副作用としてパーキンソン症状が出たり，症状を悪化させたりする病態をいいます．向精神薬，抗不安薬，精神安定薬，制吐薬などは，パーキンソン症状が出る可能性があるといわれます．

図中ラベル：仮面様顔貌／振戦／固縮　動作緩慢〜無動／姿勢保持障害　歩行障害

表 おもなパーキンソン病治療薬[3]

分類	作用	代表的な商品名
レボドパ	脳内でドパミンに変わり，ドパミンを補う	ドパストン ネオドパストン メネシット マドパー イーシー・ドパール
MAO-B阻害薬	ドパミン分解を抑制し，パーキンソン症状を改善する	エフピー
COMT阻害薬	レボドパの半減期を伸ばし，効果持続時間を延長させる	コムタン
ドパミンアゴニスト	ドパミン受容体を刺激する	パーロデル カバサール ビ・シフロール
抗コリン薬	パーキンソン病で亢進しているアセチルコリンニューロンの活動を抑制する	アーテン アキネトン
ドパミン遊離促進薬	ドパミンニューロン終末においてドパミン遊離を促進する	シンメトレル
ノルアドレナリン前駆物質	すくみ足，起立性低血圧を改善する	ドプス
アデノシンA2A受容体拮抗薬	Weaing off*を改善する	ノウリアスト
レボドパ賦活薬	パーキンソン症状を改善する	トレリーフ

*Wearing off：くすりの効果の持続時間が短くなり，一日のなかでくすりの効果が切れてしまう時間がでてくること

● よく使われるくすり(表)

①**レボドパ製剤（ドパストン，ネオドパスン，メネシットなど）**：振戦や筋肉の硬直を抑え，運動能力を改善するのにもっとも効果があるくすりで，不足しているドパミンの補充として使われます．ドパミン自体は服薬しても血液脳関門を通過できないため，血液脳関門を通過できるレボドパ製剤として服薬することになります．

　レボドパは大脳基底核でドパミンに変換されて，ドパミン生産量の低下を補います．レボドパはカルビドパといっしょに服用します．それらはレボドパが脳に達する前に血管内で分解されないために使われるもので，レボドパ単剤よりも5倍程度効果が高くなり，レボドパの用量を減らせるため，吐き気や顔面潮紅などの副作用も少なくなります．レボドパとカルビドパの併用は，パーキンソン病治療の主流になっています．

　副作用としては，悪心，嘔吐，食欲不振などの消化器系副作用，めまい，起立性低血圧，不整脈などの循環器系副作用，興奮，幻覚，妄想，抑うつ，不眠などの精神症状，眠気などがあります．

②**ドパミンアゴニスト（パーロデル，カバサール，ビ・シフロールなど）**：ドパミン受容体に結合し，ドパミン伝達を促進させます．付着する受容体の選択性により，使い分けられています．

　パーキンソン病の治療は，レボドパ含有製剤によるドパミン補充療法が中心ですが，長期に大量投与すると，反対にドパミン受容体の働きが減弱してしまいます．また，ドパミンの補充療法が，神経の変性そのものを止める根本的な治療法ではないため，パーキンソン病が進行すると，ドパミン神経細胞が神経終末にドパミンを保持できなくなり，不随意運動や症状の日内変動が強くなります．ドパミン受容体刺激薬を用いることで，レボドパ含有製剤の減量や使用

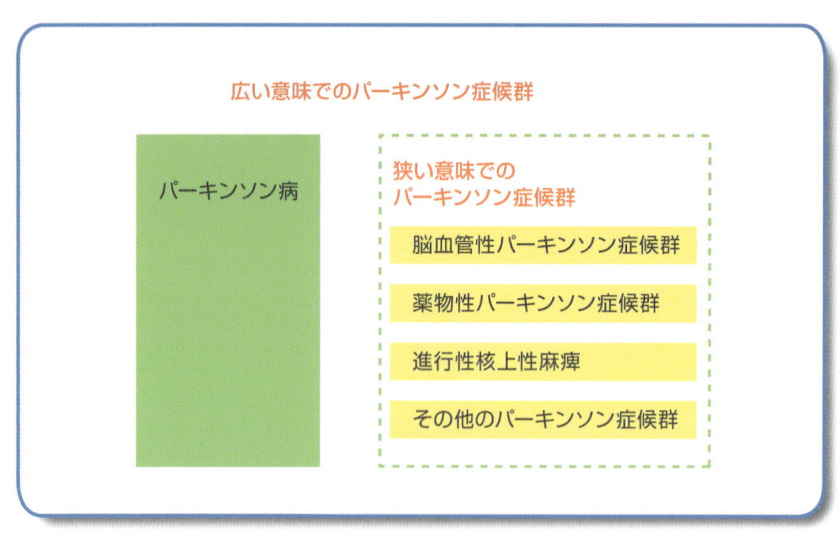

図　パーキンソン病・パーキンソン症候群の原因
（文献4）を一部改変）

開始時期の遅延が期待されます．

　副作用としては，悪心，食欲不振，胃部不快感，起立性低血圧，不整脈，幻覚，妄想，眠気があります．

③抗コリン薬（アーテン，アキネトンなど）：アセチルコリンの作用を遮断して振戦を軽減する効果があり，パーキンソン病の初期に使用されたり，後期にはレボドパの補助薬として使用されます．副作用としては，口渇，便秘，悪心，食欲低下，頻脈，動悸，排尿障害，視調節障害，緑内障，幻覚，妄想，注意力低下，記銘力障害があります．

④ノルアドレナリン前駆物質（ドプスなど）：パーキンソン病で不足している，ノルアドレナリンを補充する薬剤です．

　副作用としては，悪心，嘔吐，食欲不振，便秘，血圧上昇，不整脈，動悸，四肢冷感，光過敏（まぶしい），排尿障害，幻覚，妄想，不随意運動があります．

⑤その他のパーキンソン病治療薬：MAO-B阻害薬（エフピー），COMT阻害薬（コムタン），ドパミン遊離阻害薬（シンメトレル），アデノシンA2A受容体拮抗薬（ノウリアスト），レボドパ賦活薬（トレリーフ）などが，症状に応じて使用されます．それぞれの薬剤の作用は**表**を参照してください．

くすりの副作用

　個々に応じたレボドパの最適用量は，くすりの効果と副作用のバランスを考えて決められます．副作用には，口，顔，腕，脚の不随意運動，悪夢，幻覚，血圧の変化などがあります．レボドパの服用を5年以上続けると，くすりがよく効いている期間とまったく効いていない期間が急速に入れ替わる「オンオフ現象」とよばれる効果が，半数以上の人に現れます．この現象では，数秒の間に，かなり動くことができる状態から，重い障害状態へと急激に変化します．レボドパを服用するたびに症状の軽快期間が短くなり，動けない期間と動ける期間が交互に現れます．また，運動機能がよい状態のときでも，レボドパの服用による不随意運動（もがく，異常に活発に動く）が増加します．初期のころは，低用量のくすりを頻回に服用すれば，これ

らの効果は抑制できますが，15〜20年経過すると副作用を抑えるのが難しくなります．

くすりの相互作用

中枢神経系内のノルアドレナリン濃度を上昇させる三環系抗うつ薬（トフラニールなど）やドパミン濃度を上昇させるレボドパ含有製剤（ドパストンなど）を処方されていることが多く，その場合にはアドレナリン添加リドカインの使用は原則として2本までが望ましいといわれていますが，十分なエビデンスはありません．

歯科診療上の注意点と対応

パーキンソン病の患者さんは，動作をうまくコントロールすることができないため，急がせることをせず，動作が終了するまで待つことが必要です．また，抑うつ傾向がある場合は，歯科治療に際しても消極的にならないような声かけが必要です．姿勢障害や加速歩行がある場合には，転倒に注意し，歯科ユニットへの移乗には介助や声かけが必要となることもあります．

パーキンソン病の65〜100％に嚥下障害が出現するとの報告[5]もあり，誤嚥性肺炎を起こさないように，治療中には唾液等の吸引を十分に行う必要があります．並行して，口腔ケアの介入も必要となることも考えなければなりません．栄養摂取方法の検討のため，嚥下機能評価を行うことも必要となります．

なお，脳血管障害との違いとして，パーキンソン病は進行性疾患であるため，経時的に評価を繰り返し，安全な経口摂取を続けられるような配慮が大切になります．パーキンソン病治療薬として抗コリン薬が処方されている場合は，唾液の分泌を低下させ，口渇を生じていることがあります．抗コリン薬では口渇は避けられない症状であるため，口渇が強い患者さんが受診した場合は，診療前に口腔内に保湿剤を塗布するなど，症状の軽減に努めます．ただし，口腔保湿剤の効果には，現時点では十分なエビデンスがありません[6]．使用の際は，その限界を考慮しながら用いる必要性があります．

（元橋靖友，植松　宏，大渡凡人）

神経・筋疾患 4 脊髄小脳変性症

脊髄小脳変性症とは？

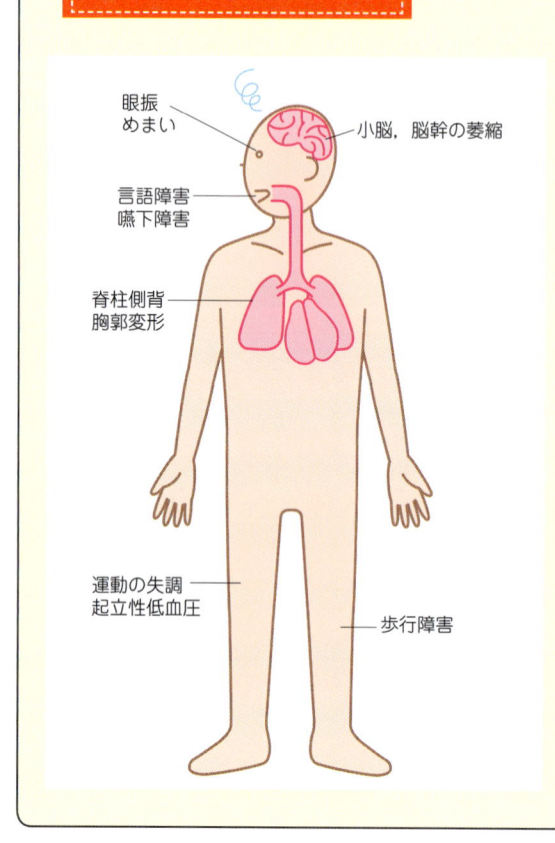

- 眼振、めまい
- 小脳、脳幹の萎縮
- 言語障害、嚥下障害
- 脊柱側背、胸郭変形
- 運動の失調、起立性低血圧
- 歩行障害

「**脊髄小脳変性症**」とは，小脳，脊髄，脳幹などの神経細胞が破壊される（変性）ことで，運動失調をきたす病気の総称です．約10万人に4～5人の確率で発症し，おもに中年以降に発症することが多いといわれています[1]．

大脳の変性はなく，患者さん本人は運動機能の衰退をはっきりと認識できるため，非常につらい病気です．

おもな症状としては，歩行障害や言語障害，嚥下障害，四肢失調，眼振（自分の意思とは関係なく眼球が揺れてしまうこと）がみられます．病型によっては，運動失調症状に加えて，ふるえ（振戦）や筋固縮，バビンスキー反射（足の裏をなぞると指が反り返る反射）がみられることがあります．

自律神経症状としては，立ち上がったときに血圧が過度に低下する起立性低血圧や，睡眠時無呼吸，尿失禁，発汗障害などがみられます．

● よく使われるくすり

この疾患には，根本的な治療法はありません．失調症状に対する改善薬として，甲状腺ホルモン分泌ホルモンのプロチレリン酒石酸塩水和物（ヒルトニン），タルチレリン水和物（セレジスト）があります．

振戦や筋固縮などへの対症療法として，パーキンソン病の治療薬であるドパミンアゴニスト，レボドパ（ドパストン）やアマンタジン（シンメトレル），ノルアドレナリン作動性神経機能改善剤のドロキシドパ（ドプス），抗コリン薬のトリヘキシフェニジル（アーテン）が使用されることもあります．

また，自律神経症状の対症療法として，ジヒドロエルゴタミンメシル酸塩（ジヒデルゴット）やドロキシドパ（ドプス）も使われます．

表1　脊髄小脳変性症の疾患分類

孤発性（遺伝しない）	遺伝性
多系統萎縮症 　・オリーブ橋小脳萎縮症 　・線条体黒質変性症 　・シャイ・ドレーガー症候群 皮質性小脳萎縮症	常染色体優性遺伝性 　・脊髄小脳失調症1型 　・脊髄小脳失調症2型 　・脊髄小脳失調症3型 　・脊髄小脳失調症6型 　・脊髄小脳失調症31型 　・歯状核赤核淡蒼球ルイ体萎縮症 常染色体劣性遺伝性 　・フリードライヒ失調症 　・ビタミンE単独欠乏性失調症 　・アプラタキシン欠損症

● くすりの副作用

　甲状腺ホルモン分泌ホルモンの副作用としては，脈拍の変動や顔面の潮紅感，悪心，尿意などがあげられます．

　パーキンソン病の治療薬では，悪心や嘔吐，口渇，食欲不振などがみられます．特にレボドパ製剤（p.121参照）を服用している患者さんは，起立性低血圧や不整脈を起こす可能性があるため注意が必要です．

● くすりの相互作用

　レボドパ製剤を服用している患者さんは，アドレナリン含有の局所麻酔薬を使用すると，著しい血圧上昇や頻脈を引き起こすことがあります．

歯科診療上の注意点と対応[2,3)]

①自律神経障害

　歯科治療中の注意点としては，自律神経障害による急激な循環不全や呼吸不全の可能性があげられます．また，局所麻酔に含有されているアドレナリンによって，急激な血圧上昇や頻脈を起こすことがあるため，局所麻酔を使用する治療は，循環呼吸のモニタリングが必要です．

　また，起立性低血圧を起こす可能性があるため，チェアの背板を上げるときや治療が終了して起き上がるときは十分に注意をし，急激な体位変換は避ける必要があります．動作が遅く不安定であることが多いので，患者さんの動きに気を配り，患者さんに合わせた介助が必要でしょう．

②摂食嚥下障害への対応

　この疾患の患者さんは，小脳性運動失調による嚥下障害があるため，治療中に誤嚥を起こしてしまう可能性があります．したがって，歯科衛生士の注意深いバキューム操作が重要です．症例によってはラバーダムの使用も有効です．また，口腔内に落下しやすいクラウンやインレー，リーマー，クランプなどの小さな器具の誤嚥への対応策として，デンタルフロスや絹糸で結んでおくなどの工夫も有効です．

③口腔衛生指導の注意点

　口腔衛生指導については，運動障害や自律神経障害の程度に合わせたブラッシング指導や予防処置，診療計画を立案する必要があります．さらに家族や介護者と連携を取って介護計画を立て，ブラッシングや摂食嚥下障害に対するリハビリテーションを行う必要があります．

　このような口腔ケアやリハビリテーションは，摂食嚥下障害による誤嚥性肺炎の予防においても重要な役割を担っています．

（半田俊之）

神経・筋疾患 5 進行性筋ジストロフィー

進行性筋ジストロフィーとは？

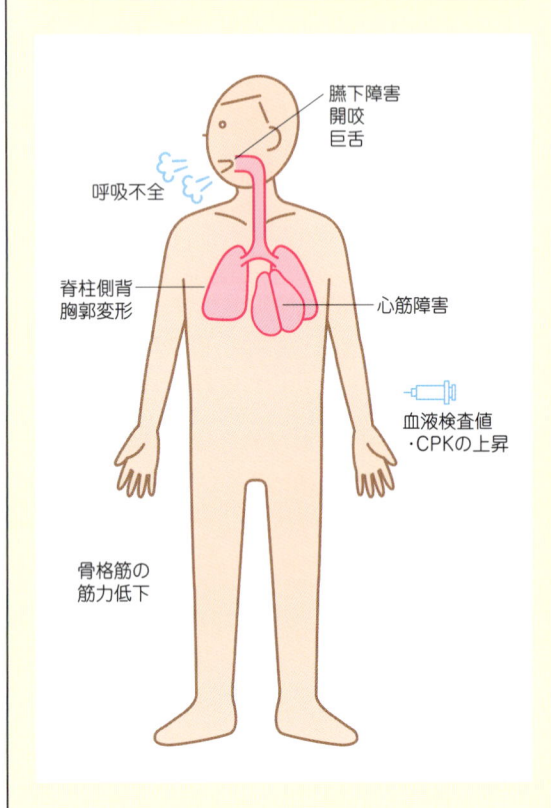

嚥下障害
開咬
巨舌
呼吸不全
脊柱側背
胸郭変形
心筋障害
血液検査値
・CPKの上昇
骨格筋の
筋力低下

「進行性筋ジストロフィー」は遺伝性の病気で，骨格筋がだんだん変性し，筋力が低下する筋萎縮症の1つです．この病気では，単に筋組織が萎縮していくだけでなく，筋肉が壊死，再生を繰り返し，脂肪や結合組織などに徐々に変わってしまいます．最初は，転びやすい，起き上がることが困難，歩行障害や歩き始めの遅れなどの症状が出ることから気づくことが多く，CK（クレアチンキナーゼ）という血液検査値の上昇，筋電図，筋生検によって確定診断を得ます．

筋力の低下は横隔膜を含む全身の骨格筋で進行性に起こり，脊柱の側彎や胸郭の変形，関節の拘縮をきたします．また，心筋にも筋の変性が起こるため，心不全を起こします．

遺伝形式によりさまざまな形があり，なかでも2～5歳の男児に多く発症し，年齢とともに筋萎縮が進行，肺炎・呼吸不全・心不全などを起こす**Duchenne型**が85％ともっとも多くみられます．

● よく使われるくすり

本症に対する根本的治療はありませんが，病気進行の鈍化と筋力増強を目的に，ステロイド性抗炎症薬（プレドニゾロン/プレドニン），アデノシン三リン酸二ナトリウム（アデホス，トリノシン），などが使用されます．

● くすりの副作用

ステロイド性抗炎症薬の副作用としては，骨粗鬆症，胃潰瘍，糖尿病，感染症などがあります．長期にわたるステロイド性抗炎症薬使用者は，感染しやすい状態であり，抜歯やスケーリングなどの観血処置を行う場合は術後感染に十分に気をつける必要があります．

表1　筋ジストロフィー症の分類

① x連鎖劣性遺伝
重症型（Duchenne型） 良性型（Becker型） 良性および早期関節拘縮を伴う型 　（Emery-Dreifuss型）
② 単染色体劣性遺伝
肢帯型（Limb-girdle型） 小児期肢帯型 先天性筋ジストロフィー（福山型）
③ 常染色体優性遺伝
顔面肩甲上腕型 遠位型 眼筋型 眼・咽頭型

表2　歯科診療上の注意点

筋力の低下による呼吸不全・心不全
　→血圧，脈拍，SpO_2のモニタリング（心不全・呼吸不全）が必要
　→チェアへの移動，体位変換の介助が必要
体幹の変形
　→安定したポジションをつくる
　摂食嚥下障害
　→治療中に誤嚥しないよう注意する
口腔衛生について
　→予防，定期的な検診や口腔衛生指導

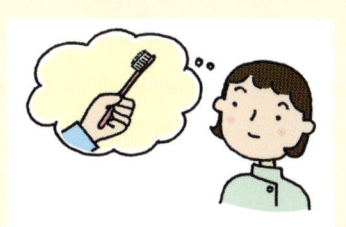

くすりの相互作用

　長期にわたってステロイド性抗炎症薬を服用している患者さんは，胃潰瘍を併発していることがあります．このような患者さんは，メフェナム酸（ポンタール），ロキソプロフェンナトリウム（ロキソニン），ジクロフェナクナトリウム（ボルタレン），インドメタシン（インダシン）などの非ステロイド性抗炎症薬（NSAIDs）の投与を行った際，消化性潰瘍を増悪させる危険性があります．

歯科診療上の注意点と対応[1]

①筋力の低下

　この病気の患者さんの診療においてもっとも考慮すべきことは，筋力の低下です．筋力が低下していくことにより，呼吸機能や心機能の低下が起こります．したがって，心不全や呼吸不全のみられる患者さんには，血圧，脈拍，経皮的動脈血酸素飽和度（SpO_2）のモニタリングが必要となります．さらに，骨格筋の筋力低下により，頭部・頸部を一定に保持することやデンタルチェアへの移動，体位変換が困難になってきますので，保持，介助が必要なことがあります．

②体幹の変形

　側彎や胸郭などの体幹の変形がある患者さんの診療では，身体とチェアの間にクッションやタオルなどを挟み，安定したポジションをつくる必要があります．

③摂食嚥下障害

　この病気の患者さんは，開咬や反対咬合などによる咬合不全，筋力低下に伴う嚥下障害により，治療中に使用するタービンなどから出た水などを誤嚥しやすい状況にあります．また，口腔内に落下しやすいクラウンやインレー，リーマー，クランプなどの小さな器具の誤嚥を防ぐための対応策としては，デンタルフロスや絹糸で結んでおくなどの工夫も有用です．

④口腔衛生について

　この病気の患者さんは，筋力の低下に伴って歯ブラシを持つことが難しくなり，口腔衛生の自己管理が非常に困難な状態となります．そのため，握力の程度に合わせた歯ブラシの選択やブラッシング指導を工夫するなど，口腔疾患の予防に重点が置かれていきます．さらに嚥下障害があり，口腔内衛生環境が悪化することによって誤嚥性肺炎を起こす可能性もあるため，定期的な検診や口腔衛生指導が大切です．

（半田俊之）

神経・筋疾患 6

重症筋無力症

重症筋無力症とは？

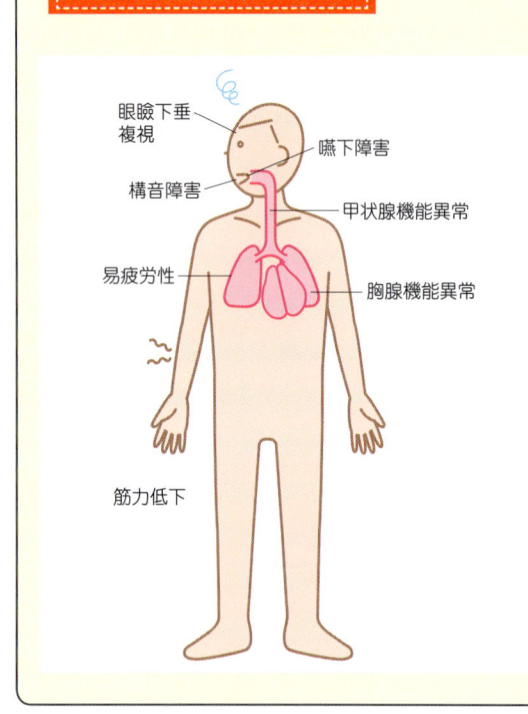

「重症筋無力症」とは，神経と筋の接合部，神経からの刺激を筋肉の細胞に伝える役割をするアセチルコリン受容体が減ることによって，神経からの刺激が伝わりにくくなり，筋肉の力が弱くなる自己免疫疾患*です．有病率は，人口10万人に対し2～10人で，女性に多く，男性の1.5から2倍発症します[1]．おもな症状は，まぶたが垂れ下がってくる（眼瞼下垂），ものが二重に見える（複視），斜視，球症状（嚥下障害や構音障害），歩行や運動の障害，骨格筋の脱力，易疲労性，呼吸困難などがあります．この病気の患者さんでは，胸骨の後側にある胸腺という部分が肥大したり，胸腺腫を合併したりすることが多く，発症機序には，神経筋伝達障害，自己免疫異常，胸腺の異常の3つの要素がかかわっているといわれています．

（図内ラベル：眼瞼下垂 複視／嚥下障害／構音障害／甲状腺機能異常／易疲労性／胸腺機能異常／筋力低下）

よく使われるくすりとその副作用

本疾患は自己免疫疾患であるため，ステロイド性抗炎症薬（プレドニゾロン/プレドニン）やそのほかの免疫抑制薬，抗コリンエステラーゼ薬（アンベノニウム塩化物/マイテラーゼ）が使用されます．

抗コリンエステラーゼ薬の副作用としては，発汗，流涎，流涙，下痢，悪心，嘔吐，徐脈，低血圧などがあります．また，ステロイド性抗炎症薬の副作用としては，骨粗鬆症，胃潰瘍，糖尿病，感染症などがあります．したがって，ステロイド性抗炎症薬を使用している患者さんは感染しやすい状態であり，抜歯やスケーリングなどの観血処置を行う場合は，術後の感染予防を十分に行う必要があります．

くすりの相互作用

長期にわたってステロイド性抗炎症薬を服用している患者さんは，胃潰瘍を併発していることがあります．メフェナム酸（ポンタール），ロキソプロフェンナトリウム（ロキソニン），

---

* 自己免疫疾患：本来は細菌・ウイルスや腫瘍などの自己と異なる異物を認識し排除するための役割をもつ免疫系が，正常な細胞や組織に対してまで過剰に反応し攻撃を加えてしまうことで症状をきたす疾患

表　重症筋無力症の分類

Ⅰ型（眼輪型）	眼筋のみ罹患．2年以内にほかの筋に進展しなければ非進行性にとどまる
ⅡA型（軽症全身型）	多くは眼筋型で発症し，骨格筋，球筋に進展する．呼吸筋は障害されない．薬剤の効果は高く死亡率はきわめて低い
ⅡB型（中等症全身型）	しばしば眼筋症状を伴うが，より重篤な骨格筋，球筋の障害を伴う．呼吸筋は障害されない．薬剤の効果は不十分で患者さんの活動性は制限される．死亡率は低い
Ⅲ型（急性激症型）	急速な発症で骨格筋，球筋を侵し，早期より呼吸筋を侵す．通常6カ月以内に症状が進展する．胸腺腫を伴う頻度はもっとも高い．薬剤の効果は低く，クリーゼ（ショック状態）を起こしやすい．死亡率は高い
Ⅳ型（晩期重症型）	Ⅰ型，Ⅱ型で発症し2年以内に重症全身型となる．胸腺腫の合併はⅢ型に次ぎ多い．薬剤の効果は低く予後不良
Ⅴ型（筋萎縮型）	Ⅱ，Ⅲ，Ⅳ型のうち，廃用性の萎縮ではない筋萎縮を示すもの
小児型	①新生児型（本症の母親から生まれる新生児の10～15％に一過性に発症） ②若年型（5歳未満の特に男児に発症，外眼筋侵襲が多く，家族内発症もあり，成人期に全身型へ移行することもありうる）

ジクロフェナクナトリウム（ボルタレン），インドメタシン（インダシン）などの非ステロイド性抗炎症薬（NSAIDs）の投与を行った際，消化性潰瘍を起こす危険性があります．

抗菌薬のなかには筋弛緩作用のあるものもあります．ゲンタマイシン硫酸塩（ゲンタシン），カナマイシン一硫酸塩（カナマイシン），テトラサイクリン塩酸塩（アクロマイシン，ミノマイシン）には筋弛緩作用があるので，使用は禁忌となります．

歯科診療上の注意点と対応[2) 3)]

①誘因・増悪因子

この病気には，比較的朝は軽度であり夕方にかけて重症となる"日内変動"があるため，歯科治療は午前中に行うことが好ましいです．また，精神的ストレスや疲労により症状の増悪が起こります．精神的ストレスを軽減する方法として，鎮静・鎮痛効果のある薬剤を使用して治療を行う精神鎮静法がありますが，一般的に使用されるマイナートランキライザーは筋弛緩作用があるため，積極的な使用ができないことがあります．吸入鎮静法で重症筋無力症の症状が増悪したとの報告もあり，議論があるところです．さらに，疲労によって症状が急激に増悪することがあるため，治療はできるだけ短時間に行い，休憩を入れるなどの工夫が必要です．

②治療中の体位

重症筋無力症の患者さんは，水平位にすることにより，舌根沈下による気道閉塞を起こす可能性があります．座位から半座位のほうが快適であることも多く，治療中の体位に気をつけます．

③摂食嚥下障害

球症状を合併している患者さんは，咽頭部の筋力低下と軟口蓋挙上が不十分なため，鼻咽腔閉鎖不全をきたし，嚥下力が低下しています．したがって，歯の切削中や超音波スケーラーを使用する際のバキューム操作には細心の注意をはらい，誤嚥させないように心がけます．

④口腔衛生について

重症筋無力症の患者さんは，筋力の低下によってブラッシングが困難な方が多く，口腔衛生状態のコントロールが難しいことがあります．さらに，嚥下障害から誤嚥性肺炎を起こす可能性もあります．したがって，家族や介護者と連携を取りながら介護計画を立て，ブラッシング指導や摂食嚥下障害に対するリハビリテーションを行う必要があります．このような口腔ケアやリハビリテーションは，誤嚥性肺炎の予防に重要な役割を担っています．

（半田俊之）

精神疾患 1 統合失調症

統合失調症とは？

●統合失調症：思考や行動，感情などを1つの目的に沿ってまとめる能力（統合）が不調（失調）になってしまう疾病

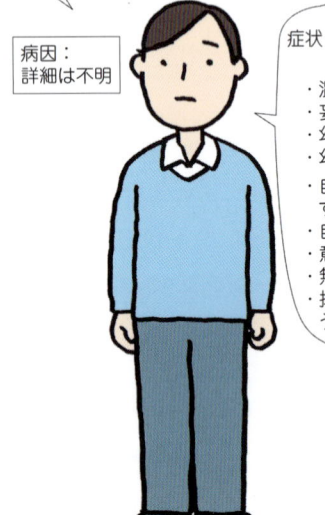

病因：詳細は不明

症状：多彩な精神機能の障害
・混乱した思考
・妄想
・幻覚
・幻聴
・自己と他者を区別することの障害
・自発性の低下
・意欲低下
・無関心
・抑うつ・不安を伴うこともある

「**統合失調症**」は，**陽性症状**（幻覚：ないものを現実として知覚する，幻聴：存在しない人の声が聞こえる，妄想：頻繁な脱線または筋道が立たない，異常な行動），**陰性症状**（感情の減退，思考能力の低下，コミュニケーションへの支障，表1）および認知機能障害など特有の症状を示し，再発や再燃を繰り返す難治性の疾患です[1]．

統合失調症の診断基準には，おもにアメリカ精神医学会（DSM）と世界保健機関（WHO）による，疾病および関連保健問題の国際疾病分類第10版（ICD-10）によるものがあります．

2002年に日本精神神経学会総会により，名称が精神分裂病から統合失調症に変更されました．2013年にアメリカ精神医学会はDSM-5[2]を著し，分類が変更されました．

よく使われるくすりと副作用（表2）[3]

表2に示す治療薬のうち，第三世代の薬が第一選択となります．これ以外にハロペリドール（セレネース），スルピリド（ドグマチール）などの抗精神病薬があります．

抗精神病薬は長期に使用されます．口腔に表れる副作用には，勝手に口や舌がもぐもぐ動いてしまうジスキネジアがあり，咬合採得が困難になる，床義歯が不安定になるなどの可能性があります．

2005年にアメリカ食品医薬品局（FDA：Food and Drug Administration）は非定型抗精神病薬が高齢認知症患者死亡率を1.6～1.7倍に高めると警告[4,5]しました．

2009年にイギリスMHRA（Medicines and Healthcare Products Regulatory Agency：医薬品・医療製品規制庁）は，高齢の認知症患者さんに定型，非定型を問わず抗精神病薬を使

表1　統合失調症診断基準：アメリカ精神医学会（DSM-5）

A.	以下のうち2つ（またはそれ以上），おのおのが1カ月間（または治療が成功した際はより短い期間）ほとんどいつも存在する．これらのうち少なくとも1つは（1）か（2）か（3）である （1）妄想 （2）幻覚 （3）まとまりのない発語（例：頻繁な脱線または減裂） （4）ひどくまとまりのない，または緊張病性の行動 （5）陰性症状（すなわち情動表出の減少，意欲欠如）
B.	障害の始まり以降の期間の大部分で，仕事，対人関係，自己管理などの面で1つ以上の機能のレベルが病前に獲得していた水準より著しく低下している（または，小児期や青年期の発症の場合，期待される対人的，学業的，職業的水準にまで達しない）
C.	障害の持続的な徴候が少なくとも6カ月間存在する．この6カ月の期間には，基準Aを満たす各症状（すなわち，活動期の症状）は少なくとも1カ月（または，治療が成功した場合はより短い期間）存在しなければならないが，前駆期または残遺期の症状の存在する期間を含んでもよい．これらの前駆期または残遺期の期間では，障害の徴候は陰性症状のみか，もしくは基準Aにあげられた症状の2つまたはそれ以上が弱められた形（例：奇妙な信念，異常な知覚体験）で表されることがある
D.	統合失調感情障害と「抑うつ障害または双極性障害，精神病性の特徴を伴う」が以下のいずれかの理由で除外されていること （1）活動期の症状と同時に，抑うつエピソード，躁病エピソードが発症していない （2）活動期の症状中に気分エピソードが発症していた場合，その持続期間の合計は，疾病の活動期および残遺期の持続期間の合計の半分に満たない
E.	その障害は，物質（例：乱用薬物，医薬品）または他の医学的疾患の生理学的作用によるものではない
F.	自閉スペクトラム症や小児期発症のコミュニケーション症の病歴があれば，統合失調症の追加診断は，顕著な幻覚や妄想が，その他の統合失調症の診断の必須症状に加え，少なくとも1カ月（または，治療が成功した場合はより短い）存在する場合にのみ与えられる

用すると脳卒中リスクが明らかに上昇し，死亡リスクが約1～2％上昇すると報告しました[6]．また，2010年に抗精神病薬において肺塞栓症，静脈血栓症等の血栓塞栓症が報告[7]されました．2011年には抗精神病薬のアリピプラゾール（エビリファイ）について低血糖が指摘されました[8]．

● くすりの相互作用

①**抗菌薬**：相互作用は特にありません．

②**非ステロイド性抗炎症薬（NSAIDs）**：相互作用は特にありません．

③**オピオイド系鎮痛薬**：鎮静，便秘などの副作用の相乗効果が現れる可能性があります．

● 歯科診療上の注意点と対応

①一般的なこと

1）**既往歴**（長期通院，入院，手術歴，処方歴）：既往歴を問診します．おくすり手帳の内容をカルテに記録します．

2）**幻覚・妄想**：幻覚（ないものが見える，聞こえる），妄想（ありえないことを固く信じ込む）などがあれば，言動をカルテに記録します．

②患者さんと介護者への対応

1）**接遇**：精神科の病状と治療内容の情報を収集したうえで，その人に合った対応を心がけます．不安，混乱などがあれば，これらを和らげることに重点を置いて接します．

2）**説明と同意**：治療前に患者さんと家族に歯科医師の説明と整合性のある診療計画を十分に説明し，理解を得ることが必要です．説明は具体的に，断定的に，繰り返し，タイムリーに，余分なことを言わないことが必要です[9]．

患者さんが独居である，縁者が遠隔地に存在する，家族の協力を得られないなどの場合でも，重要な縁者には少なくとも電話での説明を

表2 抗精神病薬と副作用の概要

	商品名（一般名）
定型抗精神病薬	セレネース（ハロペリドール）
	レボトミン（レボメプロマジンマレイン酸塩）
	ドグマチール（スルピリド）
	ロドピン（ゾテピン）
第二世代非定型抗精神病薬	リスパダール（リスペリドン）
	ジプレキサ（オランザピン）
	セロクエル（クエチアピンフマル酸塩）
	ルーラン（ペロスピロン塩酸塩水和物）
	ロナセン（ブロナンセリン）
	クロザリル（クロザピン）
	インヴェガ（パリペリドン）
第三世代非定型抗精神病薬	エビリファイ（アリピプラゾール）

行います．負担の大きい治療では，必要に応じて術前に縁者への法的に明確な文書による説明と縁者の了承に関する署名が必要です．実施した術前の診療計画説明をカルテに記載し，了承文書を保存します．

3) 患者さんや家族が高齢の場合：医療に対する応答，介護，通院能力に限界があります．難聴や視力障害があれば，短く区切って話す，あるいは大きな文字で記載する筆談などをもって円滑な意思疎通を行う工夫をします．

4) 認知機能障害：記憶，注意，思考，実行などの知的能に障害があれば適切に対応します．

5) パニック：パニック発作がある場合は，適切に対応します．

③ 歯科治療中の姿勢

　傾眠があれば，誤嚥，転倒・転落に留意します．

（山口雅庸）

精神疾患 2 大うつ病性障害

大うつ病性障害とは？

うつ病：気分の落ち込み，憂うつな状態，元気がない状態が長期にわたって続く

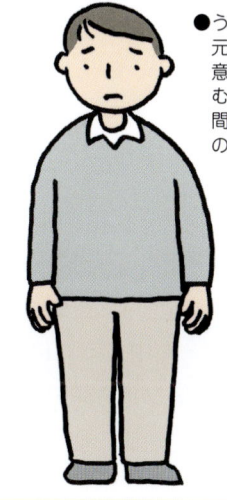

●うつ病のサイン
元気がない，疲労感，意欲低下，仕事を休む，眠れない，睡眠時間が長い，食欲・体重の変化

大うつ病性障害は，①抑うつ（気分が沈み，気力低下），②興味喪失，③食欲の変化（減少，増加），④睡眠障害（不眠，過眠），⑤話す，動くことが遅くなる，あるいは精神運動性の焦燥，⑥易疲労性，⑦自責や集中力低下，⑧思考・集中力低下，⑨死を考える，などの症状が続く状態です．

診断基準にはおもに米国精神医学会（DSM）と世界保健機関（WHO）による疾病および関連保健問題の国際疾病分類第10版（ICD-10）によるものがあります．2013年に米国精神医学会はDSM-5[1]を著し，分類が変更されました．病因としてノルアドレナリンやセロトニンの分泌異常，性格，社会的要因などがあげられますが，明確なものはありません．自殺企図との関連を留意し，課題指摘や激励ではなく，休息や精神科医による適正な治療が必要です．

● よく使われるくすりと副作用・相互作用

SSRI（選択的セロトニン再取り込み阻害薬：パキシル，デプロメール，ルボックス，ジェイゾロフト，レクサプロ），SNRI（セロトニン・ノルアドレナリン再取り込み阻害薬：トレドミン，サインバルタ），NaSSA（ノルアドレナリン作動性・特異的セロトニン作動性抗うつ薬：リフレックス，レメロン）などの抗うつ薬が第一選択です[2]．このほか三環系抗うつ薬（アモキサン，プロチアデン，アンプリット），四環系抗うつ薬（ルジオミール，テトラミド，テシプール），ドグマチールが選択されますが，使用頻度は低くなります．これらの副作用には，眠気，体重増加，血圧低下，悪心，口渇，便秘などがあります．

● くすりの相互作用

また，抗菌薬や非ステロイド性抗炎症薬（NSAIDs）に相互作用は特にありませんが，トラマドール塩酸塩（トラムセット，トラマール）にはSNRIと同様の作用があることから，SSRI，SNRIとの併用で過剰な効果，セロトニン症候群などのリスクが増加します．

表1 うつ病の診断基準[1]

A. 以下の症状のうち5つ（またはそれ以上）が同じ2週間の間に存在し，病前の機能からの変化を起こしている．これらの症状のうち少なくとも1つは（1）抑うつ気分，または（2）興味または喜びの喪失である

注：明らかに他の医学的疾患に起因する症状は含まない
(1) その人自身の言葉（例：悲しみ，空虚感，または絶望を感じる），か，他者の観察（例：涙を流しているように見える）によって示される，ほとんど1日中，ほとんど毎日の抑うつ気分
　注：子どもや青年では易怒的な気分もありうる
(2) ほとんど1日中，ほとんど毎日の，すべて，またはほとんどすべての活動における興味または喜びの著しい減退（その人の説明，または他者の観察によって示される）
(3) 食事療法をしていないのに，有意の体重減少，または体重増加（例：1カ月で体重の5%以上の変化），またはほとんど毎日の食欲の減退または増加
　注：子どもの場合，期待される体重増加がみられないことも考慮せよ．
(4) ほとんど毎日の不眠または過眠
(5) ほとんど毎日の精神運動焦燥または制止（他者によって観察可能で，ただ単に落ち着きがないとか，のろくなったという主観的感覚ではないもの）
(6) ほとんど毎日の疲労感，または気力の減退
(7) ほとんど毎日の無価値感，または過剰であるか不適切な罪責感（妄想的であることもある．単に自分をとがめること，または病気になったことに対する罪悪感ではない）
(8) 思考力や集中力の減退，または決断困難がほとんど毎日認められる（その人自身の説明による，または他者によって観察される）
(9) 死についての反復思考（死の恐怖だけではない），特別な計画はないが反復的な自殺念慮，または自殺企図，または自殺するためのはっきりとした計画

B. その症状は，臨床的に意味のある苦痛，または社会的，職業的，または他の重要な領域における機能の障害を引き起こしている
C. そのエピソードは物質の生理学的作用，または他の医学的疾患によるものではない
注：基準A～Cにより抑うつエピソードが構成される
注：重大な喪失（例：親しい者との死別，経済的破綻，災害による損失，重篤な医学的疾患・障害）への反応は，基準Aに記載したような強い悲しみ，喪失の反芻，不眠，食欲不振，体重減少を含むことがあり，抑うつエピソードに類似している場合がある．これらの症状は，喪失に際し生じることは理解可能で，適切なものであるかもしれないが，重大な喪失に対する正常な反応に加えて，抑うつエピソードの存在も入念に検討すべきである．その決定には，喪失についてどのように苦痛を表現するかという点に関して，各個人の生活史や文化的規範に基づいて，臨床的な判断を実行することが不可欠である

D. 抑うつエピソードは，統合失調感情障害，統合失調症，統合失調症様障害，妄想性障害，または他の特定および特定不能の統合失調症スペクトラム障害および他の精神病性障害群によってはうまく説明されない
E. 躁病エピソード，または軽躁病エピソードが存在したことがない
注：躁病様または軽躁病様のエピソードのすべてが物質誘発性のものである場合，または他の医学的疾患の生理学的作用に起因するものである場合は，この除外は適応されない

歯科診療上の注意点と対応

①一般的なこと

1) 現症・治療内容の把握：心療内科，精神科で診断され，治療を受けている患者さんの現症，治療内容などを把握し，おくすり手帳の写しを保存します．また，発症していても精神科受診がない例があるため，うつ病の徴候（自信喪失，不安，腹痛，おっくうになる，仕事を休むなど）に留意します．

2) 既往歴：長期通院，入院，手術歴，処方歴などを把握し，おくすり手帳の内容をカルテに記録します．

3) 自殺，自傷：自殺，自傷企図の既往があればスタッフ間で情報を共有し，対応を配慮します．

②患者さんと家族への対応

1) 患者さんと家族への診療説明：家族構成や患者さんと密接なかかわりをもっている人を把握したうえ，治療前に診療計画の説明を行い，十分に理解を得ます．説明は歯科医師との整合性を図ります．注意・集中する力に障害がある，処理能力が低下するなどの認知障害がある場合，文書や図をもって説明します．負担の大きい診療を行う場合，必要に応じて術前に文書による説明と法的に明確な縁者の了承に関する署名が必要です．医療者側の理解・感情に抗して患者さんへ近づこうとすること，耳を傾けることに意味があることが報告[3]されています．

2) 接遇：不安，焦燥，思考力・記憶力・集中力の低下，自責，卑小（自身の価値が低い，と思う）などの症状に注意して接します．

3) 予約：睡眠障害による受診困難な時間帯があれば，受診しやすい時間帯に予約をとります．

4) 口腔衛生指導：受け入れ可能な範囲のことを指導し，過大な目標設定を避けます．患者さんを不用意に励まさないように注意し，口腔の課題（齲蝕，プラーク，歯石）の指摘時には緊張をもたらさないように配慮します．

（山口雅庸）

精神疾患 3　神経認知障害（認知症）

神経認知障害とは？

本態：認知症，神経認知障害は後天的な脳障害により脳機能が低下した状態

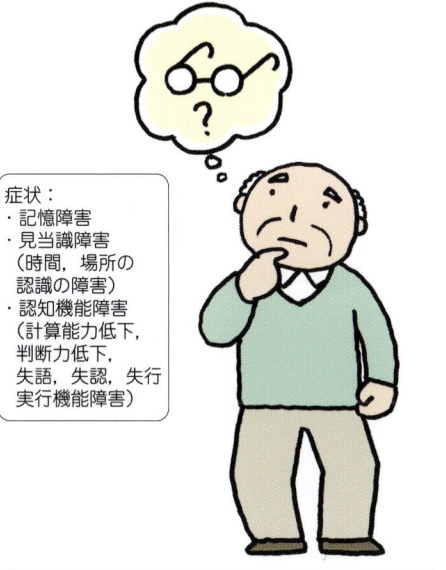

症状：
・記憶障害
・見当識障害（時間，場所の認識の障害）
・認知機能障害（計算能力低下，判断力低下，失語，失認，失行，実行機能障害）

認知症や認知症様症状をきたすおもな疾患・病態
①アルツハイマー病　②脳血管認知症
③レビー小体型認知症など（表1）

本症は慢性あるいは進行性の脳疾患により生じる高次脳機能障害からなる症候群[1]で，過去に痴呆（ちほう）と称され，2004年に厚生労働省用語検討会により認知症へ言い換えられました．

診断基準にはおもに米国精神医学会（DSM）と世界保健機関（WHO）による疾病及び関連保健問題の国際疾病分類第10版（ICD-10）があります．2013年にアメリカ精神医学会はDSM-5[2]を著し，本症表記をDementia（**認知症**）からNeurocognitive Disorder（**神経認知障害**[3]）とし，診断基準（表1）から記憶障害が必須でなくなり，分類に軽度神経認知障害が加わりました．

症状には記憶障害（新しいことを覚えることや学習したことを思い出すことができない），失見当識（現在の年月や時刻，自分の居場所などを判断できない），失語（言語の障害），失行（運動機能は損なわれていないが，運動遂行能力が障害される），失認（感覚機能に障害はないが，見えている対象物を認識できない），実行機能障害（計画を立てる，組織化する，順序立てる，抽象化することができない），感情失禁（喜びや怒りなどの感情が多く出る）などがあります[2]．

● よく使われるくすり

ドネペジル塩酸塩（アリセプト）がアルツハイマー型認知症に処方されてきました．2011年からメマンチン塩酸塩（メマリー），ガランタミン臭化水素酸塩（レミニール），リバスチグミン（イクセロン）が承認されました[4]．脳血管性認知症では抗血栓薬（ワルファリンカリウム／ワーファリン，ダビガトランエテキシラートメタンスルホン酸塩／プラザキサ，リバーロキサバン／イグザレルト，アピキサバン／エリキュース，エドキサバントシル酸塩水和物／リ

表1 Major Neurocognitive Disorder 神経認知障害診断基準 DSM-5[2]

A.	1つ以上の認知領域（複雑性注意，実行機能，学習および記憶，言語，知覚-運動，社会的認知）において，以前の行為水準から有意な認知の低下があるという証拠が以下に基づいている：
	（1）本人，本人をよく知る情報提供者，または臨床家による，有意な認知機能の低下があったという懸念，および
	（2）標準化された神経心理学的検査によって，それがなければ他の定量化された臨床的評価によって記録された，実質的な認知行為の障害
B.	毎日の活動において，認知欠損が自立を阻害する（すなわち，最低限，請求書を支払う，内服薬を管理するなどの，複雑な手段的日常生活動作に援助を必要とする）
C.	その認知欠損は，せん妄の状況でのみ起こるものではない
D.	その認知欠損は，他の精神疾患によってうまく説明されない（例：うつ病，統合失調症）．

表2 Major Neurocognitive Disorder（神経認知障害の病因DSM-5[2]）

・アルツハイマー病	・プリオン病
・前頭側頭葉変性症	・パーキンソン病
・レビー小体病	・ハンチントン病
・血管系疾患	・別の医学的状態
・外傷性脳損傷	・複数の病因
・薬物/投薬使用	・詳細不明
・HIV感染	

クシアナ，アスピリン/バイアスピリン，クロピドグレル硫酸塩/プラビックス）併用の可能性があります．

● くすりの副作用

アリセプト，レミニール，イクセロンパッチはコリンエステラーゼ阻害薬で，おもな副作用は消化器症状（嘔気，嘔吐，下痢，食欲低下）です．メマリーはNMDA受容体拮抗薬で，おもな副作用はめまい，ふらつき，眠気です．抗血栓薬では止血困難に留意します．

● くすりの相互作用

認知症治療薬と歯科で処方される抗菌薬や鎮痛剤に特に留意すべき相互作用はありません．抗血栓薬は抗菌薬や鎮痛薬の作用を増強する可能性があります．

歯科診療上の注意点と対応

① 一般的なこと

1) 既往歴の問診：長期通院，入院，手術歴，処方歴を問診します．おくすり手帳の内容をカルテに記録します．

2) 転倒：歩行時のわずかな段差に留意し，患者さんの身体を支えたり，キャスター付き器具など不安定な物に手をかけないよう勧めます．車椅子静止時は必ずストッパーをかけます．

3) 頻尿，失禁，尿バルーンやおむつ：留意します．

4）**嚥下機能**：嚥下能に低下があれば，口腔へのガーゼの設置，ラバーダムなどにより誤嚥を予防します．バキューム操作をていねいに行います．

　5）**徘徊**：認知症進行につれて出現率が高くなり，転倒の原因にもなります．

　6）**行動制限**：デンタルチェアやストレッチャーなどから不用意に起立することに伴う転倒，輸液針抜針などから患者さんを保護することを目的に行動制限が必要な場合，キーパーソンに文書をもって説明し，同意書への署名による了承を得る必要があります．

　7）**幻覚・妄想**：幻覚（ないものが見える，聞こえる），妄想（ありえないことを固く信じ込む）に伴うことがあります．重度の認知症において爪を立てる，殴打する，怒鳴るなどの行動がみられることがあります．この場合，患者さんの言動をカルテに記録します．

②患者さんと介護者への対応

　1）**接遇**：不安，焦燥，思考渋滞，記憶力・集中力の低下，自責，卑小，不定愁訴などがあれば，患者さんの混乱を和らげることに重点を置いて接します．

　配偶者の死，退職，生活条件の変化，疾病，家族との関係の希薄化などに留意し，変化に合わせた対応を心がけます．

　2）**難聴・視力障害**：難聴や視力障害があると理解力が低下しているようにみえることがあります．短く，区切って話す，あるいは大きな文字で記載する筆談などをもって円滑な意思疎通を行う工夫をします．

　3）**説明と同意**：患者さんが独居である，縁者が遠隔地に存在する，家族の協力を得られない，などの場合があります．理解力の低下した患者さんの診療では，術前に法的に明確な縁者への説明と了承が必要です．重要な縁者とは少なくとも口頭での説明，負担の大きい治療では文書による説明と縁者の了承に関する署名が必要です．歯科医師の説明と一致した診療計画の術前説明をカルテに記載することがポイントです．

　4）**服薬**：用法をわかりやすく説明します．薬剤のとり違えなどに留意し，介護者に見守るように伝えます．

　5）**予約**：予約が遵守されない，遅刻，重なる予約変更を行うことがあります．また，デイケアのため予約に制限，ショートステイのため治療が中断することがあります．

　6）**そのほか**：患者さんの家族も高齢であることが多く，医療に対する応答，介護，通院能力に限界がある場合があります．

（山口雅庸）

精神疾患 4 てんかん

てんかんとは？

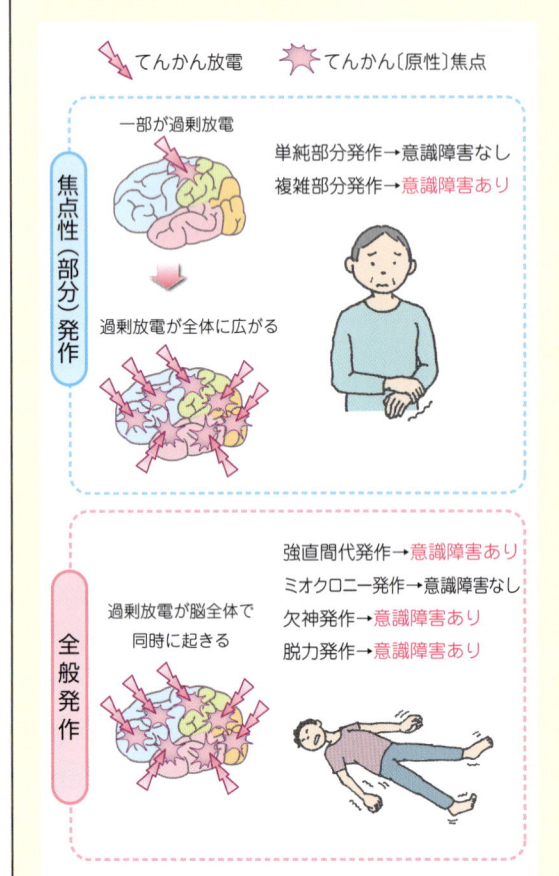

てんかん放電　てんかん〔原性〕焦点

焦点性（部分）発作
- 一部が過剰放電
- 単純部分発作→意識障害なし
- 複雑部分発作→**意識障害あり**
- 過剰放電が全体に広がる

全般発作
- 過剰放電が脳全体に同時に起きる
- 強直間代発作→**意識障害あり**
- ミオクロニー発作→意識障害なし
- 欠神発作→**意識障害あり**
- 脱力発作→**意識障害あり**

「てんかん」は，突然意識を失って反応がなくなるなどの「てんかん発作」をくり返し起こす慢性の脳の病気です．20歳未満での発症が80％といわれますが，どの年齢でも発症し，患者数は日本全体で約100万人と推計されています．

てんかんは，原因不明な**特発性てんかん**と，頭部の外傷，脳梗塞，アルツハイマー病，出生時の低酸素など明らかな原因がある**症候性てんかん**に分けられます．

「てんかん発作」は，大脳の神経細胞が過剰に興奮するために，突発的に意識障害やけいれんなどの症状が繰り返し起こる状態で，焦点性（部分）発作，全般発作（強直間代発作，欠神発作，ミオクロニー発作），未分類のものに分けられます（**表1**）．

大半の患者さんは抗てんかん薬の服用で発作は止まり，通常の社会生活を送ることができます．しかし，複数の薬の調整や外科治療などの専門的なてんかん治療を必要とする場合もあります．これを「難治性てんかん」といいます．

● よく使われるくすり

治療は，抗てんかん薬による薬物治療が中心となります．使われるくすりは，発作型で異なり，それぞれ第一選択薬，第二選択薬があります（**表1**）．表には入っていませんが，全般発作でもフェニトインが使用されることもあります．また，2006年以降に認可された新規抗てんかん薬を併用する方法もとられてきています．

表1 てんかん発作の分類と抗てんかん薬の種類と選択薬[3)4)]

発作型			選択薬（商品名）	
焦点性（部分）発作	単純部分発作：意識障害なし		第一選択：	カルバマゼピン（テグレトールなど）
	複雑部分発作：意識障害あり		第二選択：	フェニトイン（アレビアチン，ヒダントールなど），エトトイン（アクセノン）
	部分発作から全般発作に移行するもの 両側性けいれん性発作			ゾニサミド（エクセグラン），バルプロ酸ナトリウム（デパケン，バレリン，セレニカなど）
全般発作（小発作：けいれん性または非けいれん性	欠神発作	ぼーっとして短時間意識を失うもの	第一選択：	バルプロ酸ナトリウム（デパケン，バレリン，セレニカなど）
	ミオクロニー発作	身体の一部あるいは全身の筋肉がピクンとするもの	第二選択：	欠神発作 →エトスクシミド（エピレオプチマル，ザロンチンなど）
	強直発作	全身がカクカクと攣縮する発作		ミオクロニー発作 →クロナゼパム（リボトリール，ランドセンなど）
	間代発作	全身がつっぱる発作		強直間代発作 →フェノバルビタール（フェノバールなど）
	強直間代発作 脱力発作	大発作：全身がつっぱってからカクカク攣縮する発作		
	脱力発作	全身の筋肉の力が抜ける発作		
未分類発作				

表2 代表的な抗てんかん薬の種類と副作用

歯肉増殖	フェニトイン（アレビアチン，ヒダントールなど）
発疹	フェニトイン，カルマバゼピン（テグレトールなど）
肝障害，血液異常，脱毛	バルプロ酸ナトリウム（デパケン，セレニカなど）
食欲不振，不眠，微熱	ゾニサミド（エクセグランなど）

これらの副作用は服用内容，量の変更（特に飲みはじめ）時に出現しやすい

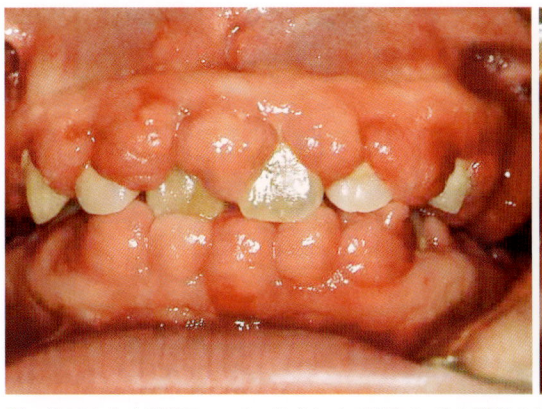

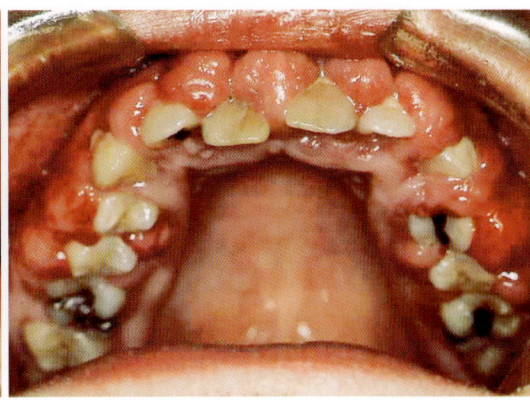

図 抗てんかん薬（フェニトイン）による著しい歯肉増殖の例

🔴 くすりの副作用

　抗てんかん薬の副作用は**表2**に示すとおりです．抗てんかん薬には脳神経細胞の異常興奮を抑える働きがあるため，眠気やめまいなどが起こることがあります．

　口腔領域における副作用として，フェニトインによる歯肉増殖があります（**図**）．歯間乳頭部の腫大から始まり，進行すると前歯の切縁や臼歯部の咬合面まで覆われてしまうこともあります．フェニトイン服用者の約50％に認められ，症状が著しい場合は，原因薬剤の中止や減量，他剤への変更などについて主治医に対診します．

🔴 くすりの相互作用

　マクロライド系抗菌薬（クラリスロマイシンなど）は薬物代謝酵素の活性を阻害する作用があります．カルバマゼピンと併用すると代謝が阻害され，運動失調や意識レベルの低下などの症状が現れることがあります．また，マクロライド系抗菌薬はバルプロ酸の血中濃度を上昇させて，意識障害，けいれん，呼吸抑制などを生じることがあります．この作用はサリチル酸系薬剤（アスピリンなど）でもみられます．

👩 歯科診療上の注意点と対応

① 医療面接

　てんかんの初発時期，発作型や持続時間，現在の服薬量とコントロールの状態を確認します．また，発作がコントロールされていても，くすりの飲み忘れや不規則な生活をしていると発作が起こる可能性があるため，治療時の体調確認は大切です．主治医の連絡先も必ず確認する必要があります．

② 歯科治療による刺激と発作

　歯科治療時には，痛みや接触刺激，音，光など，発作の誘因となる刺激がたくさんあります．特に光は発作を誘発する頻度が高いといわれていますので，ライトを点灯するときにはライトの向きに注意します．また，驚愕反射を避けるために，器具を口腔に入れる際やチェアを動かす際には，必ず声かけなどの合図を忘れないようにします．

③ 歯肉増殖に対する対応

　プラークの付着と歯石沈着は薬物性歯肉増殖を増悪させる最大の因子です．徹底した口腔清掃により歯肉増殖の発生を遅らせたり重症化を防止したりすることができます．そのためには，患者さん自身のセルフケアと歯科医院での定期的なクリーニングが有効です．歯肉増殖が著しいときは歯肉切除の適応になりますが，この場合も口腔清掃が不十分であると容易に再発します．

④ 歯科治療中に発作が起きたときの対応

　発作が起こったら，あわてずに即座に歯科治療を中止します．誤飲・誤嚥の防止のため，口腔内の器具は除去し，患者さんの安全に配慮します．舌を咬むことを防ごうとして，指や器具を口の中に入れないようにしましょう．衣服をゆるめ，ゆったりと呼吸できるような状態をつくります．このとき嘔吐することもあるので，顔は横向きにしておきます．また発作によってチェアから転落することもあるので注意が必要です．

　通常，発作は数分内におさまるため，発作の状態，持続時間，意識の有無などを確認しながら経過観察します．発作がおさまらず長時間持続した場合（てんかん重積状態）は生命の危険を伴い，回復後も脳に損傷を残す可能性があります．大発作が5〜10分以上続く場合は，救急搬送の手配をします．

（大多和由美）

そのほか 1 HIV感染症

HIV感染症とは？

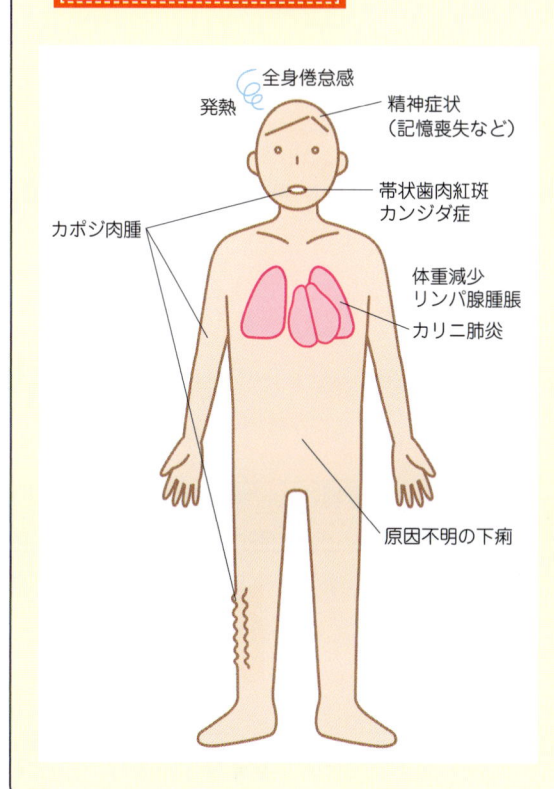

発熱／全身倦怠感／精神症状（記憶喪失など）／帯状歯肉紅斑　カンジダ症／カポジ肉腫／体重減少　リンパ腺腫脹／カリニ肺炎／原因不明の下痢

「HIV感染症」とは**ヒト免疫不全ウイルス（HIV：Human Immunodeficiency Virus）に感染した状態**のことです．感染後数年から十数年ののち，免疫が低下することによって日和見感染症[*]や日和見腫瘍（がん）などの疾患が発症してはじめて「**エイズ（AIDS：Acquired Immunodeficiency Syndrome：後天性免疫不全症候群）**」発症となります．

すなわち，初感染から血中にウイルスをもちながら各種の疾患が発症するまでがHIV感染症の期間であり，カンジダ症，カポジ肉腫などの特定の23の疾患の1つ以上が発症してはじめてエイズと診断されます．したがって，HIV感染症とエイズは同じものではありません[1]．

感染経路としては，感染者の血液，精液，腟分泌液，母乳があげられます．

● よく使われるくすり

現在，HIVを体内から完全になくす治療薬は開発されておらず，治療は「ウイルスの増殖を防ぐ」ことが目的です．治療薬は適切な時期から正しく内服しつづけることができれば，免疫力はほぼ正常まで回復し，HIV感染症で命を落とすことはないといわれています．現在は，3種類以上の抗HIV薬を内服する多剤併用療法「ART：Anti-Retroviral Therapy」が導入されています．抗HIV薬には，ヌクレオシド系逆転写酵素阻害薬（ジドブジン/レトロビル，ジダノシン/ヴァイデックスなど），非ヌクレオシド系逆転写酵素阻害薬（ネビラピン/ビラミューン，エファビレンツ/ストックリンなど），プロテアーゼ阻害薬（インジナビル硫酸塩エタノール付加物/クリキシバン，サキナビルメシル酸塩/インビラーゼなど），インテグ

[*]日和見感染症：免疫の低下により，健康な人では感染症を起こさないような病原体が原因で発症する感染症

表1　くすりの副作用（文献1）を一部改変）

血管系	貧血，白血球減少，好中球減少，血小板減少など	レトロビル
代謝系	乳酸アシドーシス，高脂血症，糖尿病，高尿酸血症など	ゼリット プロテアーゼ阻害剤
精神・神経系	精神病，うつ症状，めまい，不眠など	ストックリン
消化器系	下痢，悪心嘔吐，潰瘍性口内炎など	ビラセプト
皮膚	皮膚炎，紅斑性発疹など	すべての抗HIV薬

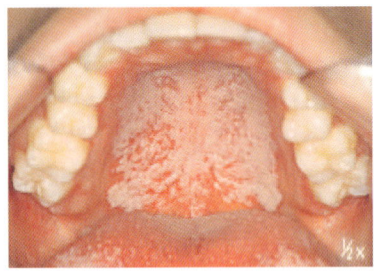

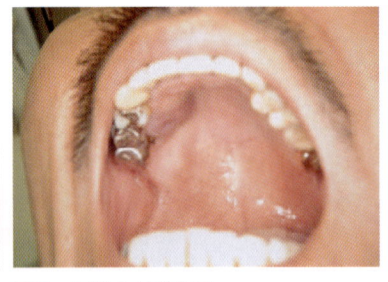

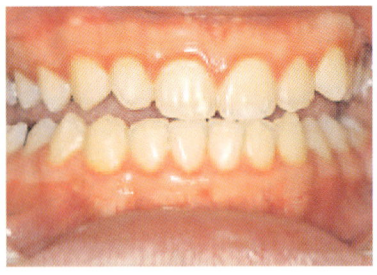

図1　口腔カンジダ症　　図2　口腔カポジ肉腫　　図3　帯状歯肉紅斑
（図1～3は神奈川歯科大学客員教授・池田正一先生のご厚意による）

ラーゼ阻害薬（ラルテグラビルカリウム/アイセントレス），HIV侵入阻害薬（マラビロク/シーエルセントリ）があります[1]．

くすりの副作用（表1）

日本におけるARTの副作用頻度は34～59％と高率で，軽い副作用も含めると全例に生じている可能性があります．特に，プロテアーゼ阻害薬は副作用が強く，多くの患者さんに出現します．

また，血友病の患者さんでは，抗HIV薬により出血傾向が増加し，それまで使っていた血液凝固因子製剤量の2～5割増が必要となります．したがって，HIV感染症の血友病の患者さんの観血処置に際しては慎重な対応が必要です．

くすりの相互作用

併用禁忌薬は，レトロビルとイブプロフェン（ブルフェン，イブなど），ヴァイデックスとテトラサイクリン系（ペリオクリン）およびキノロン系抗菌薬，非ヌクレオシド系逆転写酵素阻害薬，プロテアーゼ阻害薬とミダゾラム（ドルミカム）です．

歯科診療上の注意点と対応

① 口腔内の症状

HIV感染症患者さんでは，初期症状として口腔カンジダ症などが口腔内に出現するので，歯科医院で感染を発見する機会が多く，HIV関連の口腔疾患について知識を深める必要があります（表2）．

口腔カンジダ症は，HIV感染に関連した口腔病変でもっとも多く出現します（図1）．口腔常在菌のカンジダ菌は，本来誰にでも認められるものですが，HIVに感染したことで免疫が低下し発症します．口腔のカポジ肉腫は，ほとんどが硬・軟口蓋に出現し，赤紫，あるいは青い斑，または結節です（図2）．HIV関連歯周疾患の帯状歯肉紅斑では，歯肉辺縁に沿って1～2mm幅の帯状の発赤が認められますが，歯石の沈着や疼痛がないのが特徴です（図3）．

② HIV感染者の歯科治療

HIV感染者でも無症候期（多剤併用療法が順調な場合）であれば，感染対策を行って一般の

表2　HIV感染症の口腔病変[4]

グループ1　HIV感染症と強く関連してみられる口腔病変
① 口腔カンジダ症（偽膜性，紅斑性）
② 口腔毛状白板症
③ 口腔カポジ肉腫
④ 非ホジキンリンパ腫
⑤ HIV関連歯周疾患（帯状歯肉紅斑，壊死性潰瘍性歯肉炎，壊死性潰瘍性歯周炎）

グループ2　HIV感染症とときに関連してみられる口腔病変
① 細菌感染（非定型抗酸菌症，結核）
② メラニン性色素過剰症
③ 壊死性（潰瘍性）口内炎
④ 唾液腺疾患（唾液腺分泌低下による口腔乾燥症や，大唾液腺の偏側性あるいは両側性腫脹）
⑤ 血小板減少性紫斑病
⑥ 潰瘍形成（これ以外に命名できないもの）
⑦ ウイルス感染症（単純ヘルペスウイルス，ヒトパピローマウイルス：疣贅様病変，尖圭コンジローム，限局性上皮性過形成，尋常性疣贅）
⑧ 帯状水痘ウイルス（帯状ヘルペスウイルス，水痘）

グループ3　HIV感染症でみられることがある口腔病変
① 細菌感染症（顎放線菌，大腸菌，肺炎桿菌）
② 猫ひっかき病（バルトネラ感染症）
③ 薬物反応（潰瘍性，多形性紅斑，苔癬様中毒性表皮剥離）
④ 上皮様（桿状）血管腫
⑤ カンジダ以外の真菌感染（クリプトコッカス症，ジオトリクム症人プラズマ症，ムコール症アスペルギルス症）
⑥ 神経病学的障害（顔面神経麻痺，三叉神経痛）
⑦ 再発性アフタ性口内炎
⑧ ウイルス感染症（サイトメガロウイルス，伝染性軟属腫）

患者さんと同様に治療を受けることができます[2, 3]．感染対策は，スタンダード・プリコーションに準じて行い，①治療前の口腔内洗浄を行う，②器具は可能な限り使い捨て（ディスポーザブル）のものを使用する，③器械，器具の滅菌・消毒はスタンダード・プリコーションに準じて徹底する，④眼鏡，手袋，マスク，帽子を着用する，⑤注射針のリキャップはしないなどの対策をとります．

③プロテアーゼ阻害薬による出血傾向

プロテアーゼ阻害薬を服用中の血友病患者さんでは，出血傾向が促進されていることがあるので，SRPなどの観血処置の際は注意が必要です．

④観血的処置

HIV感染症患者さんでは血小板減少症が認められますが，観血処置は血小板数が50,000/μL以上なら問題はありません．また，好中球数が500/μL以下であれば抗菌薬の予防投与が必要となることがあります．

⑤免疫状態の把握

HIV感染症では，免疫状態の指標としてCD4陽性Tリンパ球数を測定しています．この数値は，適切な治療計画を立てるのに必要です．また，血中ウイルス量も病状を把握するためのパラメータです．一般開業歯科医院では，血中ウィルス量が検知感度以下（40コピーmm^{3}以下）の患者さんを治療するのが望ましいです[5]．

⑥くすりの服薬時間への配慮

抗HIV薬は，内服時間が決められている場合があり，内服を忘れたり，内服の時間がずれると薬剤耐性ウイルスが誘導され，治療が難航するおそれがあります．歯科診療の予約時間や，局所麻酔薬の麻痺感，抜歯後などで食事時間や内服時間がずれないように配慮する必要があります[1]．

（松浦由美子，一戸達也）

そのほか 2 妊娠

妊娠とは？

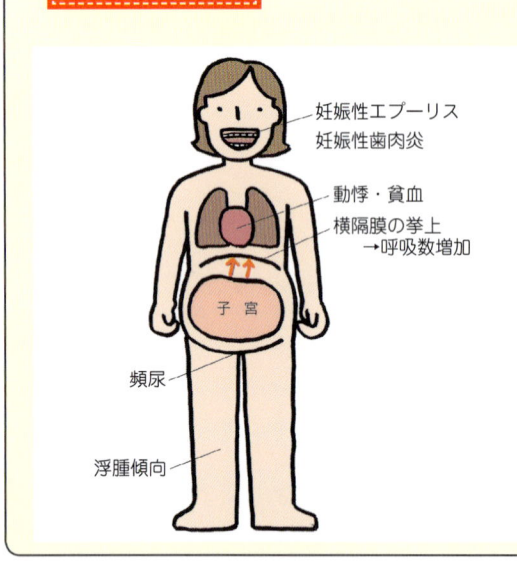

妊婦性エプーリス
妊娠性歯肉炎
動悸・貧血
横隔膜の挙上
→呼吸数増加
子宮
頻尿
浮腫傾向

妊婦に対する歯科治療を考える際は，母体の変化だけでなく胎盤を通して母体から栄養を受けている胎児の状態を知る必要があります．

胎児の器官形成期である妊娠初期（4〜15週）は，投薬，外科的処置には注意が必要です（表）．また，この時期は母体にもつわり（妊娠悪阻）がみられるため，歯科治療も応急的な処置に留めるほうが望ましいとされています．

歯科治療は，胎児や妊婦への影響が比較的安定している妊娠中期（16〜27週）に行います[1]．

妊娠中のくすりの使用

健康な妊婦であれば，投薬を受けていることはあまりありません．しかし，合併症がある妊婦では，投薬を受けていることがあるので産婦人科医と連携をとることが大切です．

基本的には妊娠中の投薬は避けるべきですが，やむをえない場合には投薬が行われます．母体が病気のままではかえって胎児の成長にも悪影響が生じるので，薬剤の①胎児への影響，②危険度，③服用方法，④使用時期，⑤使用期間，⑥使用量などを考慮して選択されます[2]．

歯科においては，抗菌薬や鎮痛薬が処方されることがあります．抗菌薬は，ペニシリン系（サワシリンなど）やセフェム系（ケフラール，フロモックスなど）が第一選択薬として，マクロライド系（クラリスなど）が第二選択薬として使われることが多いです．鎮痛薬は，アセトアミノフェン（カロナール）がもっとも安全とされています．しかし，これらの薬剤も添付文書には，"治療上の有益性が危険性を上回ると判断された場合にのみ使用する"と明記されているため，処方に際しては，歯科医師によって十分な説明が行われます[3]．

歯科診療上の注意点と対応

①インフォームド・コンセントの重要性

妊娠中の患者さんは，精神的に不安定であり，特に初妊婦は不安を抱えていることが少なくありません．不安感・緊張感をもたせないためにインフォームド・コンセントを徹底することが重要です．

表　妊娠時期の投薬による胎児への影響

妊娠時期	胎児への影響
0〜3週	無影響期：all or noneの法則*
1〜2カ月（4〜7週）	絶対過敏期：特にくすりの服薬に注意が必要
3〜4カ月（8〜15週）	相対過敏期から比較過敏期：くすりの服薬に注意が必要
5〜7カ月（16〜27週）	潜在過敏期：安定期．奇形の心配はほぼなくなる．ただし，くすりによっては胎児の成長に影響がある
8〜10カ月（28〜39週）	潜在過敏期：奇形の心配はほぼなくなる．ただし，くすりによっては胎児の成長に影響がある

* all or noneの法則：薬剤の影響があるとすれば着床できないか，あるいは完全に回復して後遺症を残すことがないことを意味する

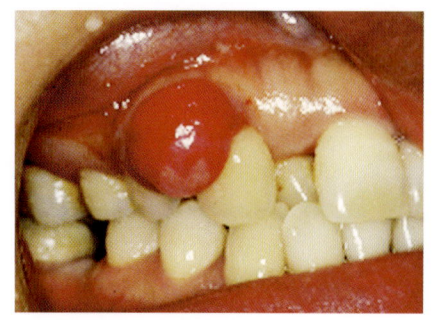

図1　妊娠性エプーリス
（東京歯科大学　オーラルメディシン・口腔外科学講座・野村武史先生のご厚意による）

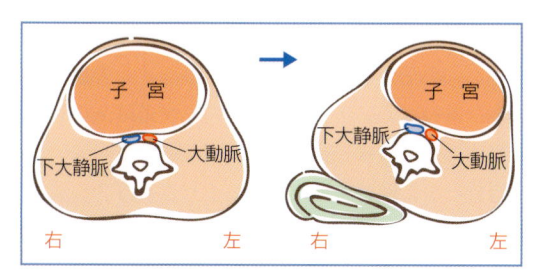

図2　仰臥位低血圧症候群が起こった場合は，左側臥位へ体位変換をする

② 口腔衛生指導

妊娠期には，妊婦の半数以上で歯肉炎・歯周炎の炎症症状が増悪することが知られています．また，約0.1〜9.6％の妊婦に妊娠性エプーリス（図1）の発症が認められます．これらは，女性ホルモン（エストロゲン，プロゲステロン）の影響とともに，プラークなどの局所刺激因子が誘因となると考えられています[2,4]．妊娠中は，つわりや身体およびライフスタイル（食事，間食の摂取回数と嗜好性など）の変化により，プラークコントロールが不良になることがあります．したがって，ブラッシング，歯肉マッサージを含む口腔衛生指導を行って，予防に努めることが大切です．

③ 体位

妊娠後期になると，仰臥位で血圧低下，悪心，嘔吐，冷汗，顔面蒼白，呼吸困難を起こすことがあります（仰臥位低血圧症候群）．これは，増大した妊娠子宮が下大静脈を圧迫し，静脈還流血液量が減少するためです．このような場合は，左側臥位への体位変換（図2）で回復します．体位の変換はゆっくりした操作で行います．また，子宮の圧迫で頻尿になる傾向もあるので，十分な気配りが必要です．

④ X線写真撮影

歯科でのX線写真撮影は，子宮と口腔内が離れていて，直接X線が届くことがほとんどないため，胎児への影響はないと考えられます．放射線被曝によって胎児に奇形や発育異常が生じる線量は，歯科でのX線写真撮影では考えられないほど大きな線量です．しかし，防護エプロンを着用し腹部を遮断するなどしてより安全な撮影を心がけ，妊婦の精神的不安も考慮して，十分に説明を行うことが大切です[2]．

⑤ 局所麻酔薬

現在，用いられている歯科用局所麻酔薬（2％リドカイン，3％プロピトカイン，3％メピバカイン）の通常使用では，催奇形性は認められません．また，血管収縮薬のアドレナリンも，通常の使用量では影響はありません．ただし，フェリプレシン（オクタプレシン）には分娩促進作用があるので使用には注意が必要です[1]．

（松浦由美子，一戸達也）

そのほか 3 アレルギー

アレルギーとは？

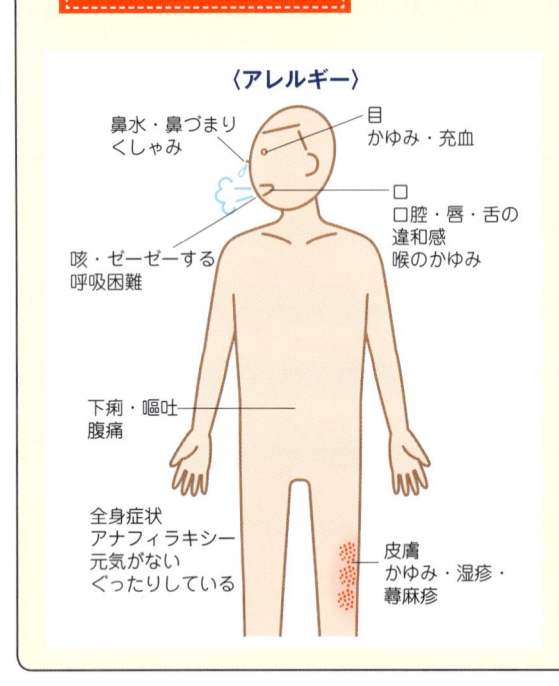

〈アレルギー〉
- 鼻水・鼻づまり・くしゃみ
- 目かゆみ・充血
- 口腔・唇・舌の違和感、喉のかゆみ
- 咳・ゼーゼーする、呼吸困難
- 下痢・嘔吐、腹痛
- 全身症状、アナフィラキシー、元気がない、ぐったりしている
- 皮膚かゆみ・湿疹・蕁麻疹

身体を守るための生体防御反応である免疫反応が身体に有害なものになってしまうことを「**アレルギー**」といいます．われわれの身体には，体内に侵入した異物（ウイルス・細菌・花粉などの外来性抗原）を排除しようとする免疫反応が備わっています．本来，免疫反応は生体に有利に働くはずですが，過剰に反応してしまい自分自身に傷害をあたえてしまうことがアレルギーであり，機序の違いにより5つのタイプに分類されています．症状発現までの時間で分けると**即時型＝Ⅰ型**と**遅延型＝Ⅳ型**に分けられます．また，作用因子で分けると液性免疫（抗体や補体）が関与する**Ⅰ，Ⅱ，Ⅲ，Ⅴ型**と細胞性免疫が関与する**Ⅳ型**に分けられます．

● よく使われるくすりとその副作用

①**抗アレルギー薬**：（⇒副作用・相互作用はp.64～「気管支喘息」参照）．

②**ステロイド性抗炎症薬**：軽症では局所塗布，重症では内服にて使われます．
　（副作用・相互作用は，p.64～「気管支喘息」参照）

歯科診療上の注意点と対応

①**病歴聴取**

患者さんのアレルギーの種類やアレルギー症状，またアレルギー症状を認めた際にどのように処置を行ったかなどを聴取します．食物アレルギーの有無も必ず聞きます（卵・牛乳アレルギーをもつ患者さんへの禁忌事項の例は**表**を参照）．過去に安全に使用できた薬物も確認すべきですが，今後アレルギーが起こらないわけではないことに注意が必要です．血縁関係者にアレルギー疾患がある場合は類似の症状が出ることがあります．病歴聴取でアレルギーとなる物質が特定できた場合はその使用を避けます．

②**アレルギー疾患がある場合**

アレルギーの分類を把握します．

1）**Ⅰ型**：「即時型」や「アナフィラキシー型」ともいわれます．Ⅰ型アレルギーを起こすような

表　食物アレルギー患者への投与禁忌の薬物
（厚生労働科学研究班による食物アレルギーの診療の手引き2011．より引用，改変）

	含有成分	薬効成分
鶏卵（卵白）	タンパク分解酵素 リゾチーム塩酸塩（塩化リゾチーム）	消炎酵素：レフトーゼなど 歯痛・歯槽膿漏薬 口腔咽頭薬
牛乳	カゼイン	マクロライド系抗菌薬
	CPP-ACP（リカルデント）	口腔ケア用塗布薬

　抗原を「アレルゲン」といい，ラテックスや歯科用材料などすべてものがアレルゲンとなりえます．マスト細胞上のIgEに抗原が結合しマスト細胞からヒスタミンなどが放出され，アレルゲンとの接触から短時間で症状が発現します．おもな疾患は気管支喘息，アレルギー性鼻炎，アナフィラキシーショック，アトピー性皮膚炎，食物アレルギー，蕁麻疹，薬物アレルギー，ラテックスアレルギーなどです．ラテックスアレルギーの症状は蕁麻疹，掻痒感などでラテックスに触れたところだけではなく全身に広がることもあり，喘息発作やアナフィラキシーショックとなることもあります．ラテックスアレルギーのハイリスクグループは医療従事者，アトピー体質・接触性皮膚炎がある者，医療処置を繰り返し受けている患者さん（特に二分脊椎症患者），天然ゴム製造業従事者，食物アレルギー（バナナ，キウイ，アボガド，栗など）の患者さんですが，ハイリスクグループ以外でも発症することがあり多くの方にリスクがあると考えます．

　医療面接でラテックスアレルギーが疑われる場合やハイリスクグループにはラテックス製品を避けます．日々のラテックスの使用が患者さんだけではなく自身のラテックスアレルギー発症のリスクを増加させていること，ラテックスへの感作の予防が重要であることを認識しなければなりません．

2) Ⅱ型：「細胞傷害型」ともいわれ，細胞膜にある抗原に対し抗体が産生されてしまい，細胞が傷害されて起こるもので，血小板に抗体が産生されたことにより起こるのが特発性血小板減少性紫斑病です．ほかには輸血などの臓器特異的自己免疫疾患，自己免疫性溶血性貧血などがあります．Ⅱ型アレルギーは自己の細胞に自己抗体が産生され結合することによって細胞が傷害されますが，結合により傷害を与えるのではなく機能を活性化または低下させる場合があり，同じ機序でもこの場合はⅤ型とされ，バセドウ病などがこれにあたります．甲状腺ホルモン受容体に対する抗体が産生され受容体に結合することで甲状腺機能亢進が起こります．

3) Ⅲ型：免疫複合体型やアルサス型ともいわれ，免疫複合体により組織傷害が起こるもので，全身性エリテマトーデス（SLE），アスペルギルス症，慢性関節リウマチなどです．

4) Ⅳ型：「遅延型」，「ツベルクリン型」ともいわれ，抗体は関与しないアレルギーで，T細胞が侵入した抗原と反応し抗原を記憶した感作T細胞となり，再び抗原が侵入したときにマクロファージを中心とした細胞性免疫反応を活性化させます．アレルギー性接触皮膚炎（金属・レジンアレルギーなど），移植片対宿主病（p.149〜参照），結核（ツベルクリン反応）などです．

　局所麻酔薬に対するアレルギーはⅠ型とⅣ型があり，頻度が高いのはⅣ型アレルギーです．病歴聴取時に局所麻酔薬アレルギーを訴える場合は，入念な病歴聴取を行い，過換気症候群や中毒反応であるのかを鑑別する必要があります．薬物アレルギーの検査法はいくつかありますが，個人の診療所などではリスクを伴うので，大学病院などに依頼することをお勧めしま

皮膚，消化器症状 ・全身紅斑，蕁麻疹 ・悪心，嘔吐，腹痛	○ アナフィラキシーが疑われたら，ただちにABCDEアプローチを行い以下のような手順で治療する A：気道　B：呼吸　C：循環　D：意識　E：脱衣 H₁受容体拮抗薬内服または点滴
呼吸症状 ・喘鳴，嗄声	① 1. アドレナリン筋肉注射0.3〜0.5mg（小児：0.01mg/kg，最大0.3mg） 2. 酸素投与（マスク6〜8L/分） 3. ステロイド 点滴 　ハイドロコルチゾン100〜200mg（小児：5mg/kg）または 　メチルプレドニゾロン40mg（小児：1mg/kg）を6〜8時間間隔 4. H₁受容体拮抗薬点滴 5. ネブライザー（β2受容体刺激薬） 6. 呼吸不全時，気管内挿管または気管切開
循環器症状 ・動悸，冷汗 ・血圧低下，意識障害	①に加えて， 1. 急速輸液（最初の5分間は生理食塩水5〜10mL/kgで点滴静注）後，リンゲル液に変更．収縮期血圧90mmHgを保つようにする． 2. 5〜30分間隔でアドレナリン筋肉注射0.3〜0.5mgまたは0.1mg/mLを5分以上かけて緩徐に静注 3. ドパミン製剤（2〜20μg/kg/分）

注意：β受容体遮断薬内服時，アドレナリンの代わりにグルカゴン1〜5mg（20〜30μg/kg，5分以上）静注．以後，5〜15μg/分で持続点滴する．

図　アナフィラキシーの治療手順（平成20年厚生労働省：重篤副作用疾患別対応マニュアル．より引用，改変）

す．歯科診療中に薬疹などアレルギー症状を認めた場合は，考えられる原因をすべて除去し，専門医療機関を受診させましょう．

アナフィラキシーショックとは？

医薬品などのアレルゲンに対する急性のⅠ型アレルギー反応により，蕁麻疹などの皮膚症状，嘔吐や腹痛などの消化器症状，頻脈や血圧低下などの循環器症状，息苦しさなどの呼吸器症状を呈し，これらの症状が増悪した場合，意識混濁などショック症状が進行し，死亡することもあります．

①アナフィラキシーショックの対応のポイント（図）

アレルゲンとして考えられるものを可能な限りすべて除去します．皮膚症状以外に呼吸器症状または循環症状を認めた場合，①救急車の要請，②仰臥位でのバイタルサインのチェック，③0.1％アドレナリンの筋肉内注射（成人0.3〜0.5mL），④酸素投与，⑤細胞外液の大量輸液，⑥ステロイド性抗炎症薬・抗ヒスタミン薬投与を行うことが基本です．歯科医院で救急車が到着するまでにすべて行うのは難しいですが，アドレナリン投与は重要で，アドレナリン0.15mgもしくは0.3mgの投与ができるエピペンは歯科医院における緊急時の使用が可能です．適応はアナフィラキシーショックのみで，適正に使用しなかった場合，重篤な事故を招く恐れがあるため，使用には訓練を受ける必要がありますが，常備する歯科医院も増えてきています．

日本アレルギー学会Anaphylaxis対策特別委員会は，2014年11月，国内初の「アナフィラキシーガイドライン」を公開しました[1]．これは，世界アレルギー機構のアナフィラキシーガイドラインを日本の現状に合わせて作成されたものです．日本アレルギー学会ホームページ（http://www.jsaweb.jp/）からダウンロードでき，対応方法もわかりやすく記載されています．

②添付文書の確認

歯科材料の添付文書を使用前に確認しましょう．添付文書は医薬品医療機器総合機構（PMDA；Pharmaceuticals and Medical Devices Agency, http://www.pmda.go.jp/）のホームページのからも確認できます．

（塩崎恵子・一戸達也）

そのほか 4　移植片対宿主病 (Graft Versus Host Disease : GVHD)

移植片対宿主病とは？

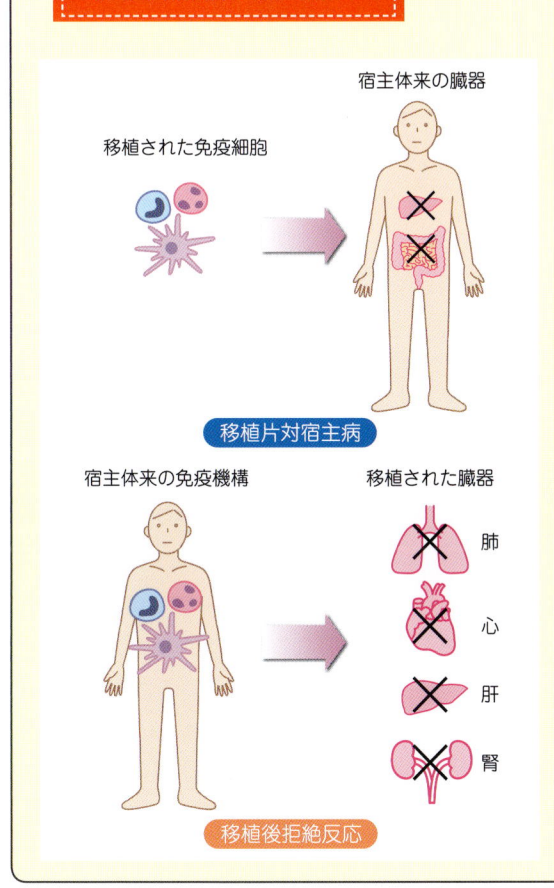

白血病治療などのために**造血幹細胞移植**（骨髄移植）などを行った後に，移植された骨髄中のリンパ球（移植片）が患者さんの身体（宿主）を異物として認識し，攻撃するのが「**移植片対宿主病 (Graft Versus Host Disease : GVHD)**」という疾患であり，臓器移植後の拒絶反応とは異なります．

GVHDは，移植後1カ月以内に生じる**急性GVHD**と移植後3カ月以降に生じる**慢性GVHD**に分けられます．急性GVHDはおもに皮膚，肝臓，消化管に症状が生じるもので，皮疹，黄疸，下痢などの臨床症状を認めます．重症度はさまざまですが，重症のGVHDは治療が困難で致死的な経過をたどることがあります．慢性GVHDは皮膚や関節の硬化，口腔粘膜，眼球結膜の炎症，口腔乾燥を生じ，膠原病と似た症状を呈します．

● よく使われるくすり

造血幹細胞移植前から，GVHD予防のために免疫抑制剤であるシクロスポリン（サンディミュン）やタクロリムス水和物（プログラフ，プロトピック）にメトトレキサート（リウマトレックス）を使用しており，これを継続していることが多いです．これに加えてステロイド性抗炎症薬としてプレドニゾロンやメチルプレドニゾロンが用いられます．

● くすりの副作用

①**シクロスポリン**：重大な副作用としては腎障害，肝障害，肝不全などがあげられますが，歯科治療に関連するものとしては悪心・嘔吐，食欲不振，片頭痛，振戦，しびれ，異常感覚，筋痛，関節痛，歯肉肥厚（p.6参照），出血傾向などがあげられます．

表　GVHD患者の口腔内治療（日本造血細胞移植学会：造血細胞移植ガイドラインGVHD第3版，2014.）

口唇と口腔粘膜
1. 予防策として口腔内と歯・歯肉を清潔に保つこと，二次癌の出現に留意することが重要である
2. 局所病変に対して中〜高強度のステロイド性抗炎症薬の外用剤塗布（口唇粘膜には非可逆性萎縮をもたらす可能性があるため避ける），鎮痛薬の外用剤，カルシニューリン阻害薬外用剤（タクロリムス），PUVA療法がある．広汎な病変にはステロイド含嗽水によるリンスが有効である
3. 唾液腺障害には水分の頻回の補給と人工唾液，ガムによる唾液腺刺激，唾液分泌促進剤が有効である
4. Mucocele（粘液嚢胞）の予防にはミント類など刺激物の摂取を避けることが重要で，巨大なものは外科的処置が必要となる
5. 口周囲の硬化性病変に対して局所療法は効果なく，全身治療とリハビリが必要である

②**タクロリムス**：重大な副作用としては，急性腎不全，ネフローゼ症候群，心不全，不整脈，心筋梗塞，狭心症，血小板減少性紫斑病等が挙げられますが，歯科治療に関連するものとしては口内炎，悪心，嘔吐，多汗，口渇，味覚異常，頭痛，関節痛，咽喉頭違和感などがあげられます．

③**メトトレキサート**：重大な副作用としてはショック，アナフィラキシー，骨髄抑制，感染症，中毒性表皮壊死融解症（Toxic Epidermal Necrolysis：TEN），皮膚粘膜眼症候群（Stevens-Johnson症候群，p.8参照）などがあげられますが，歯科治療に関連するものとしては，嘔気，腹痛，下痢，口内炎，食欲不振，嘔吐，舌炎，口唇腫脹，消化管潰瘍・出血，関節痛などがあげられます．

くすりの相互作用

①**シクロスポリン**：カンジダ症などの治療に使われる抗真菌薬のアムホテリシンB，アミノ配糖体系抗生物質（ゲンタマイシン塩酸塩，トブラマイシン等），帯状疱疹の治療薬であるガンシクロビル等との併用によって，腎障害が現れやすくなります．

②**タクロリムス**：マクロライド系抗菌薬のエリスロシン，ジョサマイシン，クラリスロマイシン，カンジダ症などの治療薬である抗真菌薬などとの併用で，タクロリムスの血中濃度が上昇し腎障害等が生じることがあります．

③**メトトレキサート**：サリチル酸等の非ステロイド性抗炎症薬（NSAIDs）やテトラサイクリン系抗菌薬，サルファ薬などとの併用で，メトトレキサートの副作用（骨髄抑制，肝・腎・消化管障害等）が増強されることがあります．

歯科診療上の注意点と対応

①診療時の注意点

慢性のGVHDでは難治性口内炎，扁平苔癬様症状，口腔乾燥などの口腔内疾患が生じ，それにより粘膜が瘢痕化している場合には開口障害が生じていることがあります．そのために，粘膜を損傷しないようデリケートな処置が望まれます．また，悪化させないためには口腔内を清潔に保つことが重要です．免疫抑制剤を投与されているために歯周炎などの細菌感染症は難治性で重篤化しやすく，観血処置に関しては口腔外科を専門としている機関への治療依頼が必要となります．造血幹細胞移植ガイドラインに記載されている口腔内治療の項目を**表**に記載します．

②投薬時の注意点

メトトレキサート投与中の患者さんにNSAIDs，テトラサイクリン系抗菌薬，サルファ薬の投与は避ける必要があります．

（澁井武夫・片倉　朗）

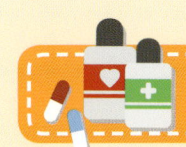

Column　サルコペニアの基礎的な知識と歯科・歯科衛生士臨床とのかかわり

サルコペニアの基礎的な知識

　サルコペニアの定義や診断は，European Working Group on Sarcopenia in Older People（EWGSOP）2010[1]による「サルコペニアについての実際的な臨床定義と診断基準の統一的見解」によって定められています[2]．EWGSOP2010によるとサルコペニアは，「身体的な障害や生活の質の低下，および死などの有害な転帰のリスクを伴うものであり，進行性および全身性の骨格筋量および骨格筋力の低下を特徴とする症候群」と定義されています．したがって，「筋肉量の低下」と「筋肉機能（筋力または身体能力）の低下」の両方の存在をサルコペニアの診断に用いることが推奨されています．

　サルコペニアは，多くの原因とさまざまな結果を伴う病態です（図1）．サルコペニアはおもに高齢者にみられますが，サルコペニアの診断には明確な原因が特定できないことも多いです．したがって，日常臨床においてサルコペニアは加齢以外に原因が明らかではない場合「一次性」（加齢性）と考えられ，1つ以上の原因が明らかな場合は「二次性」と考えられています．多くの高齢者の場合，サルコペニアの原因は多要因であるため，どちらのサルコペニアかを断定することは困難であり，それゆえにサルコペニアを多面的な老年症候群ととらえることができると思われます．EWGSOPは，「プレ・サルコペニア」，「サルコペニア」，「重症サルコペニア」という概念的な病期分類を提案しています[1, 2]．

サルコペニアと歯科・歯科衛生士臨床とのかかわり

　重症サルコペニアの患者さんは，筋肉量・筋力・身体能力すべてが低下している状態であるため，必然的にセルフケア能力が低く，口腔機能のみならず嚥下機能にまで影響を及ぼしかねません（図2）．また，プレ・サルコペニア状態やサルコペニア状態では，栄養摂取・呼吸管理をするうえでの，口腔の役割は計り知れません．病期や身体能力に合わせた口腔の器質的・機能的なケアを行うことによって，私たち歯科医療従事者から患者さんのQOLの向上に多大な貢献ができると思っています．

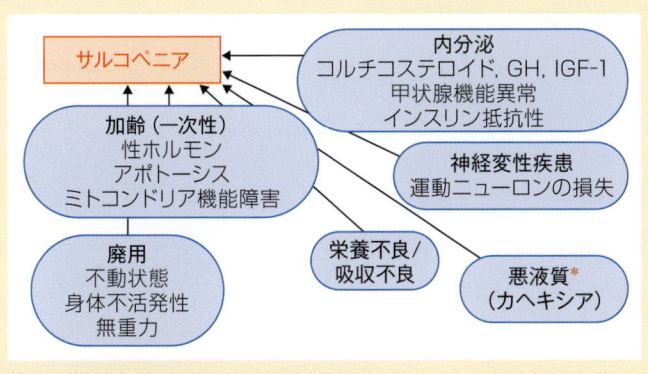

図1　サルコペニアのメカニズム
＊がんなどの疾患の経過中に起こる病的な全身の衰弱状態

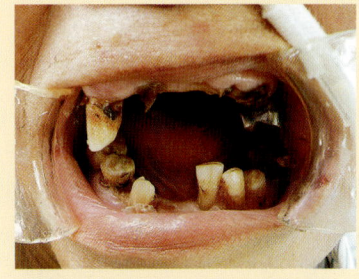

図2　重症サルコペニアの患者さんの口腔内
口腔乾燥だけではなく，口腔そのものが廃用の状態となっている

（弘中祥司）

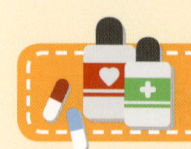

Column ターミナル・ケアにおける歯科衛生士の役割

ターミナル・ケアとは

　治癒困難な末期がんなどの患者さんとその家族を対象として，身体・精神両面からサポートする，いわゆる終末期に行われるケアを「ターミナル・ケア」といいます．療養全般を通じてのさまざまな苦痛への対応を「緩和ケア」とよびますが，ターミナル・ケアは最期を迎える前の「病気による苦痛」と「死に対する恐怖」の緩和に焦点を当て，自由と尊厳が保たれた生活のなかで死を迎えられるように援助するケアといえます．医師や看護師だけでなく，ソーシャルワーカー，宗教家，ボランティアなどによるチームで取り組まれます．このような取り組みを行う施設や在宅でのケアをホスピス（hospice）といいます．

患者さんに寄り添う気持ちで，保湿を中心にした口腔のケアを――

　ターミナル・ケアが必要な時期のがん患者さんは，全身の機能が低下して自立した行動が困難となり，臥床している時間が長くなります．経口での食事の摂取量が低下，あるいは困難となることで口腔の自浄作用が低下します．また，唾液の分泌量も低下し，口腔の乾燥症状が進行します．それらに継発して口臭，義歯不適合，日和見感染による口腔カンジダ症などが発生します．さらに，誤嚥性肺炎の発症は生命予後に直接影響するので，この時期の口腔のケアは非常に重要な役割を担います．また，ターミナル期においても栄養管理の原則は「できる限り経口的な栄養摂取を行い，やむをえない場合にのみ経腸または経静脈栄養を実施する」とされています．口腔内のトラブルがなければ死亡する1～2日前までは経口摂取が可能であるという報告もあります．食べることは人として本質的な生理的行為であり，口から食べる機能が損なわれると患者さんのQOLばかりか家族の心理的満足度も低下してしまいます．

　ターミナル期の患者さんは，経口摂取量の減少や脱水，唾液分泌量の低下，薬の副作用，酸素吸入などが原因で，その80％に口腔乾燥が認められます．したがって，セルフケアが可能な状態であれば含嗽薬や保湿剤の使用を促し，困難な場合は軟毛の歯ブラシやスポンジブラシを用いて保清と保湿を中心とした口腔のケアを行います．口唇，口角の乾燥は出血をきたすばかりか整容にも影響しますので，ワセリン等による口唇周囲の保湿も忘れてはなりません（図）．

　ターミナル・ケアはさまざまな立場の人がチームであたるものですから，歯科衛生士もその一員として患者さんの身体的・精神的・社会的な問題をよく理解して対応する必要があります．特に，口腔のケアは時間がかかるため必然的に歯科衛生士と患者さんとの会話時間も長くなります．患者さんからの話を傾聴したうえで，寄り添う気持ちをもって会話を交わし，口腔のケアにあたる姿勢が必要です．

図　がんのターミナル期の患者さんの乾燥した口腔内

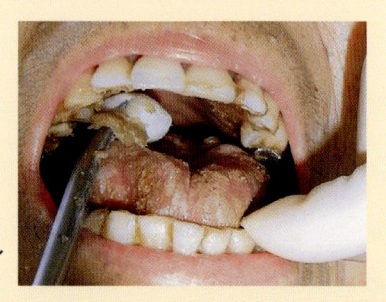

（片倉　朗）

V

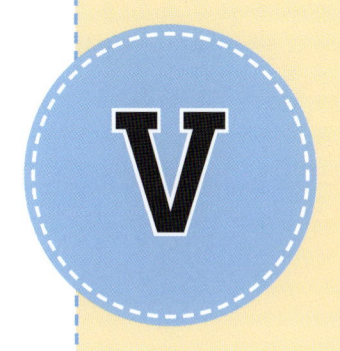

これだけは知っておきたい救急蘇生

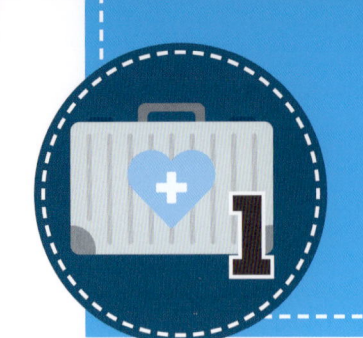

心肺蘇生（CPR）と AED

なぜ私たち歯科衛生士が救急蘇生を知っておく必要があるのか？

近年，一般市民向けに救急蘇生の講習会が多く開催され，その概念が普及しつつあります．医療従事者である私たち歯科衛生士が，一般市民が知りえる知識よりも，さらに高度な救急蘇生の知識を身につけることは当然のことと考えられます．

もし，医院のなかで患者さんが突然意識を失って倒れてしまったら，あなたはどうしますか？　ただ焦ってその場に立ちつくすことしかできなければ，医療従事者として失格です．患者さんの急変時には，全身状態を冷静に把握し，心肺停止をきたしている場合はすみやかに心肺蘇生を行う必要があります．また，119番通報をして救急車を手配し，救急医療チームとも連携をとらなくてはなりません．

一般歯科診療所であっても，高齢者や有病者の受診が今後さらに増加することが考えられます．それに伴い，歯科医師や歯科衛生士も全身管理についての知識や急変時の対処方法などを身につけておくことが求められています．これらのことから，歯科衛生士も救急蘇生法を理解しておく必要があるといえるでしょう．

そこで本章では，歯科衛生士が知っておきたい救急蘇生のなかの**一次救命処置（BLS：Basic Life Support）**について要点を説明します．

救急蘇生とは？

救急蘇生とは，意識障害，呼吸停止，心停止を起こした傷病者を救命するために行われる処置のことで，一次救命処置（BLS）と二次救命処置（ALS）があります．一次救命処置は，傷病者が倒れているその現場に居合わせた人が，救急隊などに引き継ぐまでの処置のことをいい，心肺蘇生（心臓マッサージと人工呼吸），自動体外式除細動器（AED）を用いた心臓への電気ショック（除細動）などが含まれます（図1）．

心室細動（心臓が痙攣を起こしている状態）によって突然の心停止を起こした場合，迅速に心肺蘇生を行い，3～5分以内に除細動を行えば，傷病者の生存率はもっとも高くなるといわれています．このことからも，一次救命処置の大切さがおわかりいただけると思います．

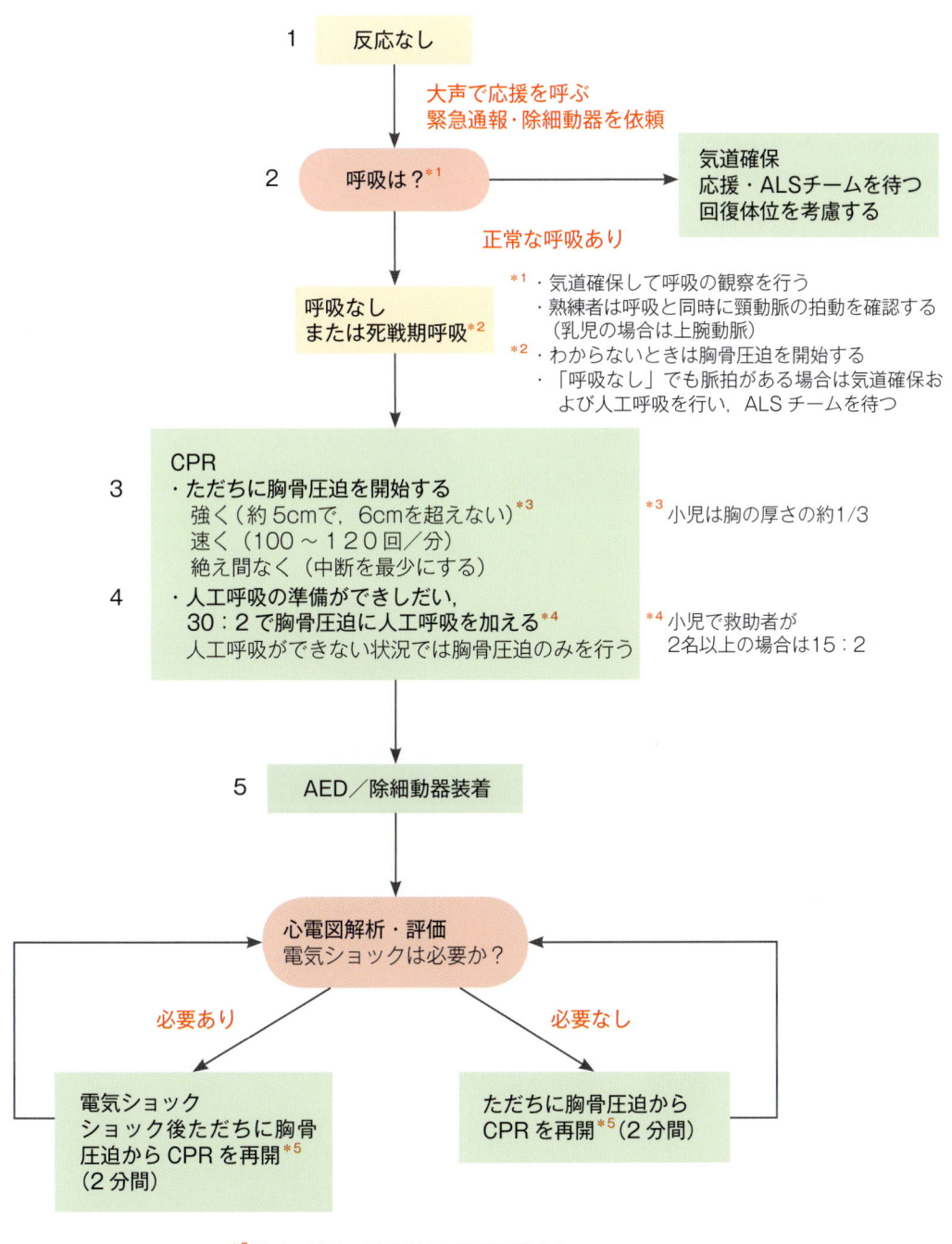

```
1  反応なし
      │
      │ 大声で応援を呼ぶ
      │ 緊急通報・除細動器を依頼
      ▼
2  呼吸は？*1 ────────→ 気道確保
      │          正常な呼吸あり    応援・ALSチームを待つ
      │                          回復体位を考慮する
      ▼
   呼吸なし
   または死戦期呼吸*2
      │
      ▼
3  CPR
   ・ただちに胸骨圧迫を開始する
     強く（約5cmで，6cmを超えない）*3
     速く（100〜120回／分）
     絶え間なく（中断を最少にする）
4  ・人工呼吸の準備ができしだい，
     30：2で胸骨圧迫に人工呼吸を加える*4
     人工呼吸ができない状況では胸骨圧迫のみを行う
      │
      ▼
5  AED／除細動器装着
      │
      ▼
   心電図解析・評価
   電気ショックは必要か？
   ┌──────┴──────┐
  必要あり         必要なし
   ▼              ▼
 電気ショック    ただちに胸骨圧迫から
 ショック後ただちに胸骨  CPRを再開*5（2分間）
 圧迫からCPRを再開*5
 （2分間）
```

*1 ・気道確保して呼吸の観察を行う
　・熟練者は呼吸と同時に頸動脈の拍動を確認する
　　（乳児の場合は上腕動脈）
*2 ・わからないときは胸骨圧迫を開始する
　・「呼吸なし」でも脈拍がある場合は気道確保および人工呼吸を行い，ALSチームを待つ

*3 小児は胸の厚さの約1/3

*4 小児で救助者が2名以上の場合は15：2

*5 強く，速く，絶え間ない胸骨圧迫を！

ALSチームに引き継ぐまで，または患者に正常な呼吸や目的のある仕草が認められるまでCPRを続ける

図1　医療用BLSアルゴリズム
（一般社団法人　日本蘇生協議会監修：JRC蘇生ガイドライン2015．医学書院，東京，2016，49．より引用）

心肺蘇生の手順と方法 (図2)

心肺蘇生とは，脳を守るために心臓と肺（呼吸）を機能させようとする処置のことで，胸骨圧迫（心臓マッサージ）と人工呼吸をいいます．処置は以下の手順で行います．

①反応の確認 (図2-1)

傷病者を発見したら，まずその現場が安全であるかを確認し，両肩を叩きながら大声で呼びかけます．何らかの反応がなければ「反応なし」と判断します．

②救急通報 (図2-2)

傷病者に反応がなければ大声で助けを呼びます．協力者が来たら119番に通報し，AEDを持ってきてもらうように頼みます．協力者がいない場合は自分で行います．

③呼吸の確認 (図2-3)

気道を確保した状態で，自分の耳や頬を傷病者の口や鼻に近づけ，10秒以内で正常な（胸部の動きがある）呼吸があるかを調べます．心肺蘇生法に習熟していない人は，気道確保や脈の確認はしなくてもかまいません．また，死戦期呼吸（心停止後に起こる，しゃくりあげるような不規則な呼吸）は心停止のサインであり，「正常な呼吸」と判断しないように注意します．

④胸骨圧迫 (心臓マッサージ，図2-4)

胸骨圧迫は胸骨の下半分を圧迫することで，血流を再開させて脳と心筋の保護をします．胸

心肺蘇生の手順と方法 (図2)

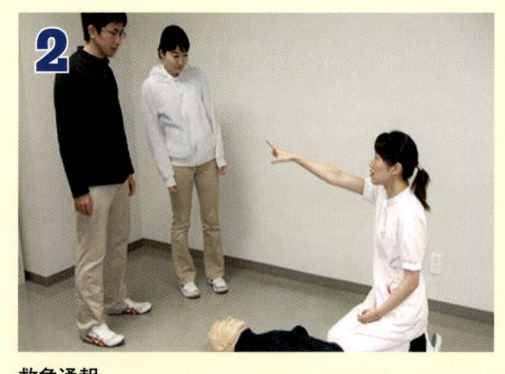

2 救急通報
周囲の人に救急通報（119番）とAEDの手配（近くにある場合）を依頼します

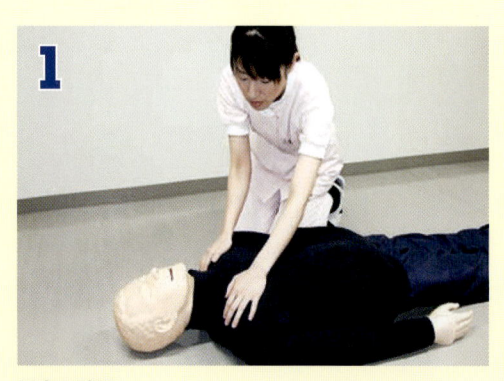

1 反応の確認
両肩を軽く叩きながら，大声で呼びかけ応答や仕草がなければ「反応なし」と判断します

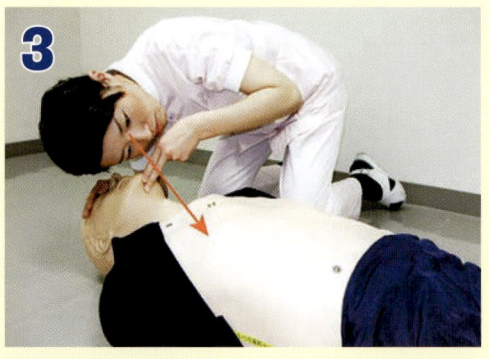

3 呼吸の確認
傷病者に反応がなく，呼吸がないか異常な呼吸（死戦期呼吸）が認められる場合は「心停止」と判断します．呼吸の確認に10秒以上かけてはいけません

骨圧迫を中断させないことが心肺蘇生においてはもっとも重要です．

　胸の真ん中に手を置き，肘をまっすぐに伸ばして，手の付け根の部分に真上から体重をかけしっかりと圧迫（約5cmで，6cmを超えない）します．少なくとも1分間に100〜120回のリズムで30秒行います．

⑤**気道確保・人工呼吸**（図2-5，6）

　すべての年齢において，1回の換気量の目安は，人工呼吸によって傷病者の胸が上がるのが確認できる程度とし，過換気は避けるべきです．成人に口対口人工呼吸を行う場合や，バッグ・バルブ・マスクを用いた換気を行う場合は，約1秒かけて胸が上がるまで行います．小児や乳児においては，過換気を避けるために年齢相応より少ない分時換気量で換気してもかまいません．

　嘔吐物がある場合や感染症の有無が不明な場合など人工呼吸がためらわれるときは，人工呼吸を省略してもかまいません．

　胸骨圧迫と人工呼吸は30：2を1サイクルとし，5サイクル行います（図2-7）．心肺蘇生を中止するのは，傷病者が手を払いのけるなどの意味のある動作をした場合，正常な呼吸が再開した場合，または救急隊が到着した場合のみです．

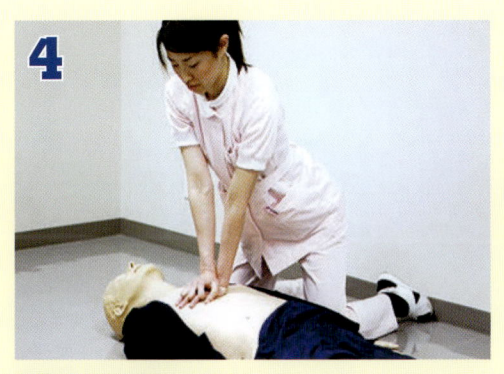

4　胸骨圧迫（心臓マッサージ）
胸骨圧迫部位は胸骨の下半分とし，目安として「胸の真ん中」と考えます．成人においては約5cmで，6cmを超えない深さで胸骨圧迫します．そのテンポは1分間に100〜120回とします

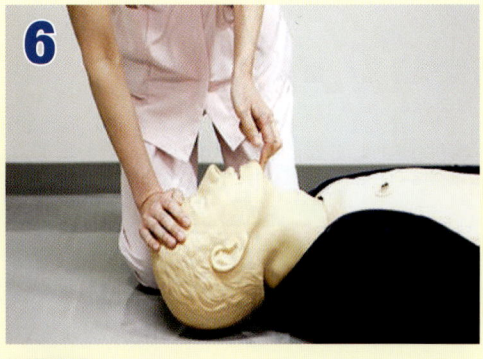

6　気道確保
頭部後屈あご先挙上法．片手を額に当て，もう一方の手の人差し指と中指の2本をあご先（おとがい部）に当て，頭を後ろにのけぞらせ（頭部後屈），あご先を上げます（あご先挙上）

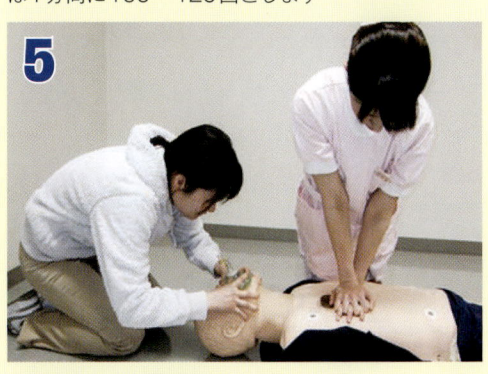

5　2人法による心肺蘇生
救助者が2人以上いる場合は，胸骨圧迫の役割を交代します．交代に要する時間は最小限にすべきです

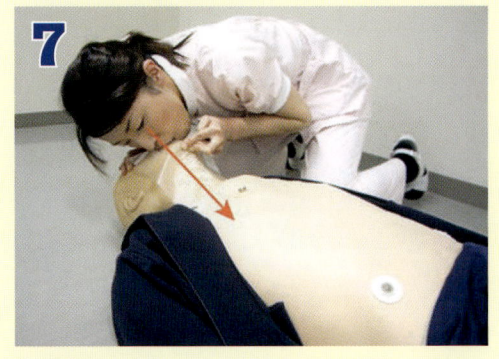

7　人工呼吸
すべての年齢において，換気の目安は傷病者の胸が上がるのを確認できる程度とし，過換気は避けるべきです．胸骨圧迫と人工呼吸は30：2を1サイクルとし，5サイクル行います

AEDの手順と方法

AED（自動体外式除細動器）とは，突然心停止をしてしまった心臓に電気ショックが必要かどうかを自動解析し，必要な場合にのみショックを与え，心臓の働きを再開させる医療機器です．

現在，AEDは人が多く集まる駅や空港，公共施設などあちこちで見かけるようになりました．電気ショックは，できるだけ早く行ったほうが生存率は高くなると報告されています．AEDは，どの機種からも実施すべきことの説明が自動音声によって流されるため，落ち着いて指示に従ってください．

① AEDの装着（図3-1）

AEDが届いたらすぐに使用する準備をします．AEDを傷病者の横に置き，ふたを開けて電源ボタンを押します（機種によっては自動的に電源が入ります）．このときも心肺蘇生は続けてください．

② 電極パッドの装着（図3-2）と心電図の解析（図3-3）

電極パッドを袋から取り出して，密着するように傷病者に貼り付けます．貼り付ける位置は電極パッドに表示されています．心電図波形を自動解析している間は，誰も傷病者に触れてはいけません．

AED（自動体外式除細動器）の手順と方法
（図3）

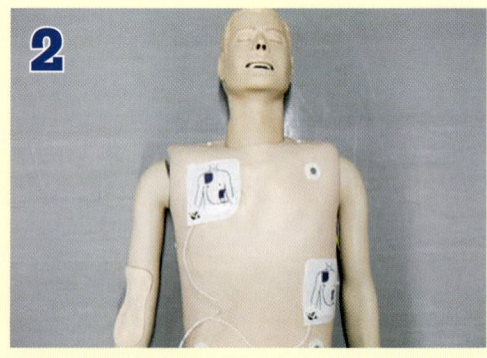

電極パッドの装着
電極パッドを貼る位置は右が胸部鎖骨下，左が腋下5～7cmあたりです

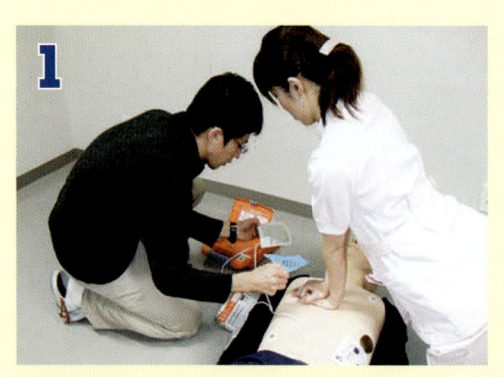

AEDの装着
AEDを持ってきた人は，いつでも胸骨圧迫が交代できるように，心肺蘇生を行っている人の反対側，傷病者の胸の横に位置します

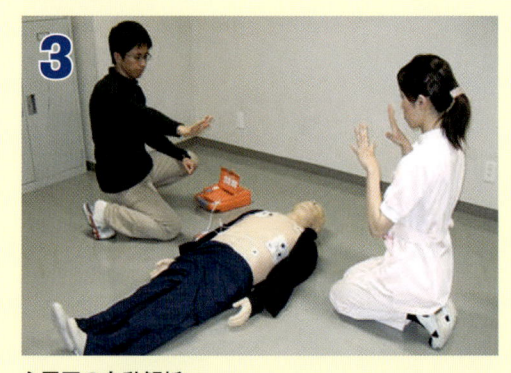

心電図の自動解析
自動音声によって身体に触れないように指示されるので，傷病者に誰も触れていないことを確認します

③電気ショック（図3-4）

AEDが電気ショックを行う必要があると判断すると，自動的に充電を開始します．充電が完了したのち，誰も傷病者に触れていないことを必ず確認し（安全確認），ショックボタンを押します．

④電気ショック完了後

すぐに心肺蘇生を再開します（胸骨圧迫と人工呼吸を30：2で5サイクル，約2分）．2分後，AEDは再び心電図の解析を行いますので，傷病者から離れます．電気ショックの指示が出れば再びショックを行い，その後すみやかに心肺蘇生に移ります．

心肺蘇生が成功しても，再び心停止になる可能性があります．そのため，AEDの電源は切らずに，電極パッドも貼り付けたままで救急隊に引き継ぎます．

⑤回復体位（図3-5）

傷病者が意識（反応）はないが正常な呼吸を取り戻した場合，回復体位にして救急隊の到着を待ちます．回復体位とは，気道確保を行いながら，傷病者が嘔吐した場合の窒息を防止するための体位です．

おわりに

一次救命処置（BLS）は1人ではできません．もし院内で患者さんが倒れ，心肺停止状態になったときは，歯科医師をはじめ歯科衛生士も含めたスタッフ全員が，共通の知識をもって救命処置を行うことが重要です．今後は，私たち歯科衛生士も各地で行われている救急蘇生の講習会に積極的に参加し，救急蘇生法をしっかりと習得していく必要があります．

（小山紗智子，山下智章，村田賢司，河合峰雄）

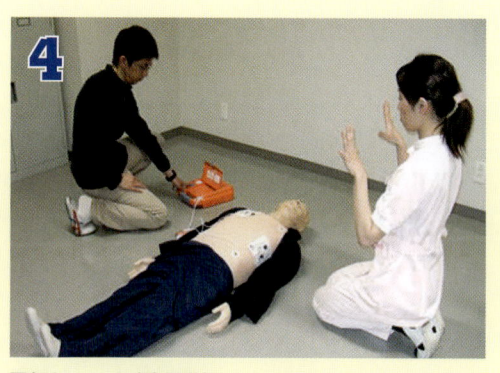

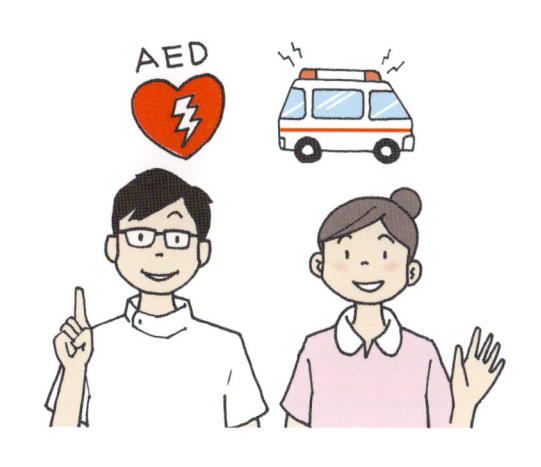

電気ショック（除細動）
誰も身体に触れていないことを確認した後（安全確認後），ショックボタンを押します

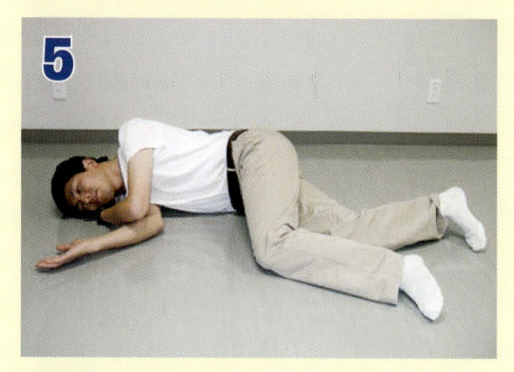

回復体位
回復体位とは，下顎を前に出し，両肘を曲げて上側の手の甲に傷病者の下顎をのせた状態のことです．さらに，上側の膝を90度に曲げて，傷病者が後ろに倒れないようにします．救急隊に引き継ぐまで，傷病者の観察を行います

2 急変時・窒息時の対応

急変時の対応（図1）

①まずは声かけから

患者さんが，何らかの異常を訴えたときに，待合室であろうと，歯科治療中であろうと，高齢者であろうと，幼児であろうと，最初の対応はすべて同じです．つまり，「どうされましたか」「どこかつらいところがあるのですか」，という問いかけから始まります．患者さんのなかには，障がいがありコミュニケーション困難な方もいるかもしれません．その際は，本人の様子を付き添う介助者の力も借りて確認します．

②症状から原因を探る

「気分が悪いです」「胸が苦しいです」「頭が痛いです」「吐き気がします」などの訴えがあり，コミュニケーションがとれるということは，まだ酸素や糖が脳に到達している，すなわち，呼吸機能（気道，肺）や循環機能（心臓，血管）が維持されていることを示しています．

「どこがお苦しいのですか」と具体的に聞くことが，もっともダメージを受けている部位（臓器）を探りあてることにつながります．すなわち，「胸が痛い」と言えば心臓や肺が悪い，「息が苦しい」と言えば気道や肺が悪い，言動がおかしい，意識障害がみられるなどの場合は脳に問題があるのではないかと考えられます．慌てず，患者さんに「大丈夫です，調べてみますからね」と声をかけながら，身体全体の様子を伺いつつ，訴えのある個所にどのような疾患が潜んでいるのかを推測します．同時に，「患者さんの具合が悪いようです．手助けをお願いします」と歯科医師やまわりスタッフへの声かけ，支援を要請します．

モニタを装着する前に，患者さんの受け応え

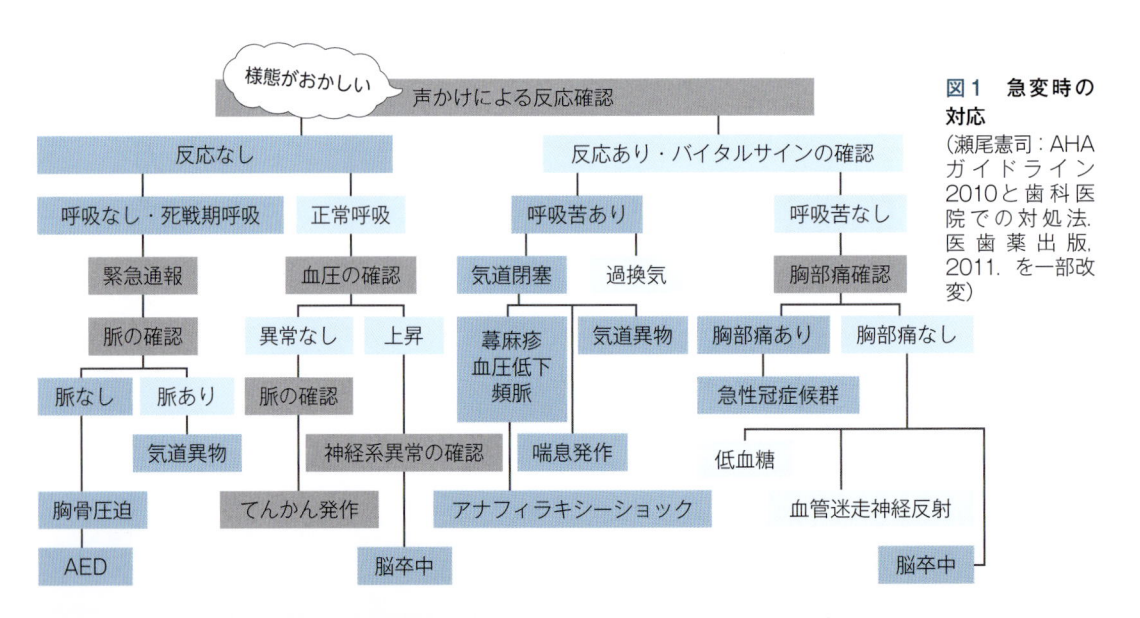

図1 急変時の対応
（瀬尾憲司：AHAガイドライン2010と歯科医院での対処法．医歯薬出版，2011．を一部改変）

状況，顔色，呼吸の感じ，そして脈を確認します（p.26参照）．橈骨動脈で脈が触れていれば，血圧値は80mmHg以上あるだろうと考えられます．言い換えれば，心臓がそれなりに動いていることを示しています．その際，脈が速いか遅いかも確認します．

③ バイタルサインの確認

次に，モニタを装着し，バイタルサイン（意識，血圧，脈拍，SpO₂）を評価します（p.24〜「バイタルサインの測り方と読み解き方」参照）．これらの確認から，歯科治療におけるもっとも頻度の高い偶発症である「血管迷走神経反射」か「過換気症候群」かの予測はつきます．血管迷走神経反射なら顔色は悪く，受け応えがあいまいで，血圧は低く，徐脈がみられます．過換気症候群であれば，患者さんは不穏状態でコミュニケーションがとりにくく，頻呼吸を認め，バイタルサインは正常値です．

④ 対応法はバイタルサインの補正から

バイタルサインを確認し，異常値を認めた場合，まず異常値が出た徴候に対応，補正するための手段を講じながら，原因である疾患を鑑別します．例をあげると，血管迷走神経反射であれば，意識障害が出ており，さらに血圧，脈拍が低値を示します．そのような事態に陥った理由を考える一方，異常値を正常にするための手段を講じます．つまり，血圧低下および意識障害が出ているため，臥位にして，足の位置を高くします．血管迷走神経反射なら，脳の血流が改善してくれば意識障害も急速に回復に向かいます．バイタルサインが安定しているにもかかわらず意識障害を生じている場合，糖尿病薬による低血糖，てんかん発作なども考えられますが，バイタルサインが安定していれば対応を慌てる必要はありません．

⑤ バイタルサインが安定している場合

バイタルサインが正常値であれば，対応を急ぐ必要はないため，何が原因か歯科医師が確認（鑑別診断）していきます．同時に，スタッフはカルテより既往歴に偶発症と関連するものがないか確認します．そして，患者さんと介助者に，糖尿病，虚血性心疾患，脳卒中，喘息発作，薬物アレルギー，投薬内容，てんかん発作など原因として考えられるものはないか確認します．思い当たる場合は，それに対する対応法を適応すべきかどうかを考えます．糖尿病ならば低血糖発作，虚血性心疾患ならば狭心症，脳卒中ならば一過性脳虚血，脳出血，脳梗塞などがあげられます．喘息発作なら，患者さん本人も対応法を知っており，多くの場合くすりを持参しています．てんかん発作なら，既往歴で確認できるでしょうから落ちついて対応法を考えればよいでしょう．

⑥ 即座に対応が必要な偶発症：脳卒中，心疾患，窒息，アナフィラキシーショック

みずから歯科医院を受診してきたそれなりに健康を自覚している患者さんが，バイタルサインに変化をきたし，一定の時間以上の重篤な症状を出しているということは，深刻な事態，つまり，脳卒中，心疾患，窒息，アナフィラキシーショックなどの発症が考えられます．

脳卒中や心疾患などの偶発症は，程度に応じて患者さんや付き添いの方から情報を得ながら，酸素投与や静脈路を確保してバイタルサインの補正を試み，救急車を要請します．心肺停止状態になれば，心肺蘇生を開始し，救命救急隊の到着を待ちます（p.154〜「心肺蘇生（CPR）とAED」参照）．窒息の場合は，速やかに判断，即座に対応しなくては，窒息死する危険性があります．アナフィラキシーショックは局所麻酔薬が関連するものと処方薬が関与したものとが考えられます．アレルギーのエピソードがないか病歴聴取の際にていねいに確認しておく必要がありますが，発症した場合は呼吸器症状，循

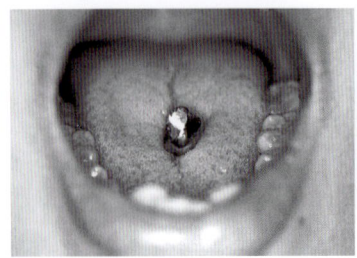

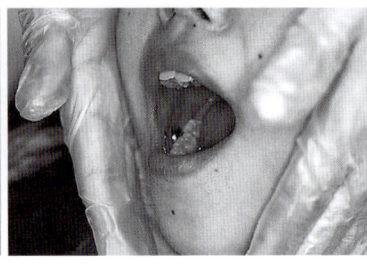

①舌上に異物を落下　②即座に顔を傾けて異物を頰側にもっていく　③異物を口腔前庭まで移動させてから除去

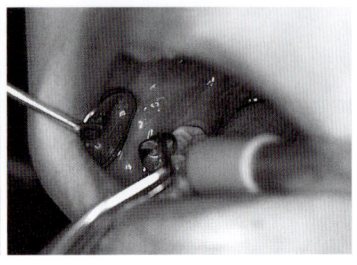

図2　口腔内への異物の落下

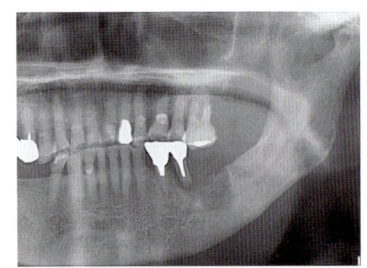

①84歳，女性．既往歴：認知症．下顎小臼歯連結冠を抜歯後に口内に落とし誤飲させた．胸部X線写真にて食道内に異物を認める

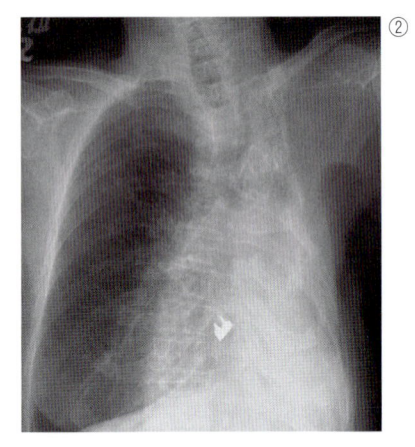

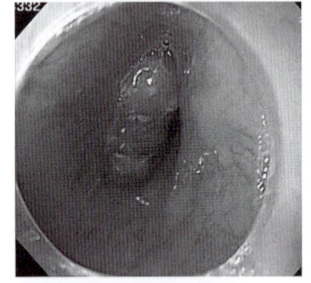

③内視鏡にて異物を確認 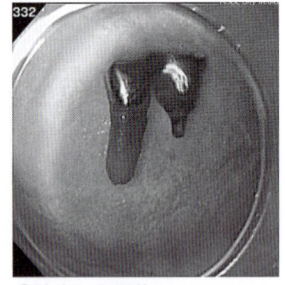　④除去した異物　　②

図3　誤飲症例への対応

環器症状，蕁麻疹などのアレルギー症状など各症状の重篤度に合わせて対応します．近年，アナフィラキシー補助治療剤・エピペンが歯科においても普及してきています．

窒息時の対応

①異物誤飲・誤嚥が起こる前に

　窒息が生じると，即座に対応，気道を開通させることができなければ，数分で患者さんは死に至ります．起こってからの対応はもちろん大切ですが，「窒息だけは絶対にさせない」という予防的な考え方がもっとも重要です．すなわち，誤飲，誤嚥に至るまでにいかに素早く対応できるかどうかです．異物を口内に落とし込ん

だとき，特に舌上に落としたときに，臥位の場合はまたたく間に異物は咽頭側に流れ込んでいきます（図2-①）．その際は，異物を取りにいくのではなく，患者さんが動く前に即座に顔を左右どちらかに傾けて，異物を頰側にもっていきます（図2-②）．いったん口腔前庭まで移動させた異物は，咽頭側に流れていきにくくなるため，落ち着いて除去します（図2-③）．

②異物を誤飲・誤嚥をさせてしまったとき

　万一，異物を誤飲させてしまっても，呼吸状態が安定していれば慌てる必要はありません．異物が視認できる場合はピンセット，ミラーを用いて除去を試みますが，滑りやすいため，異物鉗子やペアン（鉗子）があれば異物を把持し

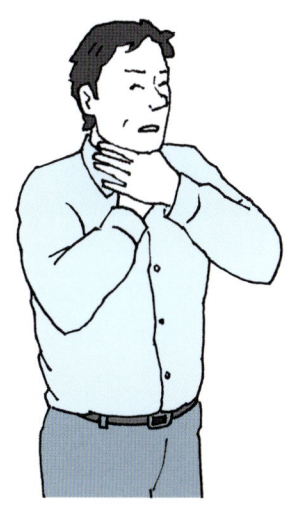

図4　万国共通の窒息のサイン

① 片手で握りこぶしをつくる
② 親指を傷病者の腹部に向けて，その握りこぶしをへそよりやや上，剣状突起先端のずっと下の腹部正中線上におく
③ 他方の手で握りこぶしをつかみ，素早く上方に突き上げながら腹部を圧迫する
④ 気道から異物が排出されるか，傷病者の反応がなくなるまで繰り返し突き上げる
⑤ 突き上げは1回，1回を確実に行う

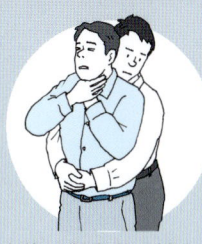

立位の傷病者に対する腹部突き上げ法　　妊娠している傷病者に対する腹部突き上げ法

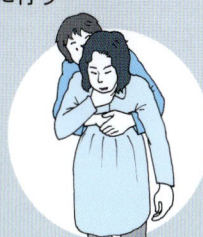

図5　腹部突き上げ法

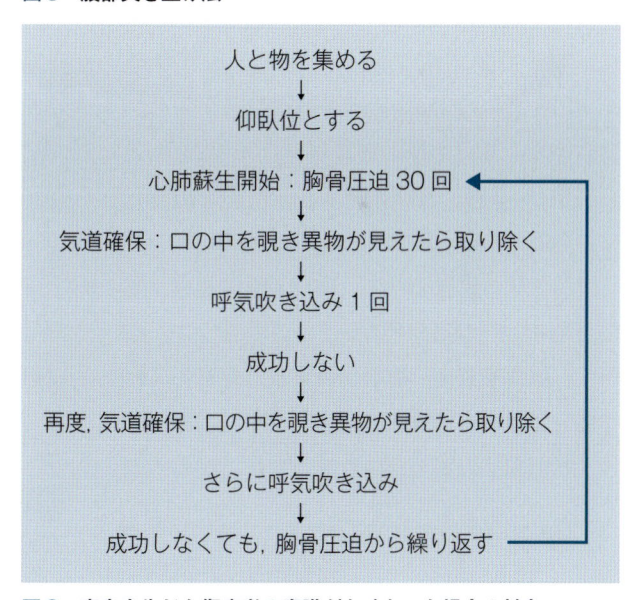

人と物を集める
↓
仰臥位とする
↓
心肺蘇生開始：胸骨圧迫30回 ←
↓
気道確保：口の中を覗き異物が見えたら取り除く
↓
呼気吹き込み1回
↓
成功しない
↓
再度，気道確保：口の中を覗き異物が見えたら取り除く
↓
さらに呼気吹き込み
↓
成功しなくても，胸骨圧迫から繰り返す

図6　窒息を生じた傷病者の意識がなくなった場合の対応

やすくなります．多くの場合は食道への誤飲ですが，異物が食道に流れていったのか，気管に流れていったのかを確認するため，すみやかに連携病院に連絡します．気管に落下していれば気管支ファイバースコープなどを用いて必ず除去しなければなりません．食道であれば，担当診療科医師と相談のうえ，自然排泄を待つか，除去処置（図3-①，②）を行います．

③ **窒息を生じたとき**

窒息を生じたとき，気道が詰まって声が出せないため，傷病者はみずからの訴えを言葉で表すことができません．そこで万国共通の窒息サイン（図4）を示すことで窒息していることを伝えます．救援者は傷病者に「息ができないのですか」と問いかけます．うなずいたなら「話せますか」と尋ねます．話せなければ，重篤または完全な気道閉塞があり，すぐに対応しなければなりません．症状として，弱く効果のない咳，進行する呼吸困難，青みを帯びた皮膚色（チアノーゼ）がみられます．

④ **腹部つきあげ法（図5）の開始**

ただちに「腹部つきあげ法」を開始します．傷病者の後ろに立って，腰上部のあたりに両手をまわして組み，図5のとおりに続けます．

⑤ **意識がなくなったら（図6）**

意識がなくなったら，図6のように対応し，助けが来る，もしくは，傷病者の異物が排出され呼吸ができるまで続行しなければなりません．

3 全身的偶発症への対応

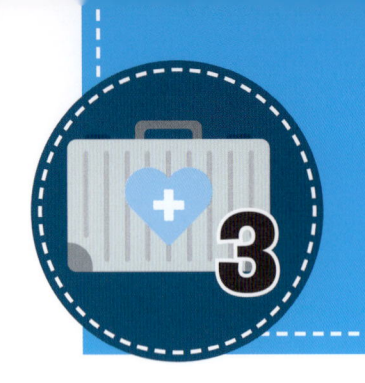

歯科診療で起こりうる全身的偶発症とは？

日本歯科麻酔学会「郡市区歯科医師会アンケート」の実態調査（図1）によると，歯科診療による全身的偶発症は，半数以上が局所麻酔時に発症しています．治療中および治療後の発症はそれぞれ20％程度しかありません．また，偶発症の種類（表1）は，神経原性ショック（血管迷走神経反射性失神）が54％ともっとも多く，局所麻酔関連が20％，過換気症候群が6％であり，歯科治療による緊張や痛みなどが誘因となっていることがわかります．さらに，心筋梗塞12例，窒息4例など，死に至る重篤な偶発症もまれですが起こっています．

アンケート結果も含め，歯科治療に関連，死亡した45症例を分析すると，その原因は，**心不全，脳血管障害，薬物ショック，窒息**の4種類に分けられます（図2）．歯科治療によるストレスが偶発症の誘因となったと考えられるものは心不全と脳血管障害ですが，たまたま歯科医院で偶発症が生じたと考えられるものもあります（表2）．

表2の**症例1，2**は，歯科治療によるストレスが偶発症の一要因となったと考えられますが，**症例3**は偶然歯科医院で発症しただけで歯科診療の関与はなく，有病高齢者人口が増加する日本では，今後このような症例が増えると思われます．窒息による死亡症例は，4例のうち幼児が3例であり，そのうち2例が嘔吐，抜歯した歯を口腔内に落とし込み誤嚥してしまった症例が1例でした．もう1例は印象採得時に声門痙攣が生じ，その後，急性心不全が生じ亡くなったものです．われわれ歯科医療職が気道の入口で診療に従事していることを再認識させられるエピソードですが，**今後，咽頭反射の低下した高齢者の増加を考慮すると，誤飲，誤嚥対策の重要性を示しているといえます．**

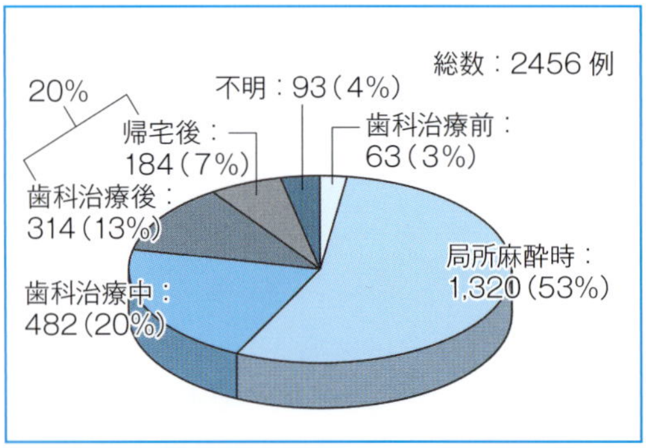

図1 歯科治療に伴う全身的偶発症の実態（1980～1995年：日本歯科麻酔学会調査）

総数：2456例
- 不明：93（4％）
- 帰宅後：184（7％）
- 歯科治療前：63（3％）
- 歯科治療後：314（13％）
- 歯科治療中：482（20％）
- 局所麻酔時：1,320（53％）

表1 何が起こったと考えられたか

全身的偶発症	
神経原性ショック	1,329
局麻関連偶発症（アレルギー，過敏症，中毒など）	276
過換気症候群	143
神経麻痺（下顎・舌麻痺など）	35
血圧上昇（一過性）	29
心筋梗塞	12
窒息	4
全身疾患の増悪	11
その他	607
計	2,456

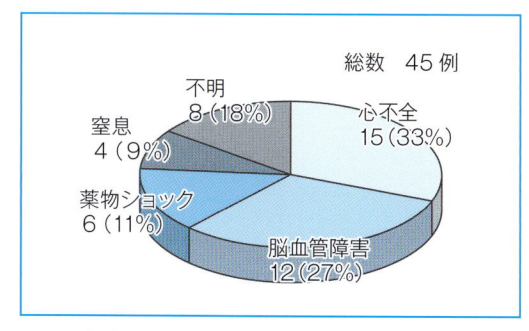

図2 歯科治療に関連した死亡症例

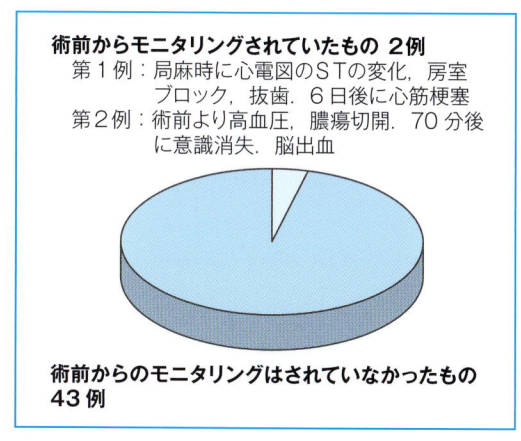

(円グラフ: 総数 45例 — 心不全 15(33%), 脳血管障害 12(27%), 薬物ショック 6(11%), 窒息 4(9%), 不明 8(18%))

図3 モニタリングはなされていたか？

術前からモニタリングされていたもの 2例
　第1例：局麻時に心電図のSTの変化，房室ブロック，抜歯．6日後に心筋梗塞
　第2例：術前より高血圧，膿瘍切開．70分後に意識消失．脳出血

術前からのモニタリングはされていなかったもの 43例

表2 歯科治療中に起きた偶発症

≪症例1≫
24歳，男性
・局所麻酔直後に胸痛発作を生じた．総合病院に搬送直後，意識喪失，心停止，心臓マッサージをするも死亡した．剖検にて急性心不全と診断された

≪症例2≫
70歳，男性
・粘膜下膿瘍切開術．術前より高血圧が続く．膿瘍切開時に245/163mmHgと著しい高血圧．上肢運動障害，発汗，嘔吐，意識喪失．5日後に死亡した．脳出血であった

≪症例3≫
51歳，女性
待合室で気分不良を訴え，外気にあたるため外に出ようとして倒れた．血圧240/？，7時間後に病院で死亡．脳出血であった

表3 死亡症例の検討

- 歯科治療に関連する全身的偶発症による死亡症例，45例の検討では，原因は**心不全**，**脳血管障害**，**薬物ショック**，**窒息**の4種類に大別できる
- 多くは**局所麻酔時**，**処置中**に発症しており，歯科治療によるストレスが誘因したと考えられる例もある．一方，偶然歯科診療所で偶発症が生じた場合もある
- 術前からモニタリングされているものは2例しかなかった
- 既往歴を確認するとともに，当日の患者の体調に配慮しながら，痛くない歯科処置を心がけることが必要だと考えられる
- 誤飲・誤嚥，さらに，薬物に対する配慮も重要である

薬物ショックによる死亡症例は6例で，うち5例が抜歯予定でした．4例は，経過がほぼ共通で，局所麻酔後に全身痙攣，意識喪失，チアノーゼが出現，その後心停止と急速かつ重篤な経過を経て亡くなっており，詳細な原因分析がなされていません．必ずしもアレルギー反応ではないという可能性と考えられます．

全身的偶発症とその対応

死亡症例45例を検討すると，治療中にモニタリングがなされていた症例はわずか2例しかありません（図3）．死亡症例の特徴をまとめると表3のようになりますが，**処置前からモニタリングをしていれば，未然に防ぐことができた症例もあると考えられます**．

全身的偶発症を防ぐためには，ていねいな医療面接や内科主治医への対診も重要ですが，処置中の適切な全身管理も重要です．見た目や直感だけではみえない部分もあるため，以下，具体的な症例を提示して対策法を示します．

①同じ高血圧でも治療中の循環変動はまったく異なる（図4）

図4は高血圧の既往を有する2例の処置中の循環動態変化の比較です．**症例4**は安静時の血圧は安定していますが，局所麻酔や抜歯によりのこぎりの刃のように激しく変動しています．一方**症例5**は，糖尿病や脳梗塞の既往があり，多くの薬剤投与がなされていますが，安静度，処置の実施に関わらず，循環変動はほとんど認

図4 高血圧と循環変動

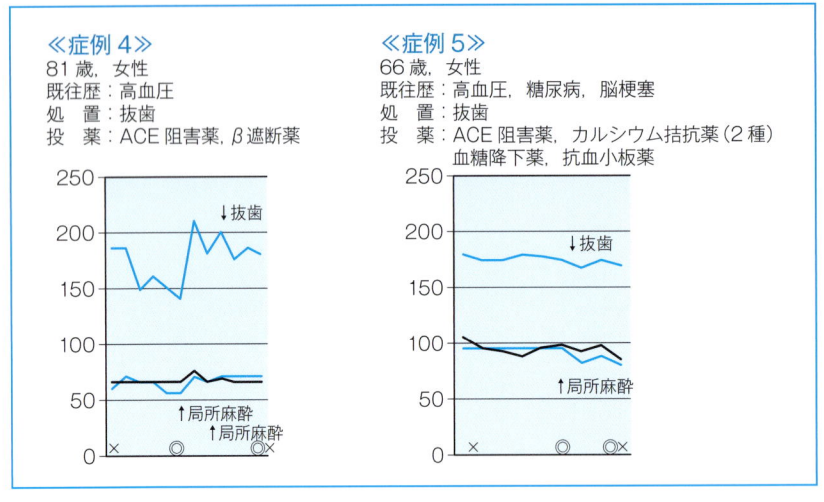

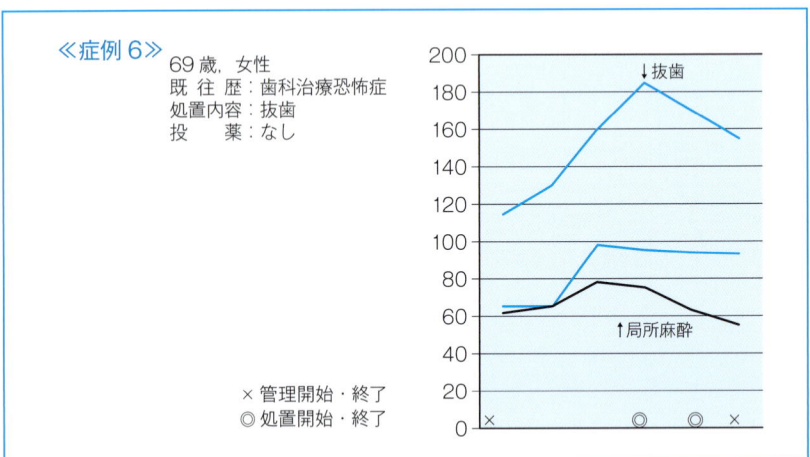

≪症例4≫
81歳, 女性
既往歴：高血圧
処　置：抜歯
投　薬：ACE阻害薬, β遮断薬

≪症例5≫
66歳, 女性
既往歴：高血圧, 糖尿病, 脳梗塞
処　置：抜歯
投　薬：ACE阻害薬, カルシウム拮抗薬（2種）
　　　　血糖降下薬, 抗血小板薬

図5 歯科への恐怖心が高い例

≪症例6≫
69歳, 女性
既往歴：歯科治療恐怖症
処置内容：抜歯
投　薬：なし

× 管理開始・終了
◎ 処置開始・終了

められません．**症例4**は変動が激しく，軽度のストレスでも容易に血圧が上昇し，脳血管障害などを生じる可能性もあり，ハイリスクと考えられます．逆に，ストレスを加えてもほとんど循環変動のない**症例5**は，一見リスクが低いとも考えられますが，反応が鈍いけれども，ストレスに反応できないほど心臓の予備力が低いとも考えられます．いずれにしても，**既往歴の評価のみでは循環変動は予測がつかない，つまりモニタを装着しないと実際のところはわからないともいえます．**

②**健常者であっても異常高血圧を生じる場合がある**（図5）

図5**症例6**は健常者ですが，恐怖心が強く，診療開始の際は血圧値が120mmHgであったものが抜歯の際には180mmHgまで上昇，終了すると急激に下降しています．歯科治療は患者さんによってはたいへん大きなストレスになることを示しています．

③**同一患者でも術者との信頼関係によって循環変動はまったく異なる**（図6）

症例7は高血圧の既往があり，血圧降下薬が投与されており，背景に歯科治療恐怖症がありました．1回目の処置の際は，入室時血圧が200mmHg近く，ニトログリセリン（NTG）スプレーを行い，降圧を試みました．NTGは著効を示し，血圧値は140mmHgまで急激に低下，局所麻酔，抜歯処置にてストレスがかかり

図6 術者との信頼関係と循環変動

≪症例7≫ 54歳, 女性
既往歴:胃がん術後, 高血圧, 歯科治療恐怖症
処　置:抜歯
投　薬:β遮断薬

≪症例8≫
65歳, 女性
既往歴:不安神経症
処　置:智歯抜歯

緊張や不安だけで血圧が上がることがある

≪症例9≫
23歳, 女性
既往歴:歯科治療恐怖症
処　置:智歯抜歯

恐怖心で脈拍数が上昇することがある

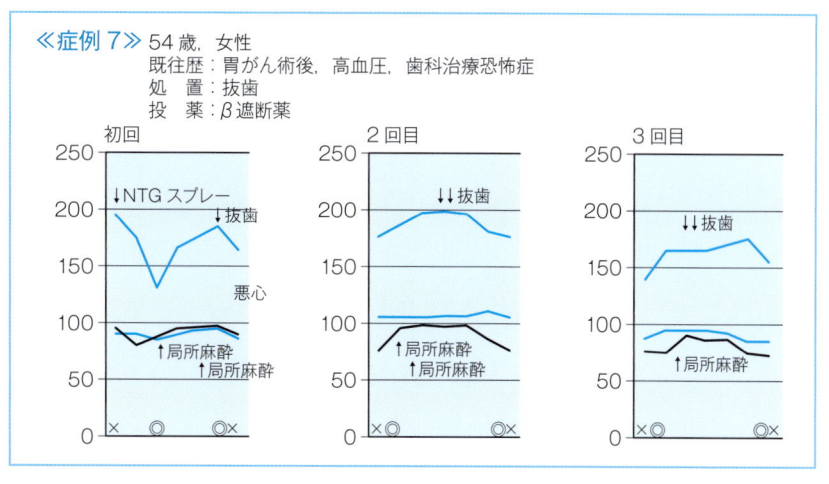

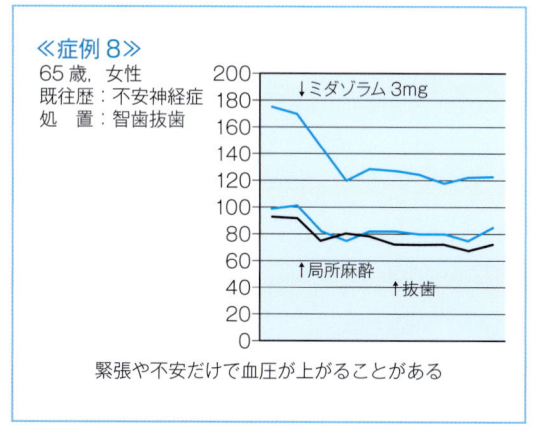

図7 静脈内鎮静法の効果1　　　図8 静脈内鎮静法の効果2

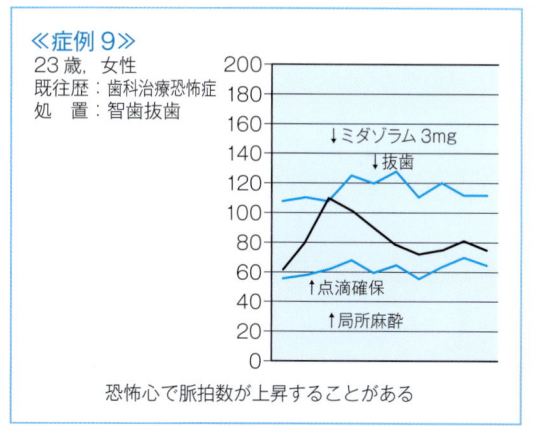

180mmHgにまで上昇を認めました．急激な循環変動が誘因したのか，術後，悪心を訴えられました．2回目は入室時血圧170mmHg，声をかけながら局所麻酔，抜歯を行いました．血圧値は200mmHgになりましたが，手術終了後安定し，悪心も訴えませんでした．第3回は入室時血圧140mmHg，処置中も血圧値は170mmHgを超えることはなく，精神的にも安定し，無事手術を終了しました．つまり，患者さんとの信頼関係により治療中の循環変動はまったく異なるといえます．

④静脈内鎮静法は不安や緊張の強い患者さんに有効である

図7の症例8は65歳，女性，不安神経症の既往がありました．智歯抜歯を計画し，入室時

血圧180mmHg，鎮静薬(ミダゾラム)の投与により，120代に下降，手術中も安定していました．一方，図8の症例9は23歳，女性．歯科治療恐怖症があり，静脈内鎮静法下に智歯抜歯を計画しました．入室時血圧は110mmHgであったが，血管確保直後に脈拍は110回/分まで上昇し，鎮静剤の投与とともに下降し，60回/分と安定していました．

上記2症例から，1)若年者は不安や緊張で脈拍数が上がりやすく，逆に，高齢者は脈拍数よりも血圧が上昇する傾向がある，2)精神的要因は強い循環負荷となるといえます．

⑤心拍数と脈拍数は異なる

図9の症例10は65歳，女性．既往歴として，僧帽弁置換術後(NYHA Ⅱ度)で，高血圧，

図9 心拍数と脈拍数

≪症例10≫：65歳，女性
既往歴：僧帽弁置換術後（NYHA Ⅱ度），高血圧，脳梗塞
チェアを倒すと呼吸困難を訴える．モニター装着時の心電図．心拍数は90回/分，脈拍は45回/分．夜間，「息苦しい」との心不全を疑う訴えがあった．循環器専門医に対診し，救急外来にて治療を受けた

← 心室性不整脈（二段脈）
パルスオキシメータ波形縮小

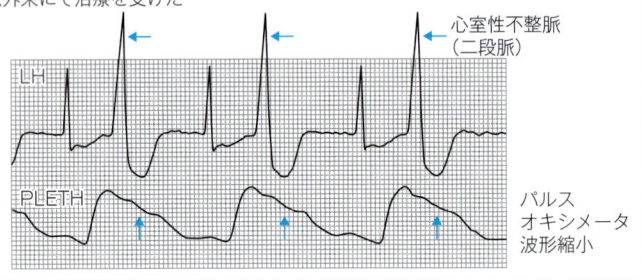

図10 パルスオキシメータの不整脈の発見

≪症例11≫78歳，男性
既往歴：僧帽弁・大動脈弁置換術後，脳梗塞，慢性心不全，肝機能障害
血圧150/66mmHg，心拍数85回/分，SpO₂99%，心室性不整脈，2連発
臨床症状がないため抜歯を行った．心室性不整脈に対してリドカインを投与をしたが効果はなかった

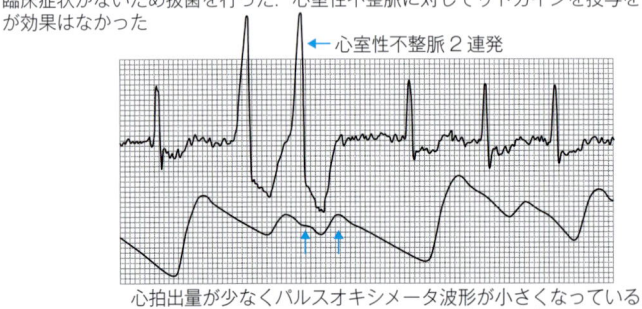

← 心室性不整脈2連発

心拍出量が少なくパルスオキシメータ波形が小さくなっている
不整脈の発見にパルスオキシメータの脈波形は有効である

脳梗塞がありました．モニタ装着時の心電図．心拍数は90回/分，脈拍数は45回/分でした．二段脈が出現しており，心室性不整脈出現時は心拍出量がゼロに近いため，脈拍数に反映されていません．夜間，息苦しいとの訴えがあり，循環器専門医に対診し，救急外来にて治療を受けました．心電図モニタとパルスオキシメータが有効であった症例です．

⑥ **不整脈の発見にパルスオキシメータの脈波形は有効である**

図10の症例11は78歳，男性．僧帽弁・大動脈弁置換術後，脳梗塞，慢性心不全，肝機能障害の既往がありました．血圧150/66mmHg，心拍数85回/分，SpO₂ 99%，心室性不整脈（2連発）でしたが，臨床症状がないため抜歯を行いました．心室性不整脈の連発の際には，心拍出量が不十分でパルスオキシメータの波形が小さくなっています．このようにパルスオキシメータの波形の乱れから不整脈が出ていることを予測できます．

まとめ

以上のことから，初回，局所麻酔時が偶発症の危険因子であり，不安・痛みが偶発症の引き金になるといえます．また，偶発症を防ぐためには問診だけでは不十分であり，当日の臨床症状，モニタの値から患者さんの全身状態を再評価することが重要だといえます．さらに，侵襲的処置を行う場合には，あらゆる患者さんに対してモニタを装着し，観察することが必要です．

（河合峰雄）

■ 最新情報を得るためのホームページ一覧 ■

① 医薬品医療機器総合機構（PMDA：Pharmaceuticals and Medical Devices Agency）
ホームページ　http://www.pmda.go.jp/

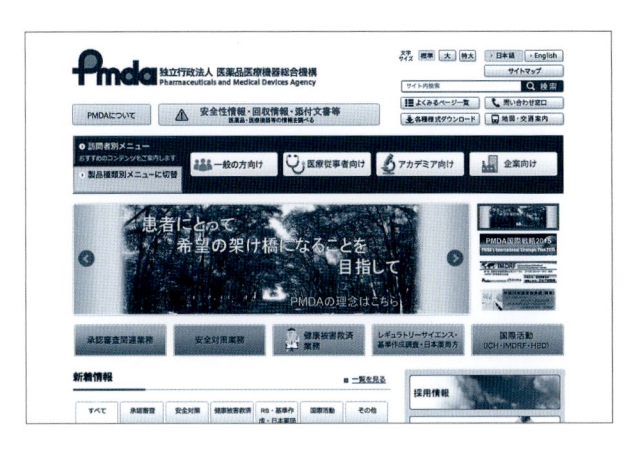

トップページには，C型肝炎感染被害者救済に関するもの，医薬品医療機器情報提供ホームページ，日本薬局方・医療機器基準等情報提供ホームページ，医薬品・医療機器承認情報等のリンクがあり，これら最新の情報を迅速かつ簡単に検索・閲覧することができます．「医薬品医療機器情報提供ホームページ」では，医薬品に関するお知らせ，添付文書情報，副作用症例報告，厚生労働省発表資料，重篤副作用疾患別対応マニュアル，医薬品等の回収情報などの検索や閲覧が可能です．

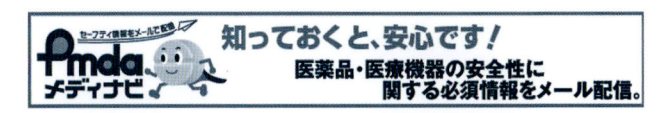

② PMDA メディナビ

「PMDA メディナビ」とは，医薬品・医療機器の安全性に関する特に重要な情報が発出されたときに，タイムリーにその情報を登録されたアドレスにメール配信するサービスです．PMDA のホームページより誰でも無料で登録可能で，医薬品・医療機器等の重要な安全性情報をただちに入手でき，危害発生の予防や防止に役立ちます．

③ Minds ガイドラインライブラリ
http://minds.jcqhc.or.jp/

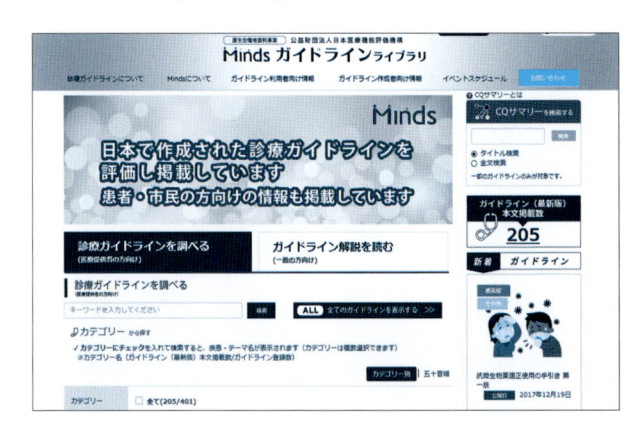

糖尿病などいろいろな診療・診断のガイドラインが掲載されており，歯科・口腔外科のカテゴリーもあります．

（塩崎恵子）

歯科衛生士が知っておきたい検査データ一覧

アイコンの見方／ 👨：男性　👩：女性　⬆：高値　⬇：低値

検査法	検査項目	検査目的・部位	基準値	異常値をとる疾患・病態
身体測定	身長 体重 BMI（体格指数） 腹囲（ウエスト周囲径）	肥満・やせ	標準体重：BMI 22 ＊BMI＝体重（kg）÷身長（m）²	肥満に関連する健康障害：糖尿病（2型）、耐糖能障害、脂質代謝異常（高脂血症）、高血圧、冠動脈疾患（心筋梗塞、狭心症、脳梗塞、一過性脳虚血発作）、高尿酸血症、痛風、脂肪肝、骨代謝異常など
血圧測定	最高（収縮期）血圧 最低（拡張期）血圧	血圧	最高血圧 140mmHg 未満 最低血圧 90mmHg 未満	高血圧による合併症： 動脈硬化、脳梗塞、冠動脈疾患など
血液検査	赤血球数（RBC）	血液一般 （貧血など）	👨：440万〜560万／μL 👩：390万〜490万／μL	⬆：真性多血症、脱水、ストレス、二次性多血症 ⬇：貧血、白血病、悪性腫瘍、出血
	ヘモグロビン（Hb）		👨：13.5〜17g/dL 👩：11.5〜15g/dL	
	ヘマトクリット（Hct）		👨：40.5〜50% 👩：35〜44.5%	
	MCV（平均赤血球容積）		84〜98fL	⬆：大球性貧血 ⬇：小球性貧血
	MCHC（平均赤血球ヘモグロビン濃度）		32〜35%	⬇：低色素性貧血
	白血球数（WBC）		3,500〜8,500/μL	⬆：感染症、心筋梗塞、白血病、真性多血症、出血 ⬇：全身エリテマトーデス、無顆粒球症、悪性貧血、再生不良性貧血
	血液像（白血球分画）		（参考値）好中球：28〜68% 好酸球：0〜10% 好塩基球：0〜2% 単球：0〜10% リンパ球：17〜57%	増加した場合：感染症や炎症、心筋梗塞や慢性骨髄性白血病など 増加した場合：花粉症や喘息など 増加した場合：慢性骨髄性白血病など 増加した場合：結核などの感染症、膠原病など 増加した場合：ウイルス感染症、リンパ性白血病など
	血小板数（PLT）		15万〜35万／μL	⬆：本態性血小板血症、真性多血症、肝硬変、抗がん剤使用、骨髄異形成症候群 ⬇：突発性血小板減少性紫斑病、肝障害、膠原病、がん、など
	赤沈（血沈）		👨：2〜10mm／時 👩：3〜15mm／時	速度が速い場合：感染症や貧血、肝疾患、がん、など
	空腹時血糖	糖代謝（糖尿病）	73〜109mg/dL	⬆：糖尿病、肝疾患、脳障害　⬇：高インスリン血症、肝疾患、腸管吸収不良
	HbA1c		4.9〜6%	⬆：糖尿病のコントロール不良
	総コレステロール（T-Chol）	脂質代謝（高脂血症）	142〜248mg/dL	⬆：原発性・続発性コレステロール血症、甲状腺機能低下症、ネフローゼ症候群、胆道閉鎖症、悪性腫瘍 ⬇：家族性コレステロール血症、甲状腺機能亢進症
	HDL コレステロール		👨：38〜90mg/dL 👩：48〜103mg/dL	⬆：家族性高HDL-コレステロール血症、虚血性心疾患、CETP欠損症 ⬇：高リポタンパク血症、脳梗塞、肥満症、喫煙
	中性脂肪（TG）		👨：40〜234mg/dL 👩：30〜117mg/dL	⬆：高脂血症、肥満、肝胆道疾患、糖尿病、虚血性心疾患、肝硬変 ⬇：甲状腺機能亢進症、副腎不全、低栄養
	GOT（AST）	肝機能	13〜30U/L	⬆：急性肝炎、心筋梗塞、肝硬変
	GPT（ALT）		👨：10〜42U/L　👩：7〜24U/L（≦45歳）、9〜32U/L（45歳＜）	⬆：急性肝炎、慢性肝炎、肝硬変、肝がん、脂肪肝

歯科衛生士が知っておきたい検査データ一覧

		検査項目	基準値		疾患・状態
血液検査		γ-GTP	♂:13~64U/L ♀:9~34U/L(≦45歳)、10~53U/L(45歳<)	↑	アルコール性肝炎、閉塞性黄疸、薬剤性肝炎
		ALP(アルカリフォスファターゼ)	106~322U/L	↑	肝胆道疾患、骨疾患、副甲状腺機能亢進症、妊娠、小児
		総ビリルビン(T-Bil)	0.4~1.5mg/dL	↑	肝炎、肝硬変、肝がん、胆石症、溶血性貧血
		血清総たんぱく(TP)	6.6~8.1g/dL	↑↓	炎症、脱水、多発性骨髄腫など 吸収不良症候群、肝障害、火傷
		血清アルブミン(Alb)	4.1~5.1g/dL	↓	ネフローゼ症候群、吸収不良症候群、低栄養
		コリンエステラーゼ(ChE)	♂:240~486U/L ♀:200~400U/L(≦45歳)、211~463U/L(45歳<)	↑↓	ネフローゼ症候群、糖尿病性腎炎 肝硬変、劇症肝炎、農薬中毒
		ZTT(血清膠質反応)	4~12U	↑	慢性肝炎、肝がん、多発性骨髄腫
	尿酸代謝(痛風)	尿酸(UA)	♂:3.7~7.8mg/dL ♀:2.6~5.5mg/dL	↑	痛風、悪性腫瘍、白血病
	膵機能	血清アミラーゼ(AMY)	44~132U/L	↑	急性膵炎、慢性膵炎、障がん、イレウス、耳下腺炎
		血清リパーゼ(LIP)	13~55U/L	↑	急性膵炎、慢性膵炎、障がん、イレウス、腎不全
	腎機能	血清尿素窒素(BUN)	8~20mg/dL	↑	腎不全、腎炎、脱水、心不全、消化管出血、ショック
		血清クレアチニン(Creat)	♂:0.65~1.07mg/dL ♀:0.46~0.79mg/dL	↑	腎炎、腎不全、巨人症、甲状腺機能亢進症
	血清電解質	ナトリウム(Na)	138~145mEq/L	↑ ↓	脱水、下痢、発汗、尿崩症、原発性アルドステロン症、クッシング症候群 浮腫、腎不全、降圧利尿薬使用、下痢、ADH不適切分泌症候群
		カリウム(K)	3.6~4.8mEq/L	↑ ↓	腎不全、頻脈、脱水 嘔吐、降圧利尿薬使用、原発性アルドステロン症、クッシング症候群
		クロール(塩素)(Cl)	101~108mEq/L	↑ ↓	脱水、代謝性アシドーシス、呼吸性アルカローシス 嘔吐、腎不全、代謝性アルカローシス、糖尿病性ケトアシドーシス
		カルシウム(Ca)	8.8~10.1mg/dL	↑ ↓	副甲状腺機能亢進症、異所性PTH産生腫瘍、骨腫瘍、バセドウ病、成人T細胞白血病、悪性腫瘍、ビタミンD過剰 副甲状腺機能低下症、骨軟化症、低アルブミン血症、腎不全
		リン(P)	2.7~4.6mg/dL	↑ ↓	腎不全、ビタミンD中毒、巨人症、副甲状腺機能低下症 副甲状腺機能亢進症、くる病、骨軟化症、尿細管性アシドーシス
	感染・炎症	CRP(C反応性たんぱく)	0.3mg/dL以下	↑	急性・慢性感染症、膠原病、悪性腫瘍、血栓症、梗塞疾患
		梅毒血清反応(STS) ガラス板法、RPR法	陰性(定性) 1倍未満(定量)	陽性	梅毒、生物学的偽陽性反応(妊娠、全身性エリテマトーデス、結核、ハンセン病、ウイルス肝炎など、ガラス板法で偽陽性の場合は、「TPHA法」を併せて行う必要がある
	肝炎ウイルス感染	HA抗体(A型肝炎ウイルス抗体)	陰性	陽性	A型肝炎
		HBs抗原(B型肝炎ウイルスs抗原)	陰性	陽性	B型肝炎、キャリア
		HBs抗体(B型肝炎ウイルスs抗体)	陰性	陽性	B型肝炎の既往、B型肝炎のウイルスワクチン接種
		HCV抗体(C型肝炎ウイルス抗体)	陰性	陽性	C型肝炎
	エイズウイルス感染	HIV抗体(エイズウイルス抗体)	陰性	陽性	エイズ
尿検査	腎機能	尿たんぱく	(−)~(±)	陽性	腎炎、ネフローゼ症候群、発熱、過労、腎下垂症
		尿潜血反応	(−)	陽性	腎・尿経路の炎症、結石、腫瘍、出血性素因、腎臓外傷
	糖代謝	尿糖	(−)	陽性	糖尿病、腎性糖尿、ステロイド性糖尿薬服用、膵炎、妊娠
	肝機能	尿ウロビリノーゲン	(±)~(+)	陽性	肝障害、血管内溶血、体質性黄疸、便秘

金井正光監、奥村伸生、戸塚 実、矢冨 裕編:臨床検査法提要 改訂第34版. 金原出版, 東京, 2015.

参考文献

第1章 安心・安全な歯科医療のための病歴聴取

①病歴聴取とは何か？
1) 岡田智雄：歯科臨床に活かす医療面接技法．東京都歯科医師会雑誌，**53**（6）：367～374，2005．
2) 山田隆文：でんたるこみゅにけーしょん—歯科医療面接総論—．学建書院，東京，2007．
3) 小笠原 正：リスク患者の歯科治療ハンドブック．松本歯科大学出版会，長野，2000．

②病歴聴取の方法とポイント
1) 山田隆文：でんたるこみゅにけーしょん—歯科医療面接総論—．学建書院，東京，2007．
2) 小笠原 正：リスク患者の歯科治療ハンドブック．松本歯科大学出版会，長野，2000．
3) 村上恵子：今日の患者さん，あなたはどこをみる？．歯科衛生士，**26**（2）：52～55，2002．
4) 西田紘一：歯科臨床に活かす医療コミュニケーション．東京都歯科医師会雑誌，**55**（9），2007．
5) 嶋田 淳：全身疾患患者への具体的対応法と注意点．日本歯科評論，778，2007．
6) 坂本春生：Q&A歯科のくすりがわかる本 2008／歯界展望別冊．医歯薬出版，2008．

第2章 バイタルサインからわかる患者さんの身体の状態

バイタルサインの測り方と読み解き方
1) 日野原重明：バイタルサインの見方・読み方．照林社，東京，2005．
2) 一戸達也，住友雅人編：来院時から急変時まで—患者さんの全身管理／歯界展望別冊．医歯薬出版，2005．
3) 田中裕二：根拠に基づくバイタルサイン．学習研究社，東京，2006．
4) 山勢博彰：救急フィジカルアセスメント．ナースビーンズ スマートナース，**9**（1）：6～32，2007．

第3章 診療情報提供書で知る患者さんのさまざまな情報

診療情報提供書の読み方を知ろう
1) 雨宮義弘監修，長坂 浩，深山治久ほか著：診療情報提供書の読み方・活かし方．ヒョーロンパブリッシャーズ，東京，2006．
2) 藤澤盛一郎編著，後藤 實ほか著：歯科学生のための医療面接とカルテ記載．砂書房，東京，2002．

第4章 病気別・くすりと歯科診療上の注意点

循環器疾患

①高血圧症
1) 高血圧治療ガイドライン作成委員会編：高血圧治療ガイドライン 2014．日本高血圧学会，東京，2014．
2) 金子 譲：血管収縮薬（局所麻酔薬添加）度の使い方．日歯会誌，**48**：1282～1296，1996．

②虚血性心疾患
1) 金子 譲：血管収縮薬（局所麻酔薬添加）度の使い方．日歯会誌，**48**：1282～1296，1996．
2) 縣 英栄：フェリプレシンの心への影響．日歯麻誌，**27**：20～23，1999．

④弁膜症
1) 心臓弁膜症サイト：http://www.benmakusho.jp/（2015年8月10日検索）

⑤心筋症
1) 日本循環器学会：拡張型心筋症ならびに関連する二次性心筋症の診療に関するガイドライン2011，循環器病の診断と治療に関するガイドライン（2009-2010年度合同研究班報告）
2) 日本循環器学会：肥大型心筋症の診療に関するガイドライン（2012年改訂版），循環器病の診断と治療に関するガイドライン（2011年度合同研究班報告）
3) Patrick Davey著，日野原重明監修：心臓心筋症 [一目でわかる内科学]．メディカル・サイエンス・インターナショナル，東京，2004，156．

⑥先天性心疾患
1) 日本循環器学会：先天性心疾患の診断，病態把握，治療選択のための検査法選択ガイドライン2009,循環器病の診断と治療に関するガイドライン（2007-2008年度合同研究班報告）
2) 日本循環器学会：成人先天性心疾患診療ガイドライン（2011年改訂版），循環器病の診断と治療に関するガイドライン（2010年度合同研究班報告）
3) 渡辺昌司：チアノーゼ性先天性心疾患 [来院時から急変時まで—患者さんの全身管理／歯界展望別冊]．一戸達也，住友雅人編，医歯薬出版，2005，26～29．
4) Patrick Davey著，日野原重明監修：先天性心疾患 [一目でわかる内科学]．メディカル・サイエンス・インターナショナル，東京，2004，168～169．

⑦感染性心内膜炎
1) 日本循環器学会：感染性心内膜炎の予防と治療に関するガイドライン（2008年改訂版），循環器病の診断と治療に関するガイドライン（2007年度合同研究班報告）．
2) 中澤 誠，石和田稔彦，市田蕗子ほか：小児心疾患と成人先天性心疾患における感染性心内膜炎の管理 治療と予防ガイドライン．日本小児循環器学会雑誌，**28**（1）：6-39，2012．
3) 河村 博：感染性心内膜炎 [来院時から急変時まで—患者さんの全身管理／歯界展望別冊]．一戸達也，住友雅人編．医歯薬出版，2005，32～33．
4) 萩原 誠，松村讓兒，井上 博ほか監修：病気がみえる vol. 2 循環器 第3版．メディックメディア，東京，2010，210～213．
5) 坂本春生：抜歯直後の一過性菌血症による感染性心内膜炎の発症は抗菌薬の予防投与によって防げますか？ [Q&A 歯科のくすりがわかる本 2003／歯界展望別冊]．2003，94～95．

⑧不整脈
1) 日本循環器学会：不整脈薬物治療に関するガイドライン（2009年改定版），循環器病の診断と治療に関するガイドライン（2008年度合同研究班報告）
2) 日本循環器学会：心房細動治療（薬物）ガイドライン

（2013年度改訂版），循環器病の診断と治療に関するガイドライン（2012年度合同研究班報告）
3) 萩原誠久，松村譲兒，井上　博ほか監修：病気がみえる vol.2 循環器　第3版．メディックメディア社，東京，2012，121～125．
4) Patrick Davey著，日野原重明監修：徐脈性不整脈，頻脈性不整脈［一目でわかる内科学］．メディカル・サイエンス・インターナショナル，東京，2004，162～167．

呼吸器疾患
①気管支喘息
1) 一般社団法人日本アレルギー学会 喘息ガイドライン専門部会：喘息予防・管理ガイドライン2015．協和企画，東京，2015．
2) 足立　満，今井俊道：成人気管支喘息に関する最近の知見：薬物による喘息—アスピリン喘息（NSAID）を中心として—．日歯麻誌，28（5）：563～575，2000．
3) 日本歯科理工学会歯科器材調査研究委員会：21世紀における，歯科材料の生物学的安全性について—特に内分泌撹乱作用に関連して—．歯科材料・器機，21（4）：220～260，2002．

②慢性閉塞性肺疾患（COPD）
1) 日本呼吸器学会COPDガイドライン第4版作成委員会：COPD（慢性閉塞性肺疾患）診断と治療のためのガイドライン　第4版．メディカルレビュー社，東京，2013．
2) 一戸達也，住友雅人編：来院時から急変時まで—患者さんの全身管理／歯界展望別冊．医歯薬出版，2005．

③間質性肺炎
1) Patrick Davey著，日野原重明監修：一目でわかる内科学．メディカル・サイエンス・インターナショナル，東京，2004．
2) 高野義久ほか：プライマリケアのためのびまん性肺疾患の診かた．治療，85（6）：1929～1935，2003．
3) Jeremy, P.T. Ward, Charles, M.Wiener, Jane Wardほか著，長尾啓一ほか訳：一目でわかる呼吸器系．メディカル・サイエンス・インターナショナル，東京，2003．
4) 本間　栄：びまん性間質性肺炎に対するステロイド治療の適応と限界．medicina，39（1）：96～98，2002．

④肺塞栓症
1) 日本循環器学会2008年度合同研究班報告：肺血栓塞栓症および深部静脈血栓症の診断，治療，予防に関するガイドライン（2009年改訂版），2009．

⑤慢性呼吸不全
1) 厚生省：厚生省特定疾患「呼吸不全」調査研究班昭和56年度報告書，1981．

代謝・内分泌疾患
①糖尿病
1) 日本糖尿病学会：科学的根拠に基づく糖尿病診療ガイドライン2013．南江堂，東京，2013．
2) 金澤一郎，山口　徹ほか編：内科学Ⅱ．医学書院，東京，2006．
3) 福井次矢，黒川　清監修：ハリソン内科学第2版．メディカル・サイエンス・インターナショナル，東京，2006．
4) 古屋英毅，海野雅浩ほか編：歯科麻酔学第6版．医歯薬出版，2003．

5) ㈳日本糖尿病協会ホームページ：http://www.nittokyo.or.jp/（2015年8月10日）

②甲状腺機能障害
1) 金澤一郎，山口　徹ほか編：内科学Ⅱ．医学書院，東京，2006，2163～2179．
2) 福井次矢，黒川　清監修：ハリソン内科学第2版．メディカル・サイエンス・インターナショナル，東京，2006．
3) 古屋英毅，海野雅浩ほか編：歯科麻酔学第6版．医歯薬出版，2003．

自己免疫疾患
①関節リウマチ
1) リウマチ情報センターホームページ：http://www.rheuma-net.or.jp/rheuma/（2015年8月10日）
2) 金澤一郎，山口　徹ほか編：内科学Ⅱ．医学書院，東京，2006，2487～2497．
3) 福井次矢，黒川　清監修：ハリソン内科学第2版．メディカル・サイエンス・インターナショナル，東京，2006．
4) 古屋英毅，海野雅浩ほか編：歯科麻酔学第6版．医歯薬出版，2003．

②ベーチェット病
1) 金澤一郎，山口　徹ほか編：内科学Ⅱ．医学書院，東京，2006，2540～2547．
2) 片山一朗，土田哲也ほか編：皮膚科学．文光堂，東京，2006，402～406．
3) 古屋英毅，海野雅浩ほか編：歯科麻酔学第6版．医歯薬出版，2003．

血液疾患
①貧血
1) 一戸達也，住友雅人編：来院時から急変時まで—患者さんの全身管理／歯界展望別冊．医歯薬出版，2005．
2) 日本歯科薬物療法学会編：最新日本歯科用医薬品集．永末書店，東京，2004．

②白血病
1) 一戸達也，住友雅人編：来院時から急変時まで—患者さんの全身管理／歯界展望別冊．医歯薬出版，2005．
2) 寺岡加代ら編：入院患者に対するオーラルマネージメント．8020推進財団，2008．

③出血性素因
1) 一戸達也，住友雅人編：来院時から急変時まで—患者さんの全身管理／歯界展望別冊．医歯薬出版，2005．
2) 寺岡加代ら編：入院患者に対するオーラルマネージメント．8020推進財団，2008．

肝疾患
①ウイルス性肝炎
1) 佐藤田鶴子編：歯科治療の安全往来 慢性全身疾患50ガイダンス．デンタルダイヤモンド社，東京，2006．
2) 井田和徳，堂前尚親：歯科のための内科学．南江堂，東京，1997．
3) 日本医薬品集フォーラム監修：日本医薬品集 医療薬2016．じほう，東京，2015．
4) 長崎保険医協会：病気を持った患者の歯科治療．学際企画，東京，2005．
5) 西田百代：イラストでわかる有病高齢者の歯科治療のガイドライン．クインテッセンス出版，東京，2002．

②肝硬変
1) 戸田剛太郎：だれでもわかる肝臓病．主婦の友社，東

京，1997．
2) 長崎保険医協会：病気を持った患者の歯科治療．学際企画，東京，2005．
3) 西田百代：イラストでわかる有病高齢者の歯科治療のガイドライン．クインテッセンス出版，東京，2002．
4) 日本医薬品集フォーラム監修：日本医薬品集 医療薬2016．じほう，東京，2015．
5) 小笠原 正：リスク患者の歯科治療ハンドブック．松本歯科大学出版会，長野，2000．

腎疾患
①ネフローゼ症候群
1) 張田 豊：ネフローゼ症候群の病態．小児科診療，**71**(2)：213〜218，2008．
2) 井田和徳，堂前尚親：歯科のための内科学．南江堂，東京，1997．
3) 日本医薬品集フォーラム監修：日本医薬品集 医療薬2016．じほう，東京，2015．
4) 西田百代：イラストでわかる有病高齢者の歯科治療のガイドライン．クインテッセンス出版，東京，2002．
5) 小笠原 正：リスク患者の歯科治療ハンドブック．松本歯科大学出版会，長野，2000．

②腎不全
1) 成田令博，佐々木次郎，道 健一，石橋克禮成編：口腔外科卒後研修マニュアル．口腔保健協会，東京，1995．
2) 西田百代：イラストでわかる有病高齢者の歯科治療のガイドライン．クインテッセンス出版，東京，2002．
3) 長崎保険医協会：病気を持った患者の歯科治療．学際企画，東京，2005．
4) 日本医薬品集フォーラム監修：日本医薬品集 医療薬2016．じほう，東京，2015．

神経・筋疾患
①脳梗塞
1) 小林祥泰編：脳卒中データバンク2015．中山書店，東京，2015．

②脳出血・くも膜下出血
1) 厚生労働省：平成25年国民生活基礎調査の概況．2013．
2) 厚生労働省：平成23年患者調査の概況．2011．
3) 厚生労働省：平成26年人口動態統計月報年計（概数）の概況．2014．
4) Iihara K, Nishimura K, Kada A et al：Effects of comprehensive stroke care capabilities on in-hospital mortality of patients with ischemic and hemorrhagic stroke：J-ASPECT study. *PLoS One*, 14：9(5)：e96819, 2014.
5) Kojima, C., Fujishima, I., Ohkuma, R. et al：Jaw opening and swallow triggering method for bilateral-brain-damaged patients：K-point stimulation. *Dysphagia*, **17**(4)：273〜277, 2002.
6) 小島千枝子ほか：6訓練法［嚥下障害ポケットマニュアル］．聖隷三方原病院嚥下チーム第2版．医歯薬出版，2001，74．

③パーキンソン病
1) http://www.nanbyou.or.jp/entry/314 (2015年8月12日検索)
2) Yamawaki M, Kusumi M, Kowa H et al：Changes in prevalence and incidence of Parkinson's disease in Japan during a quarter of a century. *Neuroepidemiology*, **32**(4)：263-269, 2009.
3) 浦部晶夫，島田和幸，川合眞一：今日の治療薬2015．南江堂，2015．
4) 村川裕二：新・病態生理できった内科学．医学教育出版社，東京，2007，210．
5) 峠 哲男，市原典子：嚥下障害と構音障害の処置と治療［神経疾患―state of arts (Ver.1)／医学のあゆみ別冊］．中村重信編．医歯薬出版，1999，298〜301．
6) 大渡凡人：口腔保湿剤［金子明寛・須田英明・佐野公人編：歯科におけるくすりの使い方］．デンタルダイヤモンド，東京，2014，378〜386．

④脊髄小脳変性症
1) 高久史麿，尾形悦郎，黒川 清ほか監修：新臨床内科学第7版．医学書院，東京，1997．
2) 加藤仁資，高瀬久枝，奥村ひさ：脊髄小脳変性症の歯科治療経験と摂食機能障害について．障歯誌，**19**(3)：334〜340，1998．
3) 福田謙一，平山 明：歯科治療前のSpo2測定により誤嚥性肺炎の早期発見につながった脊髄小脳変性症の2症例．日歯麻誌，**33**(2)：287〜288，2005．

⑤進行性筋ジストロフィー
1) 高久史麿，尾形悦郎，黒川 清ほか監修：新臨床内科学第7版．医学書院，東京，1997．
2) 酒井信明：有病者と歯科治療／神経筋疾患と歯科治療．日歯会誌，**47**(2)：39〜44，1994．

⑥重症筋無力症
1) 高久史麿，尾形悦郎，黒川 清ほか監修：新臨床内科学第7版．医学書院，東京，1997．
2) 酒井信明：有病者と歯科治療／神経筋疾患と歯科治療．日歯会誌，**47**(2)：39〜44，1994．
3) 田村仁孝，小谷順一郎：重症筋無力症の歯科治療時の全身管理経験．日歯麻誌，**29**：598〜601，2001．

精神疾患
①統合失調症
1) 手塚智章：新たなメカニズムに立脚した薬剤の開発へ 新たな病態モデルとしてのクプリゾン短期曝露マウスの解析．日薬理，**142**(6)：276-279，2013．
2) 日本精神神経学会監修，高橋三郎，大野 裕訳：DSM-V 精神疾患の分類と診断の手引．医学書院，東京，2014．
3) 和田昌子，荒木博陽：統合失調症治療薬・抗精神病薬．医薬ジャーナル，**49**(S1)：286-291，2013．
4) Schneeweiss S, Setoguchi S, Brookhart A et al.：Risk of death associated with the use of conventional versus atypical antipsychotic drugs among elderly patients. *CMAJ*, **176**(5)：627-632, 2007.
5) Gill SS, Bronskill SE, Normand SL et al.：Antipsychotic drug use and mortality in older adults with dementia. *Ann Intern Med*, **146**(11)：775-786, 2007.
6) 国立医薬品食品衛生研究所安全情報部：医薬品安全性情報．**7**(9)，2009．
7) 厚生労働省医薬食品周安全対策課長：薬食安発0323第1号安全対策課長通知（平成22年3月23日）
8) 日本製薬団体連合会編 厚生労働省医薬食品局監

修：医薬品安全対策情報（Drug Safety Update），No.198，2011.
9) 原田誠一，白井卓士，岡崎祐士：ことばの処方-種々の症状や治療状況でのアドバイス集　新世紀の精神科治療第1巻　統合失調症の診療学．中山書店，東京，2002.
10) 厚生労働省重篤副作用総合対策検討会：重篤副作用疾患別対応マニュアル　アカシジア，2010.

②大うつ病性障害
1) 日本精神神経学会監修，高橋三郎，大野　裕訳：DSM-V　精神疾患の分類と診断の手引．医学書院，東京，2014.
2) 津田　均：1．初期面接で得る情報とその治療学上の意味　新世紀の精神科治療　第2巻．中山書店，東京，2004.
3) 日本うつ病学会気分障害の治療ガイドライン作成委員会：日本うつ病学会気分障害の治療ガイドラインⅡ．大うつ病性障害2013　Ver.1.1.

③神経認知障害（認知症）
1) 認知症疾患治療ガイドライン作成合同委員会編：認知症疾患治療ガイドライン2010コンパクト版2012．医学書院，東京，2012.
2) 日本精神神経学会監修，高橋三郎，大野　裕訳：DSM-V　精神疾患の分類と診断の手引．医学書院，東京，2014.
3) 松本ちひろ：DMS-5の最新動向．精神経誌，**116**(1)：54〜60，2014.
4) 中村　祐：認知症薬物治療最前線．調剤と情報，**18**(2)：193〜199，2012.

④てんかん
1) 厚生労働省ホームページ：http://www.mhlw.go.jp/kokoro/know/disease_epilepsy.html
2) 日本障害者歯科学会編：スペシャルニーズデンティストリー　障害者歯科　第2版．医歯薬出版，2017.
3) てんかん治療ガイドライン作成委員会編：てんかん治療ガイドライン2018．医学書院，東京，2018.
4) Minds版やさしい解説てんかん：http://minds.jc-qhc.or.jp/n/public_user_main.php#

そのほか
①HIV 感染症
1) 池田正一：HIV感染症の歯科治療マニュアル．厚生労働省エイズ対策研究事業，2005.
2) 一戸達也，住友雅人編：来院時から急変時まで―患者さんの全身管理／歯界展望別冊．医歯薬出版，2005.
3) D.Greenspanほか著，池田憲昭，栗田賢一訳：エイズと歯科診療．医歯薬出版，1987.
4) 上川義昭，杉原一正：第11回 HIV感染症患者に対する歯科治療．クインテッセンス，**24**(11)：200〜201，2005.
5) 平成24年度厚生労働科学研究「HIV感染症の医療体制の整備に関する研究・歯科のHIV診療体制の整備」研究班編：HIV感染者の歯科医療の充実に向けて．歯科医師研修資料，2012.

②妊　娠
1) 古屋英毅，金子　譲，海野雅浩ほか編：歯科麻酔学第6版．医歯薬出版，2003.
2) 瀧川雅之，野本知佐編：小児歯科臨床叢書6 妊婦の歯科治療とカウンセリング．東京臨床出版，大阪，2004.
3) 藤井　彰：妊婦・授乳婦への薬剤使用について．小児歯科臨床，**10**(11)：37〜49，2005.
4) 藤井　彰，秋元芳明：妊婦・授乳婦の歯科治療と薬物療法―安心で安全な処置・処方のために―．砂書房，東京，2001.

第5章　これだけは知っておきたい救急蘇生
①心肺蘇生（CPR）とAED
1) Valenzuela, T.D., Roe, D.J., Cretin, S., et al：Estimating effectiveness of cardiac arrest interventions：a logistic regression survival model. Circulation, **96**：3308〜3313, 1997.
2) O'Rourke, M.F., Donaldson, E., Geddes, J.S.：An airline cardiac arrest program. *Circulation*, **96**：2849〜2853, 1997.
3) 日本蘇生協議会・日本救急医療財団：JRC蘇生ガイドライン2010．へるす出版，2011.
4) Hayashi, Y., Hiraide, A., Morita, H., et al. Three year longitudinal study for out-of-hospital cardiac arrest in Osaka Prefecture. *Resuscitation*, **63**(2)：161〜166, 2004.

③全身的偶発症への対応
1) 古屋英毅：麻酔に関連した偶発症について．日歯医誌，**34**(6)：67〜70，1981.
2) 古屋英毅：麻酔に関連した偶発症について．日歯医誌，**35**(10)：63〜70，1983.
3) 松浦英夫：歯科麻酔に関連した偶発症について．日歯医誌，**39**(5)：65〜74，1986.
4) 新家　昇：歯科麻酔に関連した偶発症について―都市区歯科医師会偶発症調査報告（昭和60年1月〜平成2年12月）．日歯医誌，**45**(7)：63〜72，1992.
5) 染谷源治ほか：歯科麻酔に関連した偶発症について．日歯麻誌，**27**(3)：365〜373，1999.
6) 金子　譲：最近の歯科麻酔　歯科治療の進歩　一般歯科診療における全身的偶発症　その実態と原因分類．*LISA*，**7**(7)：640〜645，2000.

Column
サルコペニアの基礎的な知識と歯科・歯科衛生士臨床とのかかわり
1) Cruz-Jentoft AJ, Baeyens JP, Bauer JM, et al：Sarcopenia：European consensus on definition and diagnosis：Re-port of the European Working Group on Sarcopenia in Older People. *Age Ageing*, **39**：412-423, 2010.
2) 一般社団法人 日本老年医学会 監訳：サルコペニア　定義と診断に関する欧州関連学会のコンセンサスの監訳とQ＆A　http://www.jpn-geriat-soc.or.jp/info/topics/pdf/sarcopenia_EWGSOP_jpn-j-geriat2012.pdf（2015年8月18日検索）

皮膚粘膜眼症候群　102, 150
非ステロイド性抗炎症薬
　（NSAIDs）　82, 85, 86
非ヌクレオシド系逆転写酵素阻害薬　141
病歴聴取　12, 14
貧血　92

ふ
ファスティック　75
ファモチジン　100, 102
ファロー四徴症　54
フィルグラスチム　93
フェニトイン　114, 139
フェノバール　139
フェノバルビタール　139
フェロ・グラデュメット　93
フェロミア　93
フォリアミン　93
フルイトラン　41, 49, 51
フレスミンS　93
フロセミド　41, 49, 51, 106, 108, 110
ブシラミン　82
ブホルミン塩酸塩　75
ブロナンセリン　132
プラビックス　45, 61, 114, 136
プラザキサ　45, 49, 60, 110, 114, 135
プラビックス　45, 61, 114, 136
プリモボラン　93
プレタール　61, 114
プレドニン　68, 72, 82, 93, 108, 110, 126, 128
プレドニゾロン　68, 72, 82, 93, 95, 108, 110, 126, 128, 149
プログラフ　149
プロスタグランジン製剤　100
プロチアデン　133
プロチレリン酒石酸塩水和物　124
プロテアーゼ阻害薬　141
プロトピック　149
プロトンポンプ阻害薬　100, 102
プロピルチオウラシル　79
プロプラノロール塩酸塩　41, 51
プロヘパール　104, 106
プロヘパール配合錠　104, 106
不整脈　60

へ
β2受容体刺激薬　64, 67, 72
β受容体遮断薬　45, 48, 51, 53, 61
ヘパリン　114
ヘパリンナトリウム　114
ヘマトクリット　92
ヘモグロビン　92
ヘリコバクター・ピロリ　100
ヘルベッサー　40, 45, 51
ベイスン　75
ベーチェット病　84
ベラパミル塩酸塩　45, 51
ペニシラミン　82
ペニシリン系抗菌薬　100
ペルサンチン　61, 110
ペルジピン　40
ペロスピロン塩酸塩水和物　132

ほ
ホクナリン　72

ボグリボース　75
ポビドンヨード　85
ポリスチレンスルホン酸ナトリウム　110
補酵素型ビタミンB12　93

ま
マイテラーゼ　128
マクロライド系抗菌薬　72, 100
マドパー　121
マニジピン塩酸塩　40
マラビロク　142
慢性リンパ性白血病　94
慢性呼吸不全　72
慢性骨髄性白血病　94
慢性閉塞性肺疾患　66

み
ミグリトール　75
ミケラン　41, 45, 51
ミソプロストール　100
ミゾリビン　90
ミチグリニドカルシウム水和物　75
未分画ヘパリン　70
脈拍　25

む
ムコスタ　102
無呼吸　25

め
メインテート　48
メコバラミン　93
メソトレキセート　95
メタルカプターゼ　82
メチコバール　93
メチルジゴキシン　49
メチルドパ水和物　41
メチルプレドニゾロン　68, 88, 149
メテノロン酢酸エステル　93
メデット　75
メトグルコ　75
メトトレキサート　82, 84, 95, 149
メトホルミン塩酸塩　75
メネシット　121
メマリー　135
メマンチン塩酸塩　135
メルカゾール　79
メルカプトプリン　95
免疫抑制薬　68, 72, 88, 90, 93, 108, 110, 128

も
モサプリドクエン酸塩　102
門脈・体循環シャント術　106

よ
葉酸欠乏性巨赤芽球性貧血　93
溶血性貧血　92

ら
ラクナ梗塞　113
ラシックス　41, 49, 51, 106, 108, 110
ラジカット　114
ラニチジン塩酸塩　100, 102
ラニラピッド　49
ラベプラゾール　100, 102
ラミブジン　104
ラルテグラビルカリウム　142
ランソプラゾール　100, 102

ランタス注　75
ランドセン　139

り
リウマトレックス　82, 149
リオチロニンナトリウム　79
リクシアナ　60, 135
リシノプリル水和物　41, 48, 108
リスパダール　132
リスペリドン　132
リナグリプチン　75
リバーロキサバン　60, 110, 135
リバスチグミン　135
リバビリン　104
リフレックス　133
リボトリール　139
リマチル　82
リラグルチド　75
リンデロン軟膏　85
利尿薬　41, 49, 51, 106, 108
硫酸ゲンタマイシン　85
硫酸鉄　93

る
ルーラン　132
ルジオミール　133
ルボックス　133

れ
レクサプロ　133
レトロビル　141
レニベース　41, 48, 108, 110
レバミピド　102
レパグリニド　75
レフルノミド　82
レベトール　104
レベミル注　75
レボトミン　132
レボドパ　121, 124
レボドパ賦活薬　121
レボメプロマジンマレイン酸塩　132
レミケード　82
レミニール　135
レメロン　133

ろ
ロイケリン　95
ロキソニン　82
ロキソプロフェンナトリウム　82
ロサルタンカリウム　40, 48
ロドピン　132
ロナセン　132
ロンゲス　41, 48, 108

わ
ワーファリン　45, 49, 51, 60, 70, 108, 110, 114, 135
ワソラン　45, 51
ワルファリンカリウム　45, 49, 51, 60, 70, 90, 108, 110, 114, 135

A
A型肝炎ウイルス　104
ACE阻害薬　108
Acquired Immunodeficency Syndrome（AIDS）　141
Activities of Daily Living（ADL）　115
Acute Lymphocytic Leukemia（ALL）　94

Acute Myelogenous Leukemia（AML）　94
AED　154
Anti-Retroviral Therapy（ART）　141

B
Basic Life Support（BLS）　154

C
CD4陽性Tリンパ球数　143
Chronic Lymphocytic Leukemia（CLL）　94
Chronic Myelogenous Leukemia（CML）　94
Chronic Obstructive Pulmonary Disease（COPD）　66
COMT阻害薬　121

D
DPP-4阻害薬　75

E
E型肝炎ウイルス　104

G
G-CSF　93
GLP-1受容体作動薬　75
Graft Versus Host Disease（GVHD）　149

H
H2受容体拮抗薬　100, 102
HbA1c　74
HBe抗原　105
HBe抗体　105
HBs抗原　105
HBs抗体　105
Helicobacter pylori　100
HIV感染症　141
HIV侵入阻害薬　142
Home Oxygen Therapy（HOT）　72
Human Immunodeficiency Virus（HIV）　141

M
MAO-B阻害薬　121

N
NaSSA　133
New York Heart Associationによる心機能分類　46

P
PaO2　72
Prothrombin Time-International Normalized Ratio（PT-INR）　61, 71

S
SNRI　133
SpO2　28
SSRI　133

T
T細胞　84
T3　79
T4　79

修：医薬品安全対策情報（Drug Safety Update），No.198，2011．
9) 原田誠一，白井卓士，岡崎祐士：ことばの処方-種々の症状や治療状況でのアドバイス集　新世紀の精神科治療第1巻　統合失調症の診療学．中山書店，東京，2002．
10) 厚生労働省重篤副作用総合対策検討会：重篤副作用疾患別対応マニュアル　アカシジア，2010．

②大うつ病性障害
1) 日本精神神経学会監修，高橋三郎，大野　裕訳：DSM-V　精神疾患の分類と診断の手引．医学書院，東京，2014．
2) 津田　均：1．初期面接で得る情報とその治療学上の意味　新世紀の精神科治療　第2巻．中山書店，東京，2004．
3) 日本うつ病学会気分障害の治療ガイドライン作成委員会：日本うつ病学会気分障害の治療ガイドラインⅡ．大うつ病性障害 2013　Ver.1.1．

③神経認知障害（認知症）
1) 認知症疾患治療ガイドライン作成合同委員会編：認知症疾患治療ガイドライン2010コンパクト版2012．医学書院，東京，2012．
2) 日本精神神経学会監修，高橋三郎，大野　裕訳：DSM-V　精神疾患の分類と診断の手引．医学書院，東京，2014．
3) 松本ちひろ：DMS-5の最新動向．精神経誌，**116**(1)：54～60，2014．
4) 中村　祐：認知症薬物治療最前線．調剤と情報，**18**(2)：193～199，2012．

④てんかん
1) 厚生労働省ホームページ：http://www.mhlw.go.jp/kokoro/know/disease_epilepsy.html
2) 日本障害者歯科学会編：スペシャルニーズデンティストリー　障害者歯科　第2版．医歯薬出版，2017．
3) てんかん治療ガイドライン作成委員会編：てんかん治療ガイドライン2018．医学書院，東京，2018．
4) Minds版やさしい解説てんかん：http://minds.jc-qhc.or.jp/n/public_user_main.php#

そのほか
①HIV感染症
1) 池田正一：HIV感染症の歯科治療マニュアル．厚生労働省エイズ対策研究事業，2005．
2) 一戸達也，住友雅人編：来院時から急変時まで—患者さんの全身管理／歯界展望別冊．医歯薬出版，2005．
3) D.Greenspanほか著，池田憲昭，栗田賢一訳：エイズと歯科診療．医歯薬出版，1987．
4) 上川義昭，杉原一正：第11回 HIV感染症患者に対する歯科治療．クインテッセンス，**24**(11)：200～201，2005．
5) 平成24年度厚生労働科学研究「HIV感染症の医療体制の整備に関する研究・歯科のHIV診療体制の整備」研究班編：HIV感染者の歯科医療の充実に向けて．歯科医師研修資料，2012．

②妊娠
1) 古屋英毅，金子譲，海野雅浩ほか編：歯科麻酔学第6版．医歯薬出版，2003．
2) 瀧川雅之，野本知佐編：小児歯科臨床叢書6 妊婦の歯科治療とカウンセリング．東京臨床出版，大阪，2004．
3) 藤井　彰：妊婦・授乳婦への薬剤使用について．小児歯科臨床，**10**(11)：37～49，2005．
4) 藤井　彰，秋元芳明：妊婦・授乳婦の歯科治療と薬物療法—安心で安全な処置・処方のために—．砂書房，東京，2001．

第5章　これだけは知っておきたい救急蘇生
①心肺蘇生（CPR）とAED
1) Valenzuela, T.D., Roe, D.J., Cretin, S., et al：Estimating effectiveness of cardiac arrest interventions : a logistic regression survival model. Circulation, **96**：3308～3313, 1997.
2) O'Rourke, M.F., Donaldson, E., Geddes, J.S.：An airline cardiac arrest program. *Circulation*, **96**：2849～2853, 1997.
3) 日本蘇生協議会・日本救急医療財団：JRC蘇生ガイドライン 2010．へるす出版，2011．
4) Hayashi, Y., Hiraide, A., Morita, H., et al. Three year longitudinal study for out-of-hospital cardiac arrest in Osaka Prefecture. *Resuscitation*, **63**(2)：161～166, 2004.

③全身的偶発症への対応
1) 古屋英毅：麻酔に関連した偶発症について．日歯医誌，**34**(6)：67～70，1981．
2) 古屋英毅：麻酔に関連した偶発症について．日歯医誌，**35**(10)：63～70，1983．
3) 松浦英夫：歯科麻酔に関連した偶発症について．日歯医誌，**39**(5)：65～74，1986．
4) 新家　昇：歯科麻酔に関連した偶発症について—都市区歯科医師会偶発症調査報告（昭和60年1月～平成2年12月）．日歯医誌，**45**(7)：63～72，1992．
5) 染谷源治ほか：歯科麻酔に関連した偶発症について．日歯麻誌，**27**(3)：365～373，1999．
6) 金子　譲：最近の歯科麻酔　歯科治療の進歩　一般歯科診療における全身的偶発症　その実態と原因分類．*LISA*, **7**(7)：640～645，2000．

Column
サルコペニアの基礎的な知識と歯科・歯科衛生士臨床とのかかわり
1) Cruz-Jentoft AJ, Baeyens JP, Bauer JM, et al：Sarcopenia：European consensus on definition and diagnosis：Re-port of the European Working Group on Sarcopenia in Older People. *Age Ageing*, **39**：412-423, 2010.
2) 一般社団法人 日本老年医学会 監訳：サルコペニア　定義と診断に関する欧州関連学会のコンセンサスの監訳とQ＆A　http://www.jpn-geriat-soc.or.jp/info/topics/pdf/sarcopenia_EWGSOP_jpn-j-geriat2012.pdf（2015年8月18日検索）

さくいん

あ
α-グルコシダーゼ阻害薬　75
αβ受容体遮断薬　48
アーチスト　48
アーテン　121, 124
アイセントレス　142
アイゼンメンゲル症候群　55
アカルボース　75
アキネトン　121
アクセノン　139
アクトス　75
アザチオプリン　68, 82, 90, 93
アザニン　68, 82
アザルフィジン　82
アジスロマイシン　72
アスピリン　45, 61, 90, 114, 136
アズレン　85
アセタノール　41, 45
アセブトロール塩酸塩　41, 45
アゼプチン　85
アゼラスチン　85
アダラート　40, 45
アテノロール　41, 45, 51
アテローム血栓性脳梗塞　113
アデノシン三リン酸二ナトリウム　126
アデノシン三リン酸二ナトリウム水和物　114
アデノシンA2A受容体拮抗薬　121
アデホス　114, 126
アドナ　110
アナフィラキシーショック　148
アピキサバン　60, 110, 135
アピドラ注　75
アフタッチ　85
アマリール　75
アマンタジン　124
アマンタジン塩酸塩　114
アムロジン　40, 45
アムロジピンベシル酸塩　40, 45
アモキサン　133
アモキシシリン　100
アラバ　82
アリセプト　135
アリピプラゾール　132
アルガトロバン　114
アルドメット　41
アルプレノロール塩酸塩　45
アレビアチン　114, 139
アレルギー　146
アログリプチン安息香酸塩　75
アロプリノール　111
アンジオテンシン変換酵素阻害薬　41, 48, 53
アンジオテンシンⅡ受容体拮抗薬　48, 53
アンプリット　133
アンベノニウム塩化物　128
亜硝酸アミル　45

い
イーシー・ドパール　121
イオン交換樹脂　110
イクセロン　135
イグザレルト　60, 110, 135
イコサペント酸エチル　85
イソジンガーグル　85
イトプリド塩酸塩　102
イフェンプロジル酒石酸塩　114
イブジラスト　114
イマチニブ　95
イムラン　82, 93
インヴェガ　132
インジナビル硫酸塩エタノール付加物　141
インスリン　74
インスリン製剤　75
インターフェロン　104
インターフェロンα　95
インダシン　82, 110
インテグラーゼ阻害薬　141
インデラル　41, 51
インドメタシン　82, 110
インビラーゼ　141
インフリキシマブ製剤　82
医療面接　12
移植片対宿主病　149
意識　27
一次救命処置　154

う
ヴァイデックス　141
ウイルス性肝炎　104
ウルソ　104, 106
ウルソデオキシコール酸　104, 106

え
エイズ　141
エキセナチド　75
エクア　75
エクセグラン　139
エスポー　111
エタネルセプト製剤　82
エダラボン　114
エトスクシミド　139
エトトイン　139
エドキサバントシル酸塩水和物　60, 135
エナラプリルマレイン酸塩　41, 48, 108, 110
エパデール　85
エビリファイ　132
エピレオプチマル　139
エファビレンツ　141
エフピー　121
エポエチン ベータ　93
エポジン　93, 111
エリキュース　60, 110, 135
エリスロポエチン　111
エンドキサン　82, 93, 95, 108, 110
エンピリック治療　57
エンブレル　82

お
オイグルコン　75
オザグレルナトリウム　113, 114
オメプラール　100, 102
オメプラゾール　100, 102
オランザピン　132
オルメサルタンメドキソミル　40, 48
オルメテック　40, 48
オンコビン　95

か
γ（ガンマ）グロブリン大量静注　88
カタクロット　114
カバサール　121
カプトプリル　41, 51
カプトリル　41, 48, 51
カポジ肉腫　142
カルシウム拮抗薬　40, 45, 51, 53, 61
カルスロット　40
カルテオロール塩酸塩　41, 45, 51
カルデナリン　41
カルバゾクロムスルホン酸ナトリウム水和物　110
カルバマゼピン　139
カルベジロール　48
カンデサルタンシレキセチル　40, 48
ガスター　100, 102
ガスモチン　102
ガナトン　102
過喚気症候群　25
拡張期血圧　26
活性化部分トロンボプラスチン時間　97
肝硬変　106
肝庇護薬　106
肝庇護療法　104
間質性肺炎　68
感染性心内膜炎　51, 57
関節リウマチ　80

き
キサンチン誘導体　64, 67
キロサイド　95
気管支拡張薬　64, 67, 72
気管支喘息　64
起立性低血圧　43
吉草酸ベタメタゾン　85
逆流性食道炎　102
急性リンパ性白血病　94
急性骨髄性白血病　94
救急蘇生　154
去痰薬　67, 72
虚血性心疾患　44
狭心症　44
強心薬　49, 51
仰臥位低血圧症候群　145
金チオリンゴ酸ナトリウム　82
菌血症　58

く
クエチアピンフマル酸塩　132
クエン酸第一鉄ナトリウム　93
クラリシッド　72
クラリス　101
クラリスロマイシン　72, 100
クリキシバン　141
クリッピング法　118
クロザピン　132
クロザリル　132
クロナゼパム　139
クロピドグレル硫酸塩　45, 61, 114, 136
クロルヘキシジン　85
グラクティブ　75
グラマリール　114
グラン　93
グリクラジド　75
グリセロール　114
グリチルリチン酸一アンモニウム等　104, 106
グリチロン　104, 106
グリベック　95
グリベンクラミド　75
グリミクロン　75
グリメピリド　75
グルコバイ　75
グルファスト　75
くも膜下出血　116

け
ケイキサレート　111
ケタス　114
ケトアシドーシス　77
ケナログ口腔用軟膏　85
経皮的動脈血酸素飽和度　28
血圧　26
血圧降下薬　110
血管拡張薬　51
血漿交換療法　88
血糖降下薬　74
血友病　97

こ
コムタン　121
コルヒチン　84, 85
呼吸　25
口腔カンジダ症　91, 142
口腔内アフタ　84
甲状腺ホルモン分泌ホルモン　124
甲状腺機能亢進症　78
甲状腺機能障害　78
甲状腺機能低下症　78
抗アレルギー薬　64, 146
抗ウイルス薬　104
抗コリンエステラーゼ薬　128
抗コリン薬　64, 67, 121, 124
抗リウマチ薬　82
抗悪性腫瘍薬　93
抗炎症薬　110
抗凝固薬　45, 49, 51, 108, 110, 114
抗菌薬　67
抗菌薬添加ステロイド軟膏　85
抗血小板薬　45, 110, 114
抗血栓薬　45, 135
抗甲状腺治療薬　79
抗HIV薬　141
後天性免疫不全症候群　141
高血圧　40
高尿酸血症治療薬　111
合成甲状腺ホルモン薬　79

さ
サイトテック　100
サインバルタ　133
サキナビルメシル酸塩　141
サラゾスルファピリジン　82
サルコペニア　151
サルタノール　72
サルブタモール硫酸塩　72
サワシリン　100
サンディミュン　84, 93, 149
ザイロリック　111
ザロンチン　139
ザンタック　100, 102

再生不良性貧血　92, 97
最高血圧　26
最低血圧　26
三環系抗うつ薬　133

し

シーエルセントリ　142
シェーグレン症候群　86
シオゾール　82
シクロスポリン　84, 90, 93, 149
シクロホスファミド水和物
　82, 90, 93, 95, 108, 110
シタグリプチンリン酸塩水和物
　75
シタラビン　95
シメチジン　100, 102
シャント　55
シュアポスト　75
シロスタゾール　61, 114
シンメトレル　114, 121, 124
ジェイゾロフト　133
ジギタリス製剤　53, 72
ジギラノゲン　49, 51
ジゴキシン　61, 72
ジゴシン　49, 51
ジスロマック　72
ジダノシン　141
ジドブジン　141
ジヒデルゴット　124
ジヒドロエルゴタミンメシル酸
　塩　124
ジピリダモール　61, 110
ジプレキサ　132
ジベトス　75
ジャヌビア　75
ジルチアゼム塩酸塩　40, 45, 51
止血薬　110
四環系抗うつ薬　133
自己免疫疾患　86, 128
自動体外式除細動器　154
収縮期血圧　26
重症筋無力症　128
出血性素因　97
小柴胡湯　104, 106
消化管運動機能改善剤　102
消化性潰瘍　100
硝酸イソソルビド　45
硝酸薬　45
照会状　34
食道静脈硬化塞栓療法　106
心筋梗塞　44
心筋症　52
心原性脳塞栓症　113
心室性期外収縮　60
心室中隔欠損　55
心臓ペースメーカー　61
心臓マッサージ　156
心臓弁膜症　50
心電図　29
心肺蘇生　154
心不全　48
心房細動　60
心房中隔欠損　55
神経認知障害　135
進行性筋ジストロフィー　126
診療情報提供書　34, 38
腎不全　110

す

スカジロール　45
スターシス　75
スタンダード・プリコーション
　105, 143

ステロイドカバー　69
ステロイドパルス療法　68, 88
ステロイド性抗炎症薬　64, 67,
　68, 72, 82, 84, 88, 90, 93, 95,
　110, 126, 128, 146, 149
ステロイド療法　108
ストックリン　141
スルピリド　132
スルホニル尿素薬　75
スロンノン　114

せ

セイブル　75
セビメリン塩酸塩水和物　86
セルベックス　102
セレジスト　124
セレニカ　139
セレネース　132
セロクエル　132
セロクラール　114
セロトニン・ノルアドレナリン
　再取り込み阻害薬　133
ゼフィックス　104
脊髄小脳変性症　124
先天性心疾患　54
選択的セロトニン再取り込み阻
　害薬　133
全身性エリテマトーデス　90

そ

ゾテピン　132
ゾニサミド　139
組織プラスミノーゲンアクチ
　ベータ　70
僧帽弁狭窄症　50
僧帽弁閉鎖不全症　50
造血幹細胞移植　149
造血薬　111
塞栓　57
速効型インスリン分泌促進薬
　75

た

ターミナル・ケア　152
タガメット　100, 102
タクロリムス水和物　90, 149
タケプロン　100, 102
タルチレリン水和物　124
タンパク同化ステロイド　93
ダウノマイシン　95
ダウノルビシン　95
ダオニール　75
ダビガトランエテキシラートメ
　タンスルホン酸塩　45, 49,
　60, 110, 114, 135
多剤併用療法　141
体温　27
大うつ病性障害　133
大動脈弁狭窄症　50
大動脈弁閉鎖不全症　50

ち

チアゾリジン系薬剤　75
チアプリド塩酸塩　114
チアマゾール　79
チウラジール　79
チクロピジン塩酸塩　45, 61, 114
チラーヂンS　79
チロナミン　79
窒息　162
中枢性交感神経抑制薬　41

つ

ツロブテロール塩酸塩　72

て

テオドール　72
テオフィリン　67, 72
テオフィリン製剤　64
テグレトール　139
テシプール　133
テトラミド　133
テネリア　75
テネリグリプチン臭化水素酸塩
　水和物　75
テノーミン　41, 45, 51
テプレノン　102
ディオバン　40, 48
デスラノシド　49, 51
デパケン　114, 139
デプロメール　133
てんかん　138
定型抗精神病薬　132
鉄欠乏性貧血　92
鉄製剤　93
天疱瘡　88

と

トラゼンタ　75
トリアムシノロンアセトニド　85
トリクロルメチアジド　41, 49, 51
トリノシン　126
トリヘキシフェニジル　124
トレシーバ注　75
トレドミン　133
トレリーフ　121
ドキサゾシンメチル酸塩　41
ドグマチール　132, 133
ドネペジル塩酸塩　135
ドパストン　121, 124
ドパミンアゴニスト　121
ドパミン遊離促進薬　121
ドプス　121, 124
ドロキシドパ　124
統合失調症　130
糖尿病　74
動脈血酸素分圧　72
動脈瘤塞栓術　118

な

ナイキサン　82
ナテグリニド　75
ナプロキセン　82

に

ニカルジピン塩酸塩　40
ニトプロ　51
ニトロール　45
ニトログリセリン　45
ニトロプルシドナトリウム水和
　物　51
ニトロペン　45
ニフェジピン　40, 45
ニューロタン　40, 48
二次救命処置　154
乳酸アシドーシス　76
尿毒症　110
妊娠　144
妊娠性エプーリス　145
認知症　135

ぬ

ヌクレオシド系逆転写酵素阻害
　薬　141

ね

ネオドパストン　121
ネシーナ　75
ネビラピン　141
ネフローゼ症候群　108

の

ノウリアスト　121
ノバスタン　114
ノボラピッドミックス注　75
ノボラピッド注　75
ノボリンN注・R注　75
ノルアドレナリン作動性神経機
　能改善剤　124
ノルアドレナリン作動性・特異
　的セロトニン作動性抗うつ
　薬　133
ノルアドレナリン前駆物質　121
ノルバスク　40, 45
脳血管障害性パーキンソニズム
　120
脳梗塞　113
脳出血　116
脳循環代謝改善薬　114

は

ハチアズレ　85
ハロペリドール　132
バイアスピリン　45, 114, 136
バイエッタ皮下注　75
バイタルサイン　24
バビンスキー反射　124
バファリン　45, 114
バルサルタン　40, 48
バルプロ酸ナトリウム　114, 139
バレリン　139
パーキンソン症候群　120
パーキンソン病　120
パーロデル　121
パキシル　133
パナルジン　45, 61, 114
パリエット　100, 102
パリペリドン　132
パルスオキシメータ　28
肺コンプライアンス　68
肺血栓塞栓症　70
肺塞栓症　70
麦門冬湯　86
白血病　94

ひ

ヒダントール　139
ヒトエリスロポエチン　93
ヒト免疫不全ウイルス　141
ヒドロキソコバラミン酢酸塩　93
ヒビテン　85
ヒューマリンN注・R注　75
ヒューマログ注・N注・ミック
　ス注　75
ヒルトニン　124
ビ・シフロール　121
ビクトーザ皮下注　75
ビグアナイド系薬剤　75
ビソプロロールフマル酸塩　48
ビタミンB　93
ビタミンB12　93
ビデュリオン皮下注　75
ビラミューン　141
ビルダグリプチン　75
ビンクリスチン　95
ピオグリタゾン塩酸塩　75
ピロカルピン塩酸塩　86
ピロリ菌　100

皮膚粘膜眼症候群　102, 150
非ステロイド性抗炎症薬
　（NSAIDs）　82, 85, 86
非ヌクレオシド系逆転写酵素阻
　害薬　141
病歴聴取　12, 14
貧血　92

ふ
ファスティック　75
ファモチジン　100, 102
ファロー四徴症　54
フィルグラスチム　93
フェニトイン　114, 139
フェノバール　139
フェノバルビタール　139
フェロ・グラデュメット　93
フェロミア　93
フォリアミン　93
フルイトラン　41, 49, 51
フレスミンS　93
フロセミド　41, 49, 51, 106, 108, 110
ブシラミン　82
ブホルミン塩酸塩　75
ブロナンセリン　132
ブロプレス　40, 48
プラザキサ　45, 49, 60, 110, 114, 135
プラビックス　45, 61, 114, 136
プリモボラン　93
プレタール　61, 114
プレドニン　68, 72, 82, 93, 108, 110, 126, 128
プレドニゾロン　68, 72, 82, 93, 95, 108, 110, 126, 128, 149
プログラフ　149
プロスタグランジン製剤　100
プロチアデン　133
プロチレリン酒石酸塩水和物　124
プロテアーゼ阻害薬　141
プロトピック　149
プロトンポンプ阻害薬　100, 102
プロピルチオウラシル　79
プロプラノロール塩酸塩　41, 51
プロヘパール　104, 106
プロヘパール配合錠　104, 106
不整脈　60

へ
β2受容体刺激薬　64, 67, 72
β受容体遮断薬　45, 48, 51, 53, 61
ヘパリン　114
ヘパリンナトリウム　114
ヘマトクリット　92
ヘモグロビン　92
ヘリコバクター・ピロリ　100
ヘルベッサー　40, 45, 51
ベイスン　75
ベーチェット病　84
ベラパミル塩酸塩　45, 51
ベニシラミン　82
ペニシリン系抗菌薬　100
ベルサンチン　61, 110
ベルジピン　40
ペロスピロン塩酸塩水和物　132

ほ
ホクナリン　72

ボグリボース　75
ポビドンヨード　85
ポリスチレンスルホン酸ナトリ
　ウム　110
補酵素型ビタミンB12　93

ま
マイテラーゼ　128
マクロライド系抗菌薬　72, 100
マドパー　121
マニジピン塩酸塩　40
マラビロク　142
慢性リンパ性白血病　94
慢性呼吸不全　72
慢性骨髄性白血病　94
慢性閉塞性肺疾患　66

み
ミグリトール　75
ミケラン　41, 45, 51
ミソプロストール　100
ミゾリビン　90
ミチグリニドカルシウム水和物　75
未分画ヘパリン　70
脈拍　25

む
ムコスタ　102
無呼吸　25

め
メインテート　48
メコバラミン　93
メソトレキセート　95
メタルカプターゼ　82
メチコバール　93
メチルジゴキシン　49
メチルプレドニゾロン水和物　41
メチルプレドニゾロン　68, 88, 149
メテノロン酢酸エステル　93
メデット　75
メトグルコ　75
メトトレキサート　82, 84, 95, 149
メトホルミン塩酸塩　75
メネシット　121
メマリー　135
メマンチン塩酸塩　135
メルカゾール　79
メルカプトプリン　95
免疫抑制薬　68, 72, 88, 90, 93, 108, 110, 128

も
モサプリドクエン酸塩　102
門脈・体循環シャント術　106

よ
葉酸欠乏性巨赤芽球性貧血　93
溶血性貧血　92

ら
ラクナ梗塞　113
ラシックス　41, 49, 51, 106, 108, 110
ラジカット　114
ラニチジン塩酸塩　100, 102
ラニラピッド　49
ラベプラゾール　100, 102
ラミブジン　104
ラルテグラビルカリウム　142
ランソプラゾール　100, 102

ランタス注　75
ランドセン　139

り
リウマトレックス　82, 149
リオチロニンナトリウム　79
リクシアナ　60, 135
リシノプリル水和物　41, 48, 108
リスパダール　132
リスペリドン　132
リナグリプチン　75
リバーロキサバン　60, 110, 135
リバスチグミン　135
リバビリン　104
リフレックス　133
リボトリール　139
リマチル　82
リラグルチド　75
リンデロン軟膏　85
利尿薬　41, 49, 51, 106, 108
硫酸ゲンタマイシン　85
硫酸鉄　93

る
ルーラン　132
ルジオミール　133
ルボックス　133

れ
レクサプロ　133
レトロビル　141
レニベース　41, 48, 108, 110
レバミピド　102
レパグリニド　75
レフルノミド　82
レベトール　104
レベミル注　75
レボチロキシンナトリウム　79
レボトミン　132
レボドパ　121, 124
レボドパ賦活薬　121
レボメプロマジンマレイン酸塩　132
レミケード　82
レミニール　135
レモン　133

ろ
ロイケリン　95
ロキソニン　82
ロキソプロフェンナトリウム　82
ロサルタンカリウム　40, 48
ロドピン　132
ロナセン　132
ロンゲス　41, 48, 108

わ
ワーファリン　45, 49, 51, 60, 70, 108, 110, 114, 135
ワソラン　45, 51
ワルファリンカリウム　45, 49, 51, 60, 70, 90, 108, 110, 114, 135

A
A型肝炎ウイルス　104
ACE阻害薬　108
Acquired Immunodeficency
　Syndrome（AIDS）　141
Activities of Daily Living
　（ADL）　115
Acute Lymphocytic Leukemia
　（ALL）　94

Acute Myelogenous Leukemia
　（AML）　94
AED　154
Anti-Retroviral Therapy
　（ART）　141

B
Basic Life Support（BLS）　154

C
CD4陽性Tリンパ球数　143
Chronic Lymphocytic
　Leukemia（CLL）　94
Chronic Myelogenous
　Leukemia（CML）　94
Chronic Obstructive
　Pulmonary Disease（COPD）
　66
COMT阻害薬　121

D
DPP-4阻害薬　75

E
E型肝炎ウイルス　104

G
G-CSF　93
GLP-1受容体作動薬　75
Graft Versus Host Disease
　（GVHD）　149

H
H2受容体拮抗薬　100, 102
HbA1c　74
HBe抗原　105
HBe抗体　105
HBs抗原　105
HBs抗体　105
Helicobacter pylori　100
HIV感染症　141
HIV侵入阻害薬　142
Home Oxygen Therapy（HOT）
　72
Human Immunodeficiency Virus
　（HIV）　141

M
MAO-B阻害薬　121

N
NaSSA　133
New York Heart Associationに
　よる心機能分類　46

P
PaO2　72
Prothrombin Time-
　International Normalized
　Ratio（PT-INR）　61, 71

S
SNRI　133
SpO2　28
SSRI　133

T
T細胞　84
T3　79
T4　79

執筆者一覧（五十音順・敬称略）

《編集委員》

一戸達也（いちのへたつや）
1981年　東京歯科大学卒業
2002年〜　東京歯科大学歯科麻酔学講座教授

河合峰雄（かわいみねお）
1982年　大阪歯科大学卒業
2004年〜　神戸市立こうべ市歯科センター長
2010年〜　神戸市立医療センター西市民病院歯科口腔外科部長

重枝昭広（しげえだあきひろ）
1984年　日本歯科大学卒業
2005年〜　東京都立心身障害者口腔保健センター診療部長
2015年〜　同センター副所長

片倉　朗（かたくらあきら）
1985年　東京歯科大学卒業
2008年〜　東京歯科大学口腔外科学講座准教授
2009年〜　東京歯科大学口腔健康臨床科学講座口腔外科学分野准教授
2011年〜　東京歯科大学 オーラルメディシン・口腔外科学講座教授
2015年〜　東京歯科大学口腔病態外科学講座教授

《執筆者》

荒井綾子（あらいあやこ）
2004年　日本大学歯学部附属歯科衛生専門学校卒業
同　年〜　東京都立心身障害者口腔保健センター
2014年〜　東京都立心身障害者口腔保健センター主任歯科衛生士

植松　宏（うえまつひろし）
1972年　神奈川歯科大学卒業
1998〜2012年　東京医科歯科大学歯学部教授

浮地賢一郎（うきちけんいちろう）
2002年　東京歯科大学卒業
2009年〜　東京歯科大学オーラルメディシン・口腔外科学講座助教
2015年〜　同講師
2016年〜　同臨床講師

大多和由美（おおたわゆみ）
1983年　東京歯科大学卒業
2005年〜　東京歯科大学口腔健康臨床科学講座小児歯科学分野准教授
2009年〜　東京歯科大学口腔健康臨床科学講座障害者歯科学分野准教授
2015年〜　東京歯科大学口腔健康科学講座障害者歯科・顎顔面痛研究室准教授

大渡凡人（おおわたりつねと）
1983年　九州歯科大学卒業
1987年　東京医科歯科大学大学院歯学研究科歯科麻酔学修了
2000年〜　東京医科歯科大学大学院医学総合研究科歯科老化制御学講師
2007年〜　東京医科歯科大学大学院医歯学総合研究科准教授
2016年〜　九州歯科大学口腔保健・健康長寿推進センター教授
2019年〜　同大学リスクマネジメント歯学分野教授を兼任

小山紗智子（こやまさちこ）
2006年　大阪歯科学院専門学校歯科衛生士専門課程卒業
同　年〜　こうべ市歯科センター
2009年〜　医療法人村田デンタルクリニック

櫻井　学（さくらいさとる）
1984年　東京歯科大学卒業
1990年〜　東京歯科大学歯科麻酔学講座講師
2013年〜　同准教授
2013年〜　朝日大学歯学部総合医科学講座麻酔学分野教授

笹川百吏子（ささかわゆりこ）
1996年　東京都歯科医師会附属歯科衛生士専門学校卒業
2000〜2017年　東京都立心身障害者口腔保健センター

塩崎恵子（しおざきけいこ）
2005年　東京歯科大学卒業
2009年〜　東京大学医学部附属病院麻酔科・痛みセンター
2010年〜　東京歯科大学歯科麻酔学講座助教

澁井武夫（しぶいたけお）
1999年　日本歯科大学卒業
2013年〜　東京歯科大学オーラルメディシン・口腔外科学講座講師
2017年〜　同准教授
2020年〜　同教授
2020年〜　日本歯科大学附属病院口腔外科教授

鈴木　瞳（すずきひとみ）
2004年　東京医科歯科大学歯学部附属歯科衛生士専門学校卒業
同　年〜　東京都立心身障害者口腔保健センター
2013年〜　藤田保健衛生大学病院歯科
2013〜2018年　藤田保健衛生大学病院

豊島美香（とよしまみか）
2006年　兵庫県立総合衛生学院歯科衛生学科卒業
同　年〜2010年　こうべ市歯科センター
2011〜2012年　兵庫県立総合衛生学院
2012〜2014年　三菱神戸病院歯科口腔外科

橋本　香（はしもとかおり）
1979年　兵庫歯科学専門学校歯科衛生学科卒業
2004年〜　こうべ市歯科センター
2012年〜　医療法人開田会　ときわ病院口腔外科

半田俊之（はんだとしゆき）
1999年　奥羽大学歯学部卒業
2004年〜　東京歯科大学歯科麻酔学講座助手（2007年より助教）
2010年〜　同講師

弘中祥司（ひろなかしょうじ）
1994年　北海道大学歯学部卒業
2013年〜　昭和大学歯学部スペシャルニーズ口腔医学講座教授

藤平弘子（ふじひらひろこ）
1978年　東京歯科大学歯科衛生士専門学校卒業
同　年〜2018年　東京歯科大学市川総合病院

松浦信幸（まつうらのぶゆき）
2000年　東京歯科大学卒業
2011年〜　東京歯科大学歯科麻酔学講座講師
2016年〜　同准教授
2020年〜　同教授
2020年〜　東京歯科大学オーラルメディシン・病院歯科学講座教授

松浦由美子（まつうらゆみこ）
1998年　東京歯科大学卒業
2003年〜　東京歯科大学歯科麻酔学講座助手
2013年〜　非常勤講師

松木由起子（まつきゆきこ）
1999年　東京歯科大学卒業
2004年〜　東京歯科大学歯科麻酔学講座助手（2007年より助教）

間宮秀樹（まみやひでき）
1989年　東京歯科大学卒業
1995年〜　東京歯科大学歯科麻酔学講座講師
2013年〜　同非常勤講師，間宮歯科医院

村田賢司（むらたけんじ）
2002年　松本歯科大学卒業
2007年〜　こうべ市歯科センター
2009年〜　松本歯科大学
2015年〜　やまゆり歯科

元橋靖友（もとはしやすとも）
2001年　東京医科大学卒業
2006年〜　特定医療法人財団大和会武蔵村山病院歯科医長

山口雅庸（やまぐちまさつね）
1975年　東京歯科大学卒業
2000年〜　東京都老人医療センター歯科口腔外科部長
2009〜2016年　地方独立行政法人東京都健康長寿医療センター歯科口腔外科部長

山下智章（やましたともあき）
2001年　大阪歯科大学卒業
2005年〜　こうべ市歯科センター
2018年〜　医療法人輝翔会西大津歯科医院

吉崎（上堀内）智子
（よしざき／かみほりうちともこ）
2001年　大阪歯科衛生士専門学校卒業
2006〜2012年　こうべ市歯科センター
2017年〜　ハローデンタルクリニック

安心・安全な臨床に活かす!
歯科衛生士のための
病気とくすりパーフェクトガイド　ISBN978-4-263-46314-7

2015年9月10日　第1版第1刷発行
2021年4月20日　第1版第5刷発行

編　集　一　戸　達　也
　　　　河　合　峰　雄
　　　　重　枝　昭　広
　　　　片　倉　　　朗
発行者　白　石　泰　夫

発行所　医歯薬出版株式会社
〒113-8612　東京都文京区本駒込1-7-10
TEL.(03)5395-7636(編集)・7630(販売)
FAX.(03)5395-7639(編集)・7633(販売)
https://www.ishiyaku.co.jp/
郵便振替番号 00190-5-13816

乱丁,落丁の際はお取り替えいたします.　　　　印刷・真興社／製本・榎本製本
© Ishiyaku Publishers, Inc., 2015.　Printed in Japan

本書の複製権・翻訳権・翻案権・上映権・譲渡権・貸与権・公衆送信権(送信可能化権を含む)・口述権は,医歯薬出版(株)が保有します.
本書を無断で複製する行為(コピー,スキャン,デジタルデータ化など)は,「私的使用のための複製」などの著作権法上の限られた例外を除き禁じられています.また私的使用に該当する場合であっても,請負業者等の第三者に依頼し上記の行為を行うことは違法となります.

JCOPY ＜出版者著作権管理機構　委託出版物＞
本書をコピーやスキャン等により複製される場合は,そのつど事前に出版者著作権管理機構(電話03-5244-5088,FAX 03-5244-5089,e-mail:info@jcopy.or.jp)の許諾を得てください.